临床实用护理与安全技术及常见并发症处理

（第 3 版）

主 编 高玉芳 魏丽丽 修 红

科学出版社

北京

内 容 简 介

本书共分 5 章，阐述了基础护理技术、急救护理技术、专科护理技术及各种导管护理技术、使用掌上电脑（PDA）静脉输液操作流程图、护理技术操作并发症。对护理安全技术操作流程、考核细则及项目中涉及的理论知识做了明确的程序化。本次修订对护理技术操作中常见的安全问题及并发症发生原因、临床表现及预防处理进行了规范。本书针对性、实用性、指导性强，适合临床各层级护理人员、本科、大专、中专临床实习护士，在校高年级护理专业学生阅读，既可作为其临床工作的指南、考核的标准，又有利于其学习和训练。对于提高及熟练掌握护理临床操作技能有重要的指导意义。

图书在版编目（CIP）数据

临床实用护理与安全技术及常见并发症处理 / 高玉芳，魏丽丽，修红主编. —3 版. —北京：科学出版社，2019.12
　ISBN 978-7-03-062789-6

Ⅰ. ①监⋯　Ⅱ. ①高⋯　②魏⋯　③修⋯　Ⅲ. ①护理–技术操作规程　②并发症–护理　Ⅳ. ①R472

中国版本图书馆 CIP 数据核字（2019）第 234212 号

责任编辑：郝文娜 / 责任校对：张　娟
责任印制：赵　博 / 封面设计：吴朝洪

科 学 出 版 社 出版
北京东黄城根北街 16 号
邮政编码：100717
http://www.sciencep.com

天津文林印务有限公司 印刷
科学出版社发行　各地新华书店经销
*
2014 年 10 月第 一 版　人民军医出版社出版
2017 年 3 月第 二 版　开本：787×1092　1/16
2019 年 12 月第 三 版　印张：19 1/4
2019 年 12 月第二次印刷　字数：456 000
定价：**89.00 元**
（如有印装质量问题，我社负责调换）

编 者 名 单

主　编　高玉芳　魏丽丽　修　红

副主编　柳国芳　脱　淼　王　慧
　　　　　张文燕　单信芝　姜文彬

编　委　（以姓氏笔画为序）

马惠芳	王　华	王　慧	王　薇	王丽娜
王素花	王静远	田　菊	付军桦	代月光
冯　英	曲慧利	刘　红	刘　霞	刘玉涛
刘娅娟	刘淑芹	那　娜	苏林娜	李倩倩
李海娜	李海燕	李梦瑾	杨海朋	冷　敏
辛丽丽	宋　文	宋秀红	宋砚坤	张　华
张　娟	张　惠	张　璐	张文燕	张业玲
张楠楠	张新伟	陆连芳	陈　蕾	陈伟芬
陈秀娟	陈娜娜	邵　惠	岳崇玉	金延春
周丽红	庞旭峰	郑学凤	单信芝	房　芳
赵　林	赵　欣	胡新林	柳国芳	修　红
修　浩	姜　艳	姜文彬	秦冬岩	班荣欣
贾秀玲	徐毅君	高　站	高少波	高玉芳
高祀龙	黄　霞	崔　岩	崔　莉	脱　淼
盖玉彪	程华伟	褚秀美	魏丽丽	

前　言

护理学是一门实践性、应用性很强的学科。随着现代护理事业的发展、护理工作模式的转变，护理学理论、实践研究的重点也发生了相应的变化。在临床实践、培训、教学及考核过程中，我们深深体会到护理技能的规范性操作应当有一个详细的、规范的，能够紧密结合临床实践的流程，而且操作中易出现的风险问题及并发症也应该及时规避。

我们分 5 章阐述了基础护理技术、急救护理技术、专科护理技术及各种导管护理技术、使用掌上电脑（PDA）静脉输液操作流程图、护理技术操作并发症。本书以最新版本的护理学科和专科国家级统编教材为基础，结合临床护理实际及各专科指南，涵盖了临床基础护理技术操作、急救技术操作、具有代表性的专科护理技术操作，并对护理安全技术操作中常见的风险、并发症发生原因、临床表现及预防处理进行了规范。护理安全技能操作中强调了专科技术，如气管导管套囊上滞留物清除技术操作、气管切开套管内套管更换技术、胃造口灌注技术操作、肠内营养泵使用技术操作、肠造口大量不保留灌肠技术操作、有创动脉测压导管维护技术、新生儿疾病筛查技术操作、超声引导下外周中心静脉置管（PICC）技术操作、使用 PDA 静脉输液操作流程图及评分标准等。本书针对性、实用性强，内容新颖，项目全面、力求反映临床护理和护理研究的最新成果，同时也注重护理新用具在临床的广泛应用。本书适合临床各层级护理人员，本科、大专、中专临床实习护士，在校高年级护理专业学生阅读，既可作为其临床工作的指南、考核的标准，又有利于其学习和训练。对于提高及熟练掌握护理临床操作技能有重要的指导意义。

由于我们水平和能力有限，书中不足之处，恳请各位专家、广大读者及护理同仁们提出宝贵意见，以便下次修订时进行修正或补充。

编　者

2019 年 5 月

目　录

第1章 基础护理技术

第一节 铺床技术操作考核评分标准

一、铺备用床技术操作考核评分标准（被套法）

科室_____姓名_____考核人员_____考核日期：　　　年　月　日

项目	总分（分）	技术操作要求	标分（分）	评分标准	扣分（分）
仪表	5	仪表、着装符合护士礼仪规范	5	1项不合要求扣2分	
操作前准备	5	1. 洗手，戴口罩，摘手表	2	1项不合要求扣1分	
		2. 护理车上自上而下顺序准备床褥、大单、被套、棉胎或毛毯、枕套、枕芯，物品按需折叠并有序放置。另备速干手消毒剂	3		
安全评估	5	1. 推护理车至床尾正中处，离床尾约20cm	2	1项不合要求扣1分	
		2. 同病室内无患者进餐或进行治疗	1		
		3. 检查床体及周边物品、环境有无不安全隐患	1		
		4. 床单、被套符合要求，适合季节需要	1		
操作过程	60	1. 移开床旁桌，距床体约20cm；移开床旁凳	2	移开床旁桌拖拉、有噪声扣1分	
		2. 检查床垫、床体或根据需要翻转床垫	2		
		3. 将床褥齐床头平铺在床垫上	2	未检查床垫或翻转床垫幅度过大扣1分	
		4. 铺大单方法			
		（1）将大单放于床褥上，正面向上，中缝对齐床中线，向床尾散开	2	大单中线偏斜<3cm 扣1分，>3cm扣2分	
		（2）大单的中心点与床体的中心点吻合	2	铺大单的顺序：先床头后床尾，先近侧后远侧；顺序错误扣2分	
		（3）铺床单按床头、床尾、中间的顺序进行	2		
		（4）一手托起床垫一角，另一手伸过床头中线将大单折入床垫下，折45°斜角塞入床垫下，铺好一侧大单	3	被头端有虚边<3cm 扣1分，>3cm扣2分	
		（5）至床尾拉紧大单，同法铺好床角	3		
		（6）两手将大单中部边缘拉紧，塞入床垫下	2	被角不充实一处扣1分	
		（7）护士转至对侧，同法铺好对侧大单，步骤同（3）～（6）	10	"S"形式套被套法：先将棉胎竖摺三折，再"S"形横折三折。折叠错误扣1分	
		5. "S"形式套被套方法			
		（1）将被套正面向外，中线与床中线对齐，平铺于床上	2		
		（2）将被套尾部开口端的上层翻转向上打开约1/3	3	其余1项不合要求扣1分	
		（3）将"S"形折叠的棉胎放入被套开口内，底边与被套开口边缘平齐	3		

续表

项目	总分（分）	技术操作要求	标分（分）	评分标准	扣分（分）
		（4）拉棉胎上缘至被套封口端，展开棉胎，对好两上角，平铺于被套内	3		
		（5）棉被上端距床头 15cm，拉平棉被	2		
		（6）尾端系带打结	2		
		（7）先将棉被一侧边缘向内折叠与床沿平齐	3		
		（8）护士转至对侧，同法折叠棉被另一侧边缘	3		
		（9）将棉被尾端塞于床垫下与床尾平齐	2		
		6. 套枕套方法			
		（1）将枕套套于枕芯上，拍平	2		
		（2）枕头横放于床头棉被上，开口端背门	2		
		7. 床旁桌、凳放回原位	2		
		8. 洗手	1		
评价	20	1. 步骤正确，动作流畅、轻、稳、节力 2. 病床符合实用、舒适、安全的原则 3. 大单中缝对齐，四角平整、紧扎 4. 盖被平整，内部无皱褶，折叠方法正确 5. 枕头平整、充实 6. 病室及患者单位环境整洁、美观 7. 操作时间 5min	5 2 3 4 2 2 2	1项不合要求扣1分 操作时间每延长 30s 扣1分	
理论提问	5	1. 铺备用床的目的是什么 2. 铺备用床的注意事项有哪些 3. 铺备用床前评估哪些内容	5	选择其中1项，少1条扣1分	
合计	100				

理论提问

1. 铺备用床的目的是什么？

答：保持病室整洁，准备接收新患者。

2. 铺备用床的注意事项有哪些？

答：①患者进餐、治疗时暂停铺床。②操作中注意节力原则。③床单铺平、拉紧，操作完毕应整理床单位及周围环境，保持病室整洁。

3. 铺备用床前评估哪些内容？

答：①首先检查病床是否完好、舒适，有无安全隐患，床单、被褥是否完好、清洁、干燥，符合舒适要求。②检查床旁设施性能是否完好。③观察操作环境是否影响其他患者的治疗、休息、进餐，如有，应暂缓操作时间或向患者做好解释工作。④在操作中减小动作幅度，以减少灰尘及对其他患者造成不良影响。

（修　红　周丽红）

二、铺麻醉床技术操作考核评分标准（被套法）

科室＿＿＿＿＿＿＿＿＿ 姓名＿＿＿＿＿＿＿ 考核人员＿＿＿＿＿＿＿ 考核日期：　　年　月　日

项目	总分（分）	技术操作要求	标分（分）	评分标准	扣分（分）
仪表	5	仪表、着装符合护士礼仪规范	5	1 项不合要求扣 2 分	
操作前准备	5	1. 洗手，戴口罩，摘手表 2. 按病情、手术和麻醉方式备齐用物 （1）被服：床褥、大单、中单 2 块、橡胶单 2 块、被套、棉胎或毛毯、被（枕）套、枕芯，物品按需折叠并有序放置于护理车上。另备速干手消毒剂 （2）麻醉护理盘 ①治疗巾内：开口器、舌钳、通气道、牙垫、压舌板、吸痰管、吸氧管、棉签、治疗碗、纱布、一次性手套等 ②治疗巾外：手电筒、血压计、听诊器、弯盘、护理记录单等	2 3	1 项不合要求扣 1 分	
安全评估	5	1. 将护理车推至床尾正中，离床尾约 20cm 2. 同病室内无患者进餐或进行治疗 3. 检查床垫、床体及周边物品、环境有无不安全隐患 4. 床单、被套符合要求，适合季节需要	1 1 2 1	1 项不合要求扣 1 分	
操作过程	65	1. 移开床旁桌，距床体约 20cm；移开床旁凳 2. 检查床垫或根据需要翻转床垫 3. 将床褥齐床头平铺在床垫上 4. 铺大单 （1）将大单放于床褥上，正面向上，中缝对齐床中线，向床尾散开 （2）大单的中心点与床体的中心点吻合 （3）铺床单按床头、床尾、中间的顺序进行 （4）一手托起床垫一角，另一手伸过床头中线将大单折入床垫下，折 45° 斜角塞入床垫下，铺好一侧大单 （5）至床尾拉紧大单，同法铺好床角 （6）两手将大单中部边缘拉紧，塞入床垫下 5. 铺橡胶单和中单 （1）橡胶单和中单分别对好中线，铺在床中部 （2）上端距床头 45～55cm，一同塞入床垫下 （3）根据病情需要将第 2 块橡胶单和中单平床头齐，一同塞入床垫下 （4）护士转至对侧，同法铺好对侧大单、橡胶单和中单 6. "S" 形式套被套方法 （1）将被套正面向外，中线与床中线对齐，平铺于床上 （2）将被套尾部开口端的上层翻转向上打开约 1/3 （3）将 "S" 形折叠的棉胎放入被套开口内，底边与被套开口边缘平齐 （4）拉棉胎上缘至被套封口端，展开棉胎，对好两上角，平铺于被套内 （5）棉被上端距床头 15cm，拉平棉被 （6）尾端系带打结 （7）先将棉被一侧边缘向内折叠和床沿平齐 （8）护士转至对侧，同法折叠棉被另一侧边缘	2 2 2 2 2 2 3 3 2 2 2 3 10 2 3 3 3 2 2 2 2	移开床旁桌拖拉、有噪声扣 1 分 未检查床垫或翻转床垫幅度过大扣 1 分 大单中线偏斜<3cm 扣 1 分，>3cm 扣 2 分 铺大单的顺序：先床头后床尾，先近侧后远侧。顺序错误扣 2 分 橡胶单与中单距床头距离不合适扣 2 分 橡胶单与中单不平整扣 2 分 被头端有虚边<3cm 扣 1 分，>3cm 扣 2 分 被角不充实 1 处扣 1 分 "S" 形式套被套折叠法：先将棉胎竖摺三折，再 "S" 形横折三折。折叠错误扣 1 分 其余 1 项不合要求扣 1 分	

续表

项目	总分 （分）	技术操作要求	标分 （分）	评分标准	扣分 （分）
		（9）将棉被尾端内折与床尾平齐	2		
		（10）将棉被扇形三折到一侧床边	2		
		7. 套枕套			
		（1）将枕套套于枕芯上，拍平	1		
		（2）枕头横立放于床头盖被上，开口端背门	1		
		8. 床旁桌回原位	1		
		9. 麻醉护理盘放置于床旁桌	1		
		10. 洗手	1		
评价	15	1. 步骤正确，动作流畅、轻、稳、节力 2. 病床符合实用、舒适、安全的原则 3. 病室及患者单位环境整洁、美观 4. 护理术后患者的用物齐全，患者能及时得到救治和护理 5. 操作时间 10min	4 2 3 4 2	1 项不合要求扣 1 分 操作时间每延长 30s 扣 1 分	
理论提问	5	1. 铺麻醉床的目的是什么 2. 铺麻醉床前需评估哪些内容	5	选择其中 1 项，少 1 条扣 1 分	
合计	100				

理论提问

1. 铺麻醉床的目的是什么？

答：①便于接收和护理手术后的患者。②使患者安全、舒适，预防并发症。③防止被褥被血液、引流液或呕吐物污染。

2. 铺麻醉床前需评估哪些内容？

答：①操作前了解患者病情、手术部位、手术名称、麻醉方式等，以便准备用物。②检查病床及床旁设施性能是否完好。③对周围环境（如温度、湿度）进行评估，并向同病室患者做好解释工作。

（柳国芳　代月光）

三、铺暂空床技术操作考核评分标准（被套法）

科室＿＿＿＿＿＿＿＿　姓名＿＿＿＿＿＿　考核人员＿＿＿＿＿＿＿　考核日期：　　年　月　日

项目	总分 （分）	技术操作要求	标分 （分）	评分标准	扣分 （分）
仪表	5	仪表、着装符合护士礼仪规范	5	1 项不合要求扣 2 分	
操作前准备	5	1. 洗手，戴口罩，摘手表 2. 护理车上自上而下顺序准备：床褥、大单、橡胶单、中单、被套、棉胎或毛毯、枕套、枕芯，物品按需折叠并有序放置。另备速干手消毒剂	2 3	1 项不合要求扣 1 分	

续表

项目	总分（分）	技术操作要求	标分（分）	评分标准	扣分（分）
安全评估	5	1. 推护理车至床尾正中处，离床尾约20cm	1	1项不合要求扣1分	
		2. 同病室内无患者进餐或进行治疗	1		
		3. 检查床垫、床体及周边物品，环境有无不安全隐患	2		
		4. 床单、被套符合要求，适合季节需要	1		
操作过程	60	1. 移开床旁桌，距床体约20cm；移开床旁凳	2	移开床旁桌拖拉、有噪声扣1分	
		2. 检查床垫或根据需要翻转床垫	2	未检查床垫或翻转床垫幅度过大扣1分	
		3. 将床褥齐床头平铺在床垫上	2	大单中线偏斜<3cm 扣1分，>3cm扣2分	
		4. 铺大单方法			
		（1）将大单放于床褥上，正面向上，中缝对齐床中线，向床尾散开	2	铺大单的顺序：先床头后床尾，先近侧后远侧。顺序错误扣2分	
		（2）大单的中心点与床体的中心点吻合	2		
		（3）铺床单按床头、床尾、中间的顺序进行	2		
		（4）一手托起床垫一角，另一手伸过床头中线将大单折入床垫下，折45°斜角塞入床垫下，铺好一侧大单	3	橡胶单与中单距床头距离不合适扣2分	
		（5）至床尾拉紧大单，同法铺好床角	3	橡胶单与中单不平整扣2分	
		（6）两手将大单中部边缘拉紧，塞入床垫下	2		
		5. 铺橡胶单和中单		被头端有虚边<3cm 扣1分，>3cm扣2分	
		（1）橡胶单和中单分别对好中线，铺在床中部	2		
		（2）上端距床头45~55cm，一同塞入床垫下	2	被角不充实1处扣1分	
		（3）护士转至对侧，同法铺好对侧大单、橡胶单和中单	5	"S"形式被套折叠法：先将棉胎竖摺三折，再"S"形横折三折。折叠错误扣1分	
		6. "S"形式套被套方法			
		（1）将被套正面向外，中线与床中线对齐，平铺于床上	2	其余1项不合要求扣1分	
		（2）将被套尾部开口端的上层翻转向上打开约1/3	2		
		（3）将"S"形折叠的棉胎放入被套开口内，底边与被套开口边缘平齐	3		
		（4）拉棉胎上缘至被套封口端，展开棉胎，对好两上角，平铺于被套内	3		
		（5）棉被距床头15cm，拉平棉被	2		
		（6）尾端系带打结	2		
		（7）先将棉被一侧边缘向内折叠和床沿平齐	2		
		（8）护士转至对侧，同法折叠棉被另一侧边缘	3		
		（9）将棉被尾端塞于床垫下与床尾平齐	2		
		（10）将棉被上端向内折1/4，然后扇形三折到床尾	2		
		7. 套枕套			
		（1）将枕套套于枕芯上，拍平	2		
		（2）平放于床头，开口端背门	2		
		8. 床旁桌、凳回原位	2		
		9. 洗手	2		
评价	20	1. 步骤正确，动作流畅、轻、稳、节力	5	1项不合要求扣1分 操作时间每延长2min扣1分	
		2. 病床符合实用、舒适、安全的原则	2		
		3. 大单中缝对齐，四角平整、紧扎	3		
		4. 盖被平整，内部无皱褶，折叠方法正确	4		
		5. 枕头平整、充实	2		
		6. 病室及患者单位环境整洁、美观	2		
		7. 操作时间8min	2		

续表

项目	总分（分）	技术操作要求	标分（分）	评分标准	扣分（分）
理论提问	5	1. 铺暂空床的目的是什么 2. 铺床时的节力原则有哪些	5	少1条扣1分	
合计	100				

理论提问

1. 铺暂空床的目的是什么？

答：①保持病室整洁。②供新入院患者或暂时离床患者使用。

2. 铺床时的节力原则有哪些？

答：①准备用物要齐全并按使用顺序摆放。②铺床前护士应先将床面升起（指升降床），以免腰部过度弯曲。③铺床时身体尽量靠近床边，上身保持直立，双腿分开屈膝与肩同宽降低重心使身体稳定，以适应不同方向的操作。④铺床过程中操作连续，动作协调，避免不必要的动作，以节省体力。

（修 红 冷 敏）

四、卧床患者更换床单法技术操作考核评分标准

科室_____ 姓名_____ 考核人员_____ 考核日期： 年 月 日

项目	总分（分）	技术操作要求	标分（分）	评分标准	扣分（分）
仪表	5	仪表、着装符合护士礼仪规范	5	1项不合要求扣2分	
操作前准备	5	1. 洗手、戴口罩、摘手表 2. 护理车上准备：清洁大单、被套、枕套、橡胶单、中单、床刷及套、速干手消毒剂、医疗垃圾袋，物品按需折叠并有序放置。必要时备清洁衣裤、便盆	2 3	1项不合要求扣1分	
安全评估	10	1. 推护理车至床尾正中处，离床尾约20cm 2. 了解患者的病情，评估患者各种管道情况、有无活动限制、心理反应及合作程度 3. 解释操作目的并询问患者是否需要便器 4. 检查床垫、床体是否安全 5. 了解床单位的清洁程度以及室内的温度 6. 同病室内无患者进餐或进行治疗，酌情关闭门窗	1 3 2 2 1 1	1项不合要求扣1分	
操作过程	60	1. 移开床旁桌，距床体约20cm；移开床旁凳 2. 放下近侧床挡，松开盖被 3. 一手托住患者头部，另一手将枕头移向对侧 4. 协助患者将远侧上肢屈移至枕头上 5. 近侧上肢移至患者腹部 6. 将近侧下肢屈曲置于远侧下肢旁	2 2 1 1 1 1	移开床旁桌拖拉、有噪声扣1分 翻身不正确，患者不舒适扣2分 过多暴露患者扣2分 大单不平整扣1分	

续表

项目	总分 （分）	技术操作要求	标分 （分）	评分标准	扣分 （分）
		7. 护理人员一手置于患者肩部，另一手置于患者臀部，协助患者翻向对侧，背向护士	2	铺大单的顺序：先床头后床尾，先近侧后远侧。顺序错误扣2分	
		8. 更换大单与中单			
		（1）从床头至床尾，松开近侧大单及中单	1	大单中线偏斜<3cm 扣 1 分，>3cm 扣 2 分	
		（2）污染面向内卷中单至床中线处，塞于患者身下	2	大单、中单翻卷错误扣2分	
		（3）扫净橡胶单上的渣屑并将橡胶单搭于患者身上	2		
		（4）将大单污染面向内翻卷至床中线处，塞于患者身下，扫净床褥	2	被头端有虚边>2cm 扣 1 分，>3cm 扣 2 分	
		（5）铺清洁大单，将对侧一半大单向内翻卷后塞入患者身下，按铺床法铺好近侧大单	2		
		（6）放下橡胶单，铺清洁中单于橡胶单上	1	操作过程中，未与患者交流扣2分	
		（7）将一半中单向内翻卷后塞于患者身下	1	被角不充实1处扣1分	
		（8）将近侧橡胶单、中单一起塞入床褥下	1	床角不规范扣1分	
		（9）协助患者平卧	1	污染被单掉在地上扣1分	
		（10）护理人员一手托住患者头部，另一手将枕头移向近侧	1	操作过程中患者坠床，扣50分	
		（11）协助患者将近侧上肢屈曲移至枕头上	1		
		（12）远侧上肢移至患者腹部	1	患者侧卧时，未观察背部皮肤，扣2分	
		（13）将远侧下肢屈曲置于近侧下肢旁	1	操作中抖动污染被单扣2分	
		（14）护理人员一手置于患者肩部，另一手置于患者臀部，协助患者翻向近侧，面向护士	2	其余1项不合要求扣1分	
		（15）拉上床挡，护士转向对侧	2		
		（16）放下床挡，松开床单及中单。取出污染中单并置于护理车下层	2		
		（17）扫净橡胶单上的渣屑并将橡胶单搭于患者身上	2		
		（18）将污染大单从上至下，边拉边卷至床尾后，放于护理车下层。从床头至床尾扫净床褥	2		
		（19）取下扫床套放于护理车下层医疗垃圾袋内，床刷放于护理车上层	2		
		（20）同法铺好各层床单，协助患者平卧	2		
		9. 更换被套			
		（1）铺干净被套于盖被上	2		
		（2）打开被套尾端开口，从污染被套里取出棉胎（"S"形折叠）放于干净被套内，拉平，系好尾端开口处系带	2		
		（3）将污染被套置于护理车下层，整理盖被	2		
		（4）棉被一侧边缘向内折叠与床沿平齐	2		
		（5）护士转回原处，将棉被近侧边缘向内折叠与床沿平齐，将床尾部折入床垫下（床尾反折处不可过紧，以使患者足部有活动空间）	2		
		10. 更换枕套			
		（1）护理人员一手托住患者头部，另一手将枕头拉出	2		
		（2）更换枕套，将枕头拍松整理平整	2		
		11. 移回床旁桌、凳	2		
		12. 手消毒	1		
		13. 询问患者感受	2		
操作后	5	1. 根据病情协助患者取舒适卧位	1	1项不合要求扣1分	
		2. 整理床单位，开窗通风	2		
		3. 正确处理污染被服、护理车。洗手	2		

续表

项目	总分 （分）	技术操作要求	标分 （分）	评分标准	扣分 （分）
评价	10	1. 操作轻稳、节力、床单位整洁、美观 2. 患者感觉舒适、安全 3. 护患沟通有效，满足患者身心需要 4. 操作时间 15min	2 3 3 2	1项不合要求扣1分 操作时间每延长 30s 扣 1分	
理论提问	5	1. 为卧床患者更换床单的目的是什么 2. 为卧床患者更换床单时如何保护患者 3. 患者身上多处留置导管，在更换床单时应注意什么	5	少1条，扣1分	
合计	100				

理论提问

1. 为卧床患者更换床单的目的是什么？

答：①保持患者床单位的清洁、整齐。②使患者感觉舒适。③观察患者病情。④预防压力性损伤等并发症的发生。

2. 为卧床患者更换床单时如何保护患者？

答：①更换床单前关好门窗，操作时动作轻柔敏捷，注意保暖，勿使患者受凉。②为危重患者更换床单时，应由两名护士分别在床左、右两侧共同完成。③为不能侧卧的患者更换床单时，应将床单自床头向床尾更换，操作过程中注意保护患者，防止坠床。④更换被套时，先用脏被套遮住患者，再将干净被套铺平，将棉胎套入，最后撤出脏被套。⑤操作过程中注意观察患者病情变化，确保患者安全。

3. 患者身上多处留置导管，在更换床单时应注意什么？

答：①更换床单前先检查引流管是否通畅，有无脱出。②将各导管、引流管放松安置妥当后再为患者翻身，翻身后要检查各导管、引流管有无受压、扭曲、脱落等。③更换床单后为患者摆好舒适体位，再固定导管、引流管于适当位置。

（柳国芳　修　红）

五、卧床患者整理床铺法技术操作考核评分标准

科室_____　姓名_____　考核人员_____　考核日期：　　年　月　日

项目	总分 （分）	技术操作要求	标分 （分）	评分标准	扣分 （分）
仪表	5	仪表、着装符合护士礼仪规范	5	1项不合要求扣2分	
操作前准备	5	1. 洗手，戴口罩，摘手表 2. 护理车上物品放置有序，准备：床刷及床刷套、速干手消毒剂、便盆、医疗垃圾袋、生活垃圾袋。根据需要备清洁大单、被套、枕套、中单及清洁衣裤	2 3	1项不合要求扣1分	

续表

项目	总分（分）	技术操作要求	标分（分）	评分标准	扣分（分）
安全评估	10	1. 推护理车至床尾正中处，离床尾约 20cm 2. 了解患者的病情，有无活动限制，心理反应及合作程度，解释操作的目的并询问患者是否需要便器 3. 检查床垫、床体是否安全 4. 床单位的清洁程度，查看患者床单、被套、枕套等是否需要更换 5. 同病室内无患者进餐或进行治疗 6. 环境是否安全，以及室内的温度，酌情关闭门窗	1 3 2 1 1 2	1 项不合要求扣 1 分	
操作过程	60	1. 移开床旁桌，距床体 20cm；移开床旁凳 2. 放下近侧床挡，松开盖被 3. 护理人员一手托住患者头部，另一手将枕头移向对侧 4. 协助患者将远侧上肢屈曲移至枕头上 5. 近侧上肢移至患者腹部 6. 将近侧下肢屈曲置于远侧下肢旁 7. 护理人员一手置于患者肩部，另一手置于患者臀部，协助患者翻向对侧，背向护士 8. 从床头至床尾，松开近侧床单及中单 9. 湿式依次扫净枕上、枕下 10. 扫净中单、油布后搭于患者身上 11. 从床头至床尾湿式扫净床单上的渣屑 12. 依次铺好大单、油布及中单 13. 拉上床挡 14. 护士转向对侧，整理床铺步骤同2～12步 15. 协助患者平卧 16. 整理盖被，将棉被一侧边缘向内折叠与床沿平齐 17. 拉上床挡 18. 护士转向对侧，拉下床挡 19. 将棉被另一侧边缘向内折叠与床沿平齐 20. 将床尾部折入床垫下（床尾反折处不可过紧，以使患者足部有活动空间） 21. 整理好枕头。拉上床挡 22. 移回床旁桌、凳 23. 手消毒 24. 询问患者感受	2 2 2 2 2 2 2 2 2 2 2 5 1 15 2 2 1 1 2 2 2 1 1 3	移开床旁桌拖拉、有噪声扣 1 分 翻身不正确，患者不舒适扣 2 分 过多暴露患者扣 2 分 操作过程中未与患者交流扣 2 分 床单不平整扣 1 分 床角不规范扣 1 分 患者侧卧时，未观察背部皮肤，扣 2 分 床单中线偏斜＜3cm 扣 1 分，＞3cm 扣 2 分 扫床的顺序：先枕上后枕下，从床头至床尾，湿式清扫。顺序错误扣 2 分 未湿式清扫扣 2 分 被头端有虚边＞2cm 扣 1 分，＞3cm 扣 2 分 操作过程中患者坠床，扣 50 分 其余 1 项不合要求扣 1 分	
操作后	5	1. 根据病情协助患者取舒适卧位 2. 整理床单位，开窗通风 3. 撤下扫床套放于黄色垃圾袋内，整理护理车。扫床刷放通风处 4. 洗手	1 2 1 1	1 项不合要求扣 1 分	
评价	10	1. 操作轻稳、节力，床单位整洁、美观 2. 患者感觉舒适、安全 3. 护患沟通有效，满足患者身心需要 4. 操作时间 10min	2 3 3 2	1 项不合要求扣 1 分 操作时间每延长 30s 扣 1 分	
理论提问	5	1. 为卧床患者整理床铺的目的是什么 2. 患者身上多处留置导管，在整理床铺时应注意什么	5	选择其中 1 项，少 1 条扣 1 分	
合计	100				

理论提问

1. 为卧床患者整理床铺的目的是什么？

答：①保持患者床单位的清洁、整齐。②使患者感觉舒适。③观察患者病情。④预防压力性损伤等并发症的发生。

2. 患者身上多处留置导管，在整理床铺时应注意什么？

答：①整理床铺前先检查引流管是否通畅、有无脱出。②将各导管、引流管放松安置妥当后再为患者翻身，翻身后要检查各导管、引流管有无受压、扭曲、脱落等。③整理床铺后为患者摆好舒适体位，再固定导管、引流管于适当位置。

（修 红 刘玉涛）

六、出院患者床单位整理技术操作考核评分标准

科室＿＿＿＿＿＿＿＿＿＿＿ 姓名＿＿＿＿＿＿＿＿ 考核人员＿＿＿＿＿＿＿＿＿ 考核日期： 年 月 日

项目	总分（分）	技术操作要求	标分（分）	评分标准	扣分（分）
仪表	5	仪表、着装符合护士礼仪规范	5	1项不合要求扣2分	
操作前准备	5	1. 洗手，戴口罩，摘手表 2. 用物 （1）护理车上层：放置消毒后的床罩、被套、枕套、橡胶手套 （2）护理车下层：放置含氯消毒液及小毛巾、医疗垃圾袋、生活垃圾袋，另备床单位消毒机	2 3	1项不合要求扣1分	
安全评估	5	1. 携护理车至床旁 2. 确认同病室内无患者进餐或进行治疗 3. 检查床垫、床体及周边物品、环境有无不安全隐患，酌情开窗通风 4. 备用的床罩、被套符合床及被的要求，适合季节需要	1 1 2 1	1项不合要求扣1分	
操作过程	60	1. 清除床旁桌及床体的杂物置于污物袋内 2. 移开床旁桌，距床体约20cm 3. 移凳于床尾 4. 撤去枕套、被套、床罩并置于护理车污物袋内。将枕芯、被芯等按顺序依次放置于床尾凳上 5. 戴橡胶手套，用消毒液浸泡的毛巾擦拭床体 6. 铺床：参阅备用床法 7. 铺消毒床罩于备用床上，连接床单位消毒机 8. 连接电源 9. 打开床单位消毒机开关 10. 调试消毒时间 11. 选择消毒模式 12. 消毒床单位30min 13. 取回各种标识牌 14. 口述：擦拭、整理用过的仪器，悬挂备用标识牌，并按要求放置 15. 撤去床单位消毒机 16. 擦拭床旁桌及床旁凳并归位，酌情关闭门窗	3 3 1 2 4 20 2 2 2 2 2 2 3 2 2 2	1项不合要求扣1分	

项目	总分（分）	技术操作要求	标分（分）	评分标准	扣分（分）
		17. 安全评估：30min 后，将床单位消毒机归位放置	2		
		18. 整理护理车	2		
		19. 洗手	2		
评价	20	1. 床体清洁无灰尘，床单位整洁、美观，床褥下无杂物，床旁桌清洁、无杂物，标识牌清理干净	4	1 项不合要求扣 1 分	
		2. 消毒时间符合规定要求	2		
		3. 步骤正确，动作流畅、轻、稳、节力	2		
		4. 病床符合实用、舒适、安全的原则	3		
		5. 床罩四角平整	2		
		6. 盖被平整，内部无皱褶，折叠方法正确	2		
		7. 枕头平整、充实	3		
		8. 洗手规范	2		
理论提问	5	擦拭床单位的消毒液如何配制	5	选择其中 1 项，少 1 条扣 1 分	
合计	100				

理论提问

擦拭床单位的消毒液如何配制？

答：①普通病床用 1∶500 的含氯消毒液擦拭。②被血液、体液污染的用 1∶1000 的含氯消毒液擦拭。③被肝炎、艾滋病病毒污染的用 1∶2000 的含氯消毒液擦拭。

（陆连芳　贾秀玲）

第二节　生命体征测量技术操作考核评分标准

体温、脉搏、呼吸、血压的测量技术操作考核评分标准

科室＿＿＿＿＿＿＿＿＿　姓名＿＿＿＿＿＿　考核人员＿＿＿＿＿＿　考核日期：　年　月　日

项目	总分（分）	技术操作要求	标分（分）	评分标准	扣分（分）
仪表	5	仪表、着装符合护士礼仪规范	5	1 项不合要求扣 2 分	
操作前准备	10	1. 洗手，戴口罩，摘手表 2. 核对医嘱、执行单 3. 备齐用物，用物放置合理、有序，依次检查所备物品，保证安全有效 （1）治疗车上层：治疗盘内放纱布 2 块、体温计、血压计；执行单、笔 （2）治疗车下层：弯盘、速干手消毒剂、医疗垃圾袋、生活垃圾袋	2 3 1	未核对扣 3 分 未检查体温计、血压计扣 3 分 其余 1 项不合要求扣 1 分	

续表

项目	总分（分）	技术操作要求	标分（分）	评分标准	扣分（分）
		4. 检查体温计、血压计性能及电量是否充足（安全评估：体温计、血压计无破损） 5. 清点体温计数目	3 1		
安全评估	10	1. 备齐用物携至床旁，核对患者。询问患者姓名，查看床头牌、手腕带与执行单是否一致 2. 说明目的，做好解释工作，了解患者身体状况、自理程度、取得合作。了解患者半小时前是否有哭闹、剧烈运动及情绪变化等，并根据患者病情和年龄，评估患者适宜的测量方法 3. 查看患者局部皮肤情况及肢体活动度 4. 周围环境整洁，光线明亮 5. 与患者沟通时语言规范，态度和蔼	3 3 2 1 1	未查对患者扣3分 未查对床头牌、手腕带、患者各扣2分 查对患者姓名不规范扣2分 与患者交流语言不规范、态度不和蔼各扣1分 其余1项不合要求扣1分	
操作过程	测体温（3种方法选其一）	向患者说明目的，以取得合作 1. 红外线额式体温计 （1）安全评估：患者额头有汗液时擦干额部皮肤 （2）取下探头保护盖 （3）按下电源/记忆按钮 （4）将探测器对准距离前额中心1～3cm处 （5）按下测量按钮 （6）测量在1s后完成并发出提示音 （7）读取度数并记录 （8）盖好探头保护盖 2. 电子体温计（测腋温） （1）解开患者衣扣（避免过度暴露患者） （2）协助患者取舒适卧位，注意保暖 （3）安全评估：患者腋下有汗液时，用纱布擦干 （4）按下电源按钮，接通电源 （5）显示"L"后，转动体温计，使显示面向内，将探测器放在患者腋窝中央并嘱其夹紧 （6）约20s蜂鸣器发出鸣响，测量结束 （7）取出体温计，读取度数并记录 （8）关闭体温计电源按钮 （9）将体温计置于弯盘内 3. 汞柱体温计（测腋温） （1）解开患者衣扣（避免过度暴露患者） （2）协助患者取舒适卧位，注意保暖 （3）安全评估：患者腋下有汗液时，用纱布擦干 （4）将体温计汞柱甩至35℃以下 （5）将汞柱端放在患者腋窝中央并嘱其夹紧 （6）10min后取出，用纱布擦拭体温计 （7）读取度数并记录 （8）将体温计置于弯盘内	2 1 1 2 2 2 2 2 1 1 1 1 2 2 2 2 1 1 1 2 1 2 2 2 2 1	未评估：额部皮肤有炎症、伤口、汗液等禁止使用额式体温计测量扣2分 未评估：腋下有创伤、手术、炎症，腋下出汗较多者，肩关节受伤或消瘦夹不紧体温计者禁测腋温，扣2分 汞柱未甩至35℃以下扣15分 读数误差≤0.4℃扣2分，＞0.4℃扣15分 其余1项不合要求扣1分	
	测脉搏 15	1. 向患者说明目的，以取得合作 2. 患者取自然卧位，手臂轻松置于床上，手腕伸展 3. 护士用示指、中指、环指的指腹平放于测量处（一般为腕部桡动脉搏动明显部位），按压力度适中，以能清楚测得脉搏搏动为宜	2 1 2	误差≤4次/分扣2分，＞4次/分扣15分 其余1项不合要求扣1分	

项目	总分（分）	技术操作要求	标分（分）	评分标准	扣分（分）
		4. 测试 30s 再乘以 2	2		
		5. 安全评估：如有异常，测量 1min，如有脉搏短绌，应由两名护士同时测量，一人听心率，另一人听脉率，由听心率者发出"起"或"停"的口令，计时 1min	3		
		6. 测量结果正确	3		
		7. 手消毒并记录结果	2		
测呼吸	10	1. 护士保持测脉搏姿势	1	误差>2 次/分扣 2 分，>4 次/分扣 10 分 其余 1 项不合要求扣 1 分	
		2. 观察患者胸腹部起伏情况，一起一伏为一次呼吸	1		
		3. 测 30s 再乘以 2	1		
		4. 安全评估：呼吸微弱者用棉花置患者鼻孔前，观察棉花被吹动的次数，如有异常，测量 1min	3		
		5. 测量结果正确	2		
		6. 手消毒并记录结果	2		
测血压（2 种方法选其一）	20	1. 电子血压计		血压计位置：坐位平第 4 肋，卧位平腋中线；位置错误扣 2 分 未口述：密切观察血压者；未做到四定：定时间、定部位、定体位、定血压计；扣 1 分 注气过猛导致汞溢出扣 5 分 充气或放气不均匀扣 5 分 听诊器胸件塞在袖带下扣 1 分 测量者视线未与汞柱同一水平扣 5 分 测量结束未关汞柱开关扣 2 分 误差≤10mmHg 扣 2 分，>10mmHg 扣 20 分 未口述血压测量要求扣 2 分 其余 1 项不合要求扣 1 分	
		（1）向患者说明目的，取得配合	1		
		（2）协助患者取坐位或卧位（特殊情况除外），掀盖被，卷袖，露臂，手掌向上，肘部伸直，外展 45°	2		
		（3）插上电源线（未安装电池或电量不足时）	1		
		（4）平稳放置血压计，位置与肱动脉、心脏在同一水平线上	2		
		（5）将袖带平整无折地缠于上臂中部；松紧以放入一手指为宜	2		
		（6）下缘距肘窝处 2～3cm（袖带上"▼"或"Φ"标识置于肱动脉搏动最明显处）	3		
		（7）按下开始/停止按钮，自动开始测量	1		
		（8）测量过程中嘱患者保持自然姿势，身体不要移动，保持安静状态	2		
		（9）显示测量结果后，正确读取血压数值（无心律失常者可同时读取脉率）	2		
		（10）取下袖带	1		
		（11）手消毒并记录	2		
		（12）按下开始/停止按钮，切断电源	1		
		2. 台式血压计			
		（1）向患者说明目的，取得配合	1		
		（2）协助患者取坐位或卧位，掀盖被，卷袖，露臂，手掌向上，肘部伸直，外展 45°	1		
		（3）平稳放置血压计，打开血压计，零点位置与肱动脉、心脏在同一水平线上	1		
		（4）开启汞柱开关	1		
		（5）驱尽袖带内空气，将袖带平整无折地缠于上臂中部；松紧以放入一手指为宜	1		
		（6）下缘距肘窝处 2～3cm（进出气管置于肱动脉处）	2		
		（7）检查汞柱是否至"0"点	1		
		（8）将听诊器胸件置于肱动脉搏动最明显处，一手固定，另一手关闭气囊开关，并握住气球向袖带内充气至肱动脉搏动消失，再使其上升 20～30mmHg（注气平稳）	1 2		
		（9）缓慢放气（放气均匀，以 4mmHg/s 速度下降）	2		

项目	总分（分）	技术操作要求	标分（分）	评分标准	扣分（分）
		（10）听到第一声响时，汞柱所在的刻度为收缩压；声音突然消失或变小为舒张压，测量结果正确	3		
		（11）测量结束，驱尽袖带内空气；拧紧螺旋帽，整理放盒内；血压计右倾 45°，全部汞柱流回槽内，关闭汞柱开关，盖上血压计盒盖；取下听诊器	2		
		（12）手消毒并记录结果	2		
操作后	5	1. 协助患者取舒适卧位，整理床单位 2. 正确处理物品	2 3	1 项不合要求扣 1 分	
评价	5	1. 动作轻稳，观察准确 2. 患者安全、舒适、沟通及时 3. 操作时间 10min	1 2 2	操作时间每延长 30s 扣 1 分	
理论提问	5	1. 对体温的观察内容包括哪些 2. 红外额式体温计的使用注意事项有哪些 3. 哪些因素会影响电子体温计的正确测量 4. 异常脉搏观察包括哪些内容 5. 什么叫呼吸困难？临床表现有哪些 6. 测量血压时要做到哪四定 7. 对血压测量的要求有哪些	5	少 1 条扣 1 分	
合计	100				

理论提问

1. 对体温的观察内容包括哪些？

答：观察内容包括体温的类型、热型、发热过程中伴随的临床表现及患者的心理反应。

2. 红外额式体温计的使用注意事项有哪些？

答：①测体温的时候，环境温度最好在 10～40℃，低于或者高于可能会影响测量的准确性。②发热患者额头冷敷，发汗及采取其他降温措施后会使测量结果偏低，应避免在这种情况下测量。③被测人周围的环境要稳定，不能在风扇、空调的出风口等地方测量。④不能在室外或阳光强烈的地方测量。

3. 哪些因素会影响电子体温计的正确测量？

答：①运动、洗澡或饮食后。②长时间盖被子、身体发热时。③起床后立即开始活动时。④体温计探测器接触到衣物。⑤体温计没有放置于正确位置上。⑥连续测量时。⑦腋下大量出汗时。

4. 异常脉搏观察包括哪些内容？

答：应观察脉搏的速率、节律、脉搏强弱有无改变，还应观察动脉壁的弹性和动脉走行深浅有无异常及患者的心理反应。

5. 什么叫呼吸困难？临床表现有哪些？

答：呼吸速率、深浅度和节律改变的呼吸障碍称为呼吸困难。临床表现为发绀、鼻翼扇动、肋间隙凹陷，呼吸浅而急促，严重者可出现意识障碍。

6. 测量血压时要做到哪四定？

答：测量血压时要做到四定：定时间、定部位、定体位、定血压计。

7. 对血压测量的要求有哪些？

答：血压应相隔 1～2min 重复测量，取 2 次读数的平均值记录。如果收缩压或舒张压的 2 次读数相差＞5mmHg，应再次测量，取 3 次读数的平均值记录。首诊时要测量两上臂血压，以后通常测量较高读数一侧的上臂血压。

（脱　森　修　红）

第三节　无菌技术操作考核评分标准

一、穿脱隔离衣技术考核评分标准

科室_____　姓名_____　考核人员_____　考核日期：　　年　月　日

项目	总分（分）	技术操作要求	标分（分）	评分标准	扣分（分）
仪表	5	仪表、着装符合护士礼仪规范	5	1 项不合要求扣 2 分	
操作前准备	5	1. 洗手，戴口罩，摘下手表 2. 用物准备齐全、摆放有序、合理，隔离衣、挂衣架、速干手消毒剂、大铁夹	3 2	1 项不合要求扣 1 分	
安全评估	10	1. 隔离种类，环境条件 2. 隔离衣大小是否合适，隔离衣折叠是否正确，有无破损、潮湿 3. 环境整洁、安静、宽敞，光线明亮	3 4 3	1 项不合要求扣 2 分	
操作过程	穿隔离衣	30	1. 卷袖过肘，右手持衣领取下隔离衣，肩缝两端对齐，露出衣袖内口 2. 右手持衣领，左手伸入衣袖，右手拉衣领 3. 举左手抖袖，露出左手 4. 左手持衣领，右手伸入衣袖，左手拉衣领 5. 举右手抖袖，露出右手 6. 双手持衣领，由领子中央，顺边缘向后将领扣扣好 7. 系好袖口 8. 双手分别在腰下 5cm 处将隔离衣的两边渐向前拉，用手指横捏住隔离衣的边缘至背后对齐，宽余部分向一侧折叠 9. 一手按住折叠处，另一手将腰带松解，拉至背后交叉回到前面打一活结 10. 双手至胸前	2 2 2 2 2 2 4 10 3 1	腰带不打结扣 3 分 未打活结扣 3 分 污染隔离衣清洁面 1 次扣 2 分 顺序颠倒扣 2 分 后侧边缘未对齐，折叠处松散扣 3 分 腰带落地扣 2 分 其余 1 项不合要求扣 2 分	
	脱隔离衣	30	1. 解腰带 2. 将腰带在前面打一活结 3. 解开两袖口 4. 将衣袖塞入工作服袖下，露出双手	2 3 2 3	手不消毒扣 2 分 手消毒时间不够扣 1 分 隔离衣污染面触及帽子、口罩及清洁物品 1 次	

项目	总分 （分）	技术操作要求	标分 （分）	评分标准	扣分 （分）
		5. 速干手消毒剂消毒双手	4	扣2分	
		6. 解开领扣	2	隔离衣规格不合要求扣	
		7. 右手伸入左手衣袖内拉下衣袖过手，再用衣袖遮住左手，捏住右袖外面，将右袖拉下	5	2分	
		8. 双手转换渐从袖管中退出，推至肩缝处两手在袖内将衣袖对齐清洁面向外折好	5		
		9. 一手持领边，将隔离衣两边对齐，挂在衣架上	3		
		10. 洗手	1		
操作后	5	口述：根据隔离种类及隔离衣污染情况正确处理用物。不再使用的隔离衣清洁面向外，卷好后投入污物袋中	5	1项不合要求扣2分	
评价	10	1. 穿、脱隔离衣时，未污染面部、颈部 2. 动作熟练、准确，符合操作程序 3. 清洁区、污染区的概念清楚 4. 操作时间4min	3 2 3 2	1项不合要求扣2分 操作时间每延长30s扣 1分	
理论提问	5	1. 穿隔离衣的目的是什么 2. 穿隔离衣的注意事项有哪些	5	少1条扣1分	
合计	100				

理论提问

1. 穿隔离衣的目的是什么？

答：保护工作人员和患者，防止病原微生物散播，避免交叉感染。

2. 穿隔离衣的注意事项有哪些？

答：①隔离衣长短要合适，穿着后应全部遮盖工作服。②保持衣领清洁，系领口时污染的袖口不可触及衣领、面部和帽子。③穿隔离衣后不得进入清洁区。④隔离衣应每日更换，如有潮湿、污染，及时更换。

（柳国芳　修　红）

二、无菌技术操作考核评分标准

科室＿＿＿＿＿＿＿＿＿＿　姓名＿＿＿＿＿＿＿＿　考核人员＿＿＿＿＿＿＿＿　考核日期：　　年　月　日

项目	总分 （分）	技术操作要求	标分 （分）	评分标准	扣分 （分）
仪表	5	仪表、着装符合护士礼仪规范	5	1项不合要求扣2分	
操作前准备	5	1. 洗手，戴口罩 2. 物品放置合理（按节力及无菌操作要求放置用物），依次检查所备物品，保证安全有效 （1）治疗车上层：无菌持物钳包、无菌容器（内放治疗碗、血	2 3	未检查物品扣3分 1项不合要求扣1分	

项目	总分（分）	技术操作要求	标分（分）	评分标准	扣分（分）
		管钳、药杯）、无菌巾包、无菌洞巾包、无菌棉球罐、无菌溶液、一次性无菌手套、安尔碘、棉签 （2）治疗车下层：清洁治疗盘（内置纱布1块）、弯盘、清洁抹布1块、速干手消毒剂			
安全评估	10	1. 操作环境整洁、宽敞、明亮，操作台宽阔、干燥 2. 依次检查并评估：各种无菌物品名称，灭菌日期，灭菌指示胶带颜色变化情况，包装完整，无潮湿。核对无菌溶液名称、浓度，有效期。检查瓶口有无松动，瓶身有无裂痕，无菌溶液有无变质、沉淀、变色、浑浊等	2 8	1项不合要求扣1分	
操作过程	无菌持物钳使用	15	1. 撕开持物钳包布外灭菌指示胶带，保留胶带 2. 打开无菌持物钳包，一手固定持物钳，取出持物钳罐置于治疗台面上 3. 将包皮置于治疗车第二层 4. 在灭菌指示胶带空白处注明开包时间，贴于持物钳罐顶盖部 5. 取放持物钳时，要打开钳罐的顶盖，钳端闭合向下，垂直取出，不可触及容器口边缘，用后闭合钳端，立即垂直放回容器内，松开轴节。应用持物钳时，应保持在视线内腰以上水平 6. 远距离使用时，应将持物钳和罐一起带至操作地点，就近使用	1 1 1 2 8 2	未保留胶带扣1分 未注明开包时间或时间错误扣2分 胶带位置贴错扣1分 罐口未及时关闭或打开1次扣1分 污染、跨越无菌区1次扣2分 持物钳触及容器口1次扣2分 持物钳末端未朝下1次扣2分 持物钳放回后未松开轴节1次扣1分	
	无菌容器使用	10	1. 撕开无菌容器外封口的灭菌指示胶带，在灭菌指示胶带空白处注明开启日期、时间，贴于容器顶部 2. 打开无菌容器时，应将容器盖的内面朝上放置于稳妥处或拿于手中 3. 从容器中取物品时，应将容器盖全部打开，无菌持物钳取放物品时，不跨越无菌区，避免碰触容器边缘 4. 取用物品后立即盖严容器，手不可触及容器的内面及边缘（口述：物品取出后使用，不可再放回）	2 2 4 2	未注明开包时间或时间错误扣2分 污染、跨越无菌区1次扣2分 未盖严容器扣2分 胶带位置贴错扣1分 手持无菌容器时，未托住容器底部扣2分 取出的物品再放回容器内每次扣2分 手指触及容器边缘或内面每次扣2分	
	无菌包使用	10	1. 将无菌包平放在清洁、干燥的操作台面上 2. 检查并撕开消毒指示胶带 3. 取出包内物品 （1）方法1：①按顺序逐层打开无菌包。②用无菌钳夹取所需物品，放在准备好的区域内 （2）方法2：可将无菌包托在一手上打开，另一手将无菌包布四角抓住，稳妥地将无菌内物品放在无菌区域内（投放时，手托包布使无菌面朝向无菌区域） 4. 折叠包皮置于治疗车下层	2 2 5 1	开包方法不正确1次扣1分 跨越无菌区1次扣2分 打开包布时手触及包布四角内面1次扣2分 污染1次扣2分 其余1项不合要求扣1分	

项目	总分 （分）	技术操作要求	标分 （分）	评分标准	扣分 （分）
铺 无 菌 盘	15	1. 清洁治疗盘（用纱布擦拭） 2. 撕开无菌治疗巾包封口的 3M 胶带，用持物钳取出 1 块治疗巾，放于治疗盘内 3. 将包皮放置治疗车下层 4. 双手捏住无菌巾上层两角的外面，轻轻抖开，双折铺于治疗盘内 5. 上层向远端呈扇形折叠，开口边向外 6. 按需要放入无菌物品。例如，放入无菌治疗碗、血管钳、药杯。将无菌洞巾包托在一手中打开，另一手将包布四角抓住，将洞巾妥善投置于无菌区域内 7. 无菌物品放置合理，放入无菌物品后，将上层治疗巾展开盖于物品上，上、下层边缘对齐，开口处向上翻折 2 次，两侧边缘向下翻折 1 次 8. 注明铺无菌盘的日期、时间	1 3 1 2 1 4 2 1	开包方法不正确1次扣1分 跨越无菌区1次扣2分 无菌盘内物品摆放不整齐扣2分 边缘不齐扣1分 未口述铺有效时间为4h扣1分 污染1次扣2分 其余1项不合要求扣1分	
无 菌 溶 液 使 用	10	1. 从无菌容器中夹取无菌治疗碗，手托底部放于操作台上 2. 将弯盘置于操作台一角 3. 取无菌溶液瓶，清洁抹布擦拭瓶身。再次核对溶液正确 4. 启开无菌溶液瓶盖，用拇指、示指或双手拇指翻起瓶塞，拉出瓶塞，标签朝上，旋转式倒出少量溶液冲洗瓶口，倒出适量溶液至无菌治疗碗内 5. 及时盖好瓶塞，用消毒棉签消毒瓶塞，翻下瓶塞。注明开瓶日期及时间。口述：已打开的溶液有效使用时间是 24h 6. 将弯盘置于治疗车下层	1 1 2 3 2 1	开瓶方法不正确扣2分 跨越无菌区1次扣2分 未注明开启时间或时间扣2分 未消毒瓶塞扣2分 倒药液方法不正确1次扣2分 药液外滴扣2分 其余1项不合要求扣1分	
戴 、 脱 无 菌 手 套	10	1. 摘下手表 2. 打开无菌手套包，手套外包装置于治疗车下层 3. 取内包装，对折展开平放于治疗台上，双手捏反折部将包装纸向外展开 4. 戴手套 （1）分次提取法：一手捏住手套的反折部分（手套内面）取出手套，对准五指戴上。再用戴好无菌手套的手指插入另一手套反折内面（手套外面），取出手套，同法戴好 （2）一次性提取法：一手或双手同时分别捏住两只手套的反折部分，取出手套。将两只手套的五指对齐，先戴一只手套，再以戴好手套的手指插入另一只手套的反折内面，同法戴好 5. 双手调整手套的位置，将手套的翻边扣套在工作服衣袖外面 6. 脱手套时，一手捏住另一手套腕部外面，翻转脱至手指，衬以手套捏住另一手套腕部外面，将其往下翻转脱下，置于医疗垃圾袋内，整理用物 7. 洗手	1 1 1 3 1 2 1	污染1次扣2分 戴、脱手套方法错误1次扣2分 戴好手套的手未始终保持在腰以上水平、视线范围内1次扣2分 脱手套时，未在桌面以下扣2分 戴、脱手套时强行拉扯手套边缘扣1分	
评 价	5	1. 动作准确、熟练、节力 2. 操作过程无污染，垃圾分类明确 3. 操作时间 8min	1 3 1	操作时间每延长30s扣1分 垃圾分类不明确扣2分	
理论 提问	5	1. 使用无菌持物钳的注意事项有哪些 2. 戴无菌手套的目的有哪些	5	少1条扣1分	
合计	100				

理论提问

1. 使用无菌持物钳的注意事项有哪些?

答:①无菌持物钳不能夹取未灭菌的物品,也不能夹取油纱布。②取远处物品时,应当连容器一起移到物品旁使用。③使用无菌钳时不能低于腰部。④打开包后的干镊子罐、持物钳应当 4h 更换。

2. 戴无菌手套的目的有哪些?

答:执行无菌操作或者接触无菌物品时戴无菌手套,以保护患者,预防感染。

（柳国芳 黄 霞）

三、手卫生技术操作考核评分标准（一般洗手）

科室_____ 姓名_____ 考核人员_____ 考核日期： 年 月 日

项目	总分（分）	技术操作要求	标分（分）	评分标准	扣分（分）
仪表	5	仪表、着装符合护士礼仪规范	5	1 项不合要求扣 2 分	
操作前准备	5	1. 无长指甲,摘下手表 2. 用物准备:洗手液、擦手纸或小毛巾	2 3	漏 1 项,扣 1 分	
操作过程	55	1. 解开袖口,卷起衣袖 2. 打开水龙头（用避免手部再污染的方式）,用流水湿润双手 3. 取适量洗手液 4. 洗手法 （1）掌心相对,手指并拢,相互揉搓 （2）掌心对手背,沿指缝相互揉搓,交换进行 （3）掌心相对,双手交叉沿指缝相互揉搓 （4）弯曲手指,将指关节在另一手掌心旋转揉搓,交换进行 （5）一手握住另一手拇指,旋转揉搓,交换进行 （6）将 5 个手指尖并拢在另一手掌心中,旋转揉搓,交换进行,必要时增加手腕及腕上 10cm 交换进行 5. 双手在流动水下彻底清洗 6. 关闭水龙头（用避免手部再污染的方式） 7. 用一次性纸巾或小毛巾彻底擦干	2 3 2 5 5 5 5 5 5 5 5 3	沾湿衣服 1 处扣 2 分 使用水龙头方法不对扣 3 分 揉搓时间<15s,扣 2 分 揉搓范围为双手、指甲、指尖、指缝和指关节等易污染的部位,达不到 1 处扣 5 分 其余 1 处不合要求扣 2 分	
操作后	10	1. 垃圾分类正确 2. 洗手范围正确	5 5	1 项不合要求扣 2 分	
评价	20	1. 操作规范,顺序正确 2. 认真清洗指甲、指尖、指缝和指关节等易污染的部位 3. 手部不佩戴饰物 4. 小毛巾应一用一消毒 5. 操作时间 30~60s	5 5 3 5 2	操作时间少于 30s 扣 2 分	
理论提问	5	1. 一般洗手的目的是什么 2. 洗手指征有哪些	5	少 1 条扣 1 分	
合计	100				

理论提问

1. 一般洗手的目的是什么？

答：清除医务人员手上的污垢和致病微生物，切断通过手传播感染的途径。

2. 洗手指征有哪些？

答：①直接接触患者前后。②无菌操作前后。③穿脱隔离衣前后、摘手套后。④处理清洁或者无菌物品之前。⑤接触不同患者之间或者从患者身体的污染部位移动到清洁部位时。⑥处理污染物品后。⑦接触患者的血液、体液、分泌物、排泄物、黏膜皮肤或者伤口。

（修　红　单信芝）

四、外科手卫生技术操作考核评分标准

科室＿＿＿＿＿＿＿＿＿＿　姓名＿＿＿＿＿＿＿　考核人员＿＿＿＿＿＿＿　考核日期：　　年　月　日

项目	总分（分）	技术操作要求	标分（分）	评分标准	扣分（分）
仪表	10	1. 仪表、着装符合手术室护士工作规范 2. 更换清洁的洗手衣 3. 洗手衣下摆放置于洗手裤内 4. 手术帽充分遮盖头部及发际线处头发，头发较长者戴帽前梳理好头发 5. 口罩严密，完全遮盖口鼻	2 2 2 2 2	1项不合要求扣2分	
操作前准备	8	1. 摘去手部各种饰物、手表 2. 修剪指甲，长度应不超过指尖 3. 卷起洗手衣袖，露出前臂及上臂下1/3 4. 用物准备：清洁手刷、一次性纸巾、洗手液、手消毒液、污物桶、时钟	2 2 2 2	1项不合要求扣1分 准备用物缺1项扣1分	
操作过程	65	1. 清洗双手、前臂及上臂下1/3 （1）用流动水冲洗双手及前臂 （2）取适量洗手液（约2ml）于掌心 （3）按"洗手法"均匀揉搓双手、前臂至上臂下1/3处（时间30s以上） （4）口述：清洁双手时注意指甲和甲缘部位 （5）用流动水彻底冲净，冲洗时抬起双手保持高过肘部，避免身体淋湿 （6）取一次性擦手纸擦干双手，然后依次擦干前臂及上臂下1/3 2. 外科手消毒 （1）取适量消毒液（约2ml）于掌心 （2）揉搓另一只手的指尖、手背和手腕 （3）用剩余的消毒液回旋揉搓前臂及上臂下1/3 （4）揉搓至消毒液干燥 （5）换手取适量消毒液（约2ml），重复（1）～（4）步骤 （6）再次取适量消毒液（约2ml），按"洗手法"揉搓双手及腕部，注意指甲和甲缘部位 （7）直至消毒液干燥	 2 2 10 1 2 4 2 5 5 4 16 8 4	1项不合要求扣2分 清洁双手时间＞30s，时间不够扣5分 未口述扣1分 未保持双手高于肘部扣5分，淋湿洗手衣裤扣5分 手消毒应时间＞2min，揉搓时间不够扣5分 揉搓范围不够扣10分	

续表

项目	总分（分）	技术操作要求	标分（分）	评分标准	扣分（分）
操作后	8	1. 洗手范围正确 2. 手消毒液取量合适，揉搓至消毒液完全干燥再进行其他操作 3. 垃圾分类正确	2 4 2	消毒液未揉搓至干燥扣5分 其余1项不合要求扣2分	
评价	4	1. 操作规范、顺序正确 2. 操作时间正确	2 2	1项不合要求扣2分	
理论提问	5	1. 外科洗手的注意事项有哪些 2. 外科手消毒后菌落标准数是多少 3. 外科手消毒应遵循的原则有哪些	5	少1条扣1分	
合计	100				

理论提问

1. 外科洗手的注意事项有哪些？

答：①修剪指甲，指甲下有明显污物可用手刷进行清洁刷手。②冲洗双手及前臂时应保持双手位于胸前并高于肘部，使水由手部流向肘部。③洗手衣淋湿应重新更换。④用后的手刷应清洗消毒或者一次性使用。⑤手术后摘除外科手套后，使用洗手液清洁双手。

2. 外科手消毒后菌落标准数是多少？

答：外科手消毒，监测的细菌菌落总数应≤5cfu/cm^2。

3. 外科手消毒应遵循的原则有哪些？

答：①先洗手，后消毒。②不同患者手术之间、手套破损或手被污染时，应重新进行外科手消毒。

（赵 林 脱 淼）

五、气管切开切口换药技术操作考核评分标准

科室＿＿＿＿＿＿＿ 姓名＿＿＿＿＿＿ 考核人员＿＿＿＿＿＿ 考核日期： 年 月 日

项目	总分（分）	技术操作要求	标分（分）	评分标准	扣分（分）
仪表	5	仪表、着装符合护士礼仪规范	5	1项不合要求扣2分	
操作前准备	10	1. 洗手，戴口罩 2. 核对医嘱、执行单 3. 备齐用物，用物放置合理、有序并检查物品是否安全有效 （1）治疗车上层：治疗盘内放置治疗碗3个，第1个盛开口无菌纱布，第2个盛消毒棉球，第3个治疗碗盛盐水纱布1块。无菌血管钳1把、镊子各1把、治疗巾1块、一次性手套1副。必要时备寸带、气囊压力表 （2）治疗车下层：弯盘、速干手消毒剂、医疗垃圾袋、生活垃圾袋	2 3 5	未核对扣3分 其余1项不合要求扣1分	

项目	总分（分）	技术操作要求	标分（分）	评分标准	扣分（分）
安全评估	10	1. 备齐用物携至床旁，核对患者。询问患者姓名，查看床头牌、手腕带与执行单是否一致 2. 评估患者的病情、意识、合作程度，解释操作目的、方法 3. 评估患者病情及气管切开处纱布有无渗血、渗液，有无异味切口外周皮肤情况，切口分泌物的颜色 4. 监测套囊压力（25～30cmH$_2$O） 5. 环境安静、整洁，光线明亮 6. 与患者沟通语言规范，态度和蔼	3 1 1 3 1 1	未核对扣 3 分 未查对床头牌、手腕带、患者各扣 2 分 查对患者姓名不规范、未询问患者姓名、查看床头牌、手腕带与执行单是否一致扣 2 分 套囊压力不准确扣 3 分 少评估 1 项扣 1 分 与患者沟通语言不规范扣 1 分	
操作过程	60	1. 协助患者取仰卧位 2. 充分暴露切口位置 3. 在患者颈、肩下铺治疗巾 4. 弯盘置于便于取用处 5. 戴手套，安全评估：患者气管套管系带松紧度是否合适，有无套管脱落现象 6. 取下套管口覆盖的湿纱布及套管下所垫纱布 7. 手套包裹污染纱布置弯盘内 8. 左手持镊子，提起固定带，右手用血管钳持消毒棉球擦拭切口及周围皮肤（先消毒切口处，后消毒气管导管，再以切口为中心，由内而外擦拭） 9. 消毒直径≥15cm 10. 将无菌纱布垫于气管套管下，动作轻柔，避免引起呛咳反应 11. 安全评估：监测套囊压力，必要时随时吸痰，清理呼吸道 12. 套管口覆盖无菌盐水湿纱布 1～2 层 13. 撤掉弯盘，取出垫于颈肩下的治疗巾 14. 洗手 15. 核对，签名 16. 询问患者感受，交代注意事项	2 2 2 2 3 5 3 15 8 5 3 1 2 1 4 2	操作方法不规范扣 5 分 污染患者衣服、床单扣 2 分 棉球过干或过湿扣 2 分 每个棉球未只用 1 次扣 2 分 操作时清洁、污染不分扣 5 分 擦拭过程中未随时询问患者的感受扣 5 分 擦拭时不轻柔扣 2 分 切口清洁不彻底扣 5 分 套囊压力不准确扣 3 分 其余 1 项不合要求扣 1 分	
操作后	5	1. 妥善安置患者，整理床单位 2. 用物处理正确 3. 洗手、记录观察的患者痰液性状、量	2 1 2	1 项不合要求扣 2 分	
评价	5	1. 严格遵守无菌操作原则，操作规范，动作轻巧。患者无不适感觉 2. 切口清洁、敷料平整 3. 操作时间 5min	2 1 2	1 项不合要求扣 2 分 操作时间每延长 30s 扣 1 分	
理论提问	5	气管切开换药的目的是什么	5	少 1 条扣 1 分	
合计	100				

理论提问

气管切开换药的目的是什么？

答：换药目的是更换切口敷料，保持切口清洁，预防控制感染，促进切口愈合。

（庞旭峰 脱 淼）

第四节 清洁技术操作考核评分标准

一、口腔护理技术操作考核评分标准

科室＿＿＿＿＿＿＿＿＿ 姓名＿＿＿＿＿＿＿ 考核人员＿＿＿＿＿＿＿ 考核日期：　年　月　日

项目	总分（分）	技术操作要求	标分（分）	评分标准	扣分（分）
仪表	5	仪表、着装符合护士礼仪规范	5	1项不合要求扣2分	
操作前准备	10	1. 洗手，戴口罩 2. 核对医嘱、执行单 3. 备齐用物，用物放置合理、有序，依次检查所备物品，保证安全有效 （1）治疗车上层：治疗盘内放治疗碗2个，一个内放棉球（根据口腔情况选择合适口腔护理液）、血管钳、镊子。另一个放漱口水。压舌板2个、吸水管、治疗巾、棉签、液状石蜡、溃疡粉（0.5%碘伏）、纱布2块、手电筒。必要时备用开口器 （2）治疗车下层：弯盘、速干手消毒剂、医疗垃圾袋、生活垃圾袋 4. 准确清点棉球数量（≥16个）	2 3 3 2	未核对扣3分 物品少1件扣1分 其余1项不合要求扣1分	
安全评估	10	1. 携用物至患者床旁，查对床头牌，查对患者，询问患者姓名，查看手腕带与执行单信息是否一致 2. 解释操作目的、方法，了解患者病情、意识状态、指导患者配合 3. 观察患者口腔黏膜情况，有无活动性义齿 4. 环境安静、整洁、宽敞明亮 5. 与患者沟通时语言规范，态度和蔼	3 3 2 1 1	未核对扣3分 未查对床头牌、手腕带、患者各扣2分 查对患者姓名不规范扣2分 其余1项不合要求扣1分	
操作过程	60	1. 协助患者取侧卧位或仰卧位，头偏向护士侧，有活动性义齿者应先取下 2. 铺治疗巾于患者颌下及枕上 3. 弯盘置患者口角旁 4. 协助清醒患者漱口（安全评估：昏迷患者严禁漱口） 5. 用纱布擦净患者口唇及面颊部 6. 嘱患者张口，护士一手持手电筒，另一手持压舌板；安全评估：口腔情况，有无口臭、炎症、溃疡、出血等。昏迷患者用开口器打开口腔 7. 将棉球拧至合适湿度（安全评估：以不滴水为宜） 8. 擦净患者口唇、口角 9. 嘱患者咬合上、下齿。左手持压舌板轻轻撑开左侧颊部 10. 右手持血管钳夹棉球擦洗上、下齿左外侧面，由臼齿擦向门齿，纵向擦拭 11. 同法擦洗右外侧面 12. 嘱患者张开上、下齿，擦洗牙齿左上内侧面、左上咬合面、左下内侧面、左下咬合面 13. 弧形擦洗左侧颊部 14. 同法擦洗右侧牙齿及右侧颊部	3 1 1 2 1 2 2 2 2 2 2 8 2 10	未核对扣3分 压舌板、开口器使用错误扣3分 使用开口器时未从臼齿放入扣3分 污染患者衣服、床单扣2分 夹取棉球方法不正确扣2分 每个棉球未只擦一面扣2分 操作时清洁、污染交叉1次扣1分，最高扣5分 擦拭过程中未随时询问患者的感受扣5分 其余1项不合要求扣1分	

项目	总分 （分）	技术操作要求	标分 （分）	评分标准	扣分 （分）
		15. 擦洗硬腭部及舌面	2		
		16. 擦拭口唇及口角	2		
		17. 协助患者漱口，将漱口水吐入弯盘	2		
		18. 用纱布擦干口唇及面部	1		
		19. 撤去弯盘	1		
		20. 用手电筒再次观察口腔	1		
		21. 安全评估：有口腔黏膜溃疡时，涂溃疡粉；口唇干裂时涂液状石蜡	1		
		22. 撤去治疗巾	1		
		23. 清点棉球数量	2		
		24. 洗手	1		
		25. 再次核对，签名	4		
		26. 询问患者的感受，交代注意事项	2		
操作后	5	1. 帮助患者取合适卧位，整理床单位 2. 整理用物，垃圾分类正确 3. 洗手，记录	2 1 2	1 项不合要求扣 1 分	
评价	5	1. 操作熟练，动作轻柔，未损伤黏膜及牙龈，金属钳未碰及牙齿，爱伤观念强 2. 患者口腔清洁、无异味，有舒适感 3. 操作时间 5min	2 1 2	操作时间每延长 30s 扣 1分 其余 1 项不合要求扣 1 分	
理论提问	5	1. 口腔护理常用溶液及作用是什么 2. 为患者行口腔护理时注意事项有哪些 3. 口腔护理的目的是什么 4. 口腔护理的适应证有哪些 5. 口腔护理的并发症有哪些	5	少 1 条扣 1 分	
合计	100				

理论提问

1. 口腔护理常用溶液及作用是什么？

溶液名称	浓度	作用
生理盐水	0.9%	清洁口腔、预防感染
过氧化氢	1%～3%	防腐、防臭，适用于口腔感染，有溃烂、坏死组织
碳酸氢钠	1%～4%	碱性，真菌感染
洗必泰溶液	0.02%	清洁口腔，广谱抗菌
呋喃西林溶液	0.02%	清洁口腔，广谱抗菌
醋酸溶液	0.1%	铜绿假单胞菌
硼酸溶液	2%～3%	酸性防腐溶液，抑菌
甲硝唑溶液	0.08%	厌氧菌感染

2. 为患者行口腔护理时注意事项有哪些？

答：①操作时动作轻柔，防止损伤口腔黏膜及牙龈，尤其是凝血功能较差的患者。②长期使用抗生素患者应密切观察口腔黏膜情况、有无真菌感染。③昏迷患者严禁漱口，擦洗时用血管钳夹紧棉球，防止遗漏在口腔内，擦洗棉球蘸水不可过湿，以防患者误吸，需用开口器时应从白齿处放入，痰多时及时予以吸痰处理。④有活动性义齿的患者，活动性义齿不戴时应放在清水中浸泡保存，于每日晨更换清水。⑤传染病患者用物严格按照消毒隔离原则处理。

3. 口腔护理的目的是什么？

答：①保持口腔清洁、湿润，使患者感到舒适，预防口腔感染等并发症的发生。②防止口臭，促进食欲，保持口腔正常功能。③观察口腔黏膜、舌苔的变化及特殊的口腔气味，为诊疗提供信息。

4. 口腔护理的适应证有哪些？

答：口腔护理适应于禁食、高热、昏迷、鼻饲、口腔疾病及术后、生活不能自理患者。

5. 口腔护理的并发症有哪些？

答：①口腔黏膜损伤。②吸入性肺炎。③窒息。④口腔及牙龈出血。⑤恶心、呕吐。

（柳国芳　李倩倩）

二、气管插管患者行口腔护理技术操作考核评分标准

科室_____ 姓名_____ 考核人员_____ 考核日期：　　年　月　日

项目	总分（分）	技术操作要求	标分（分）	评分标准	扣分（分）
仪表	5	仪表、着装符合护士礼仪规范	5	1项不合要求扣2分	
操作前准备	10	1. 洗手，戴口罩 2. 核对医嘱、执行单 3. 备齐用物，用物放置合理、有序，依次检查所备物品，保证安全有效 （1）治疗车上层：治疗盘内放治疗碗1个，内放棉球（根据口腔情况选择合适口腔护理液）、血管钳、镊子。压舌板2个、牙垫、寸带、长胶布、治疗巾、棉签、液状石蜡、溃疡粉（0.5%碘伏）、纱布2块。必要时备用手电筒，开口器，气囊压力表 （2）治疗车下层：弯盘、速干手消毒剂、医疗垃圾袋、生活垃圾袋 4. 准确清点棉球数量（≥18个）	2 3 3 2	1项不合要求扣1分	
安全评估	10	1. 携用物至患者床旁，查对床头牌，查对患者。询问患者姓名，查看手腕带与执行单信息是否一致 2. 了解患者病情、意识状态及合作情况、解释操作目的、方法 3. 检查患者气管插管深度，监测套囊压力（25～30cmH$_2$O），听诊双肺呼吸音，充分吸净气管内和口鼻腔分泌物，必要时清除气囊上滞留物 4. 环境安静、整洁、宽敞明亮 5. 与患者沟通时语言规范，态度和蔼	3 2 3 1 1	未查对扣3分 未查对床头牌、手腕带、患者各扣2分 查对患者姓名不规范扣2分 套囊压力不准确扣3分 听诊少于2个呼吸周期/部位扣1分 少评估1项扣1分 其余1项不合要求扣1分	

续表

项目	总分（分）	技术操作要求	标分（分）	评分标准	扣分（分）
操作过程	60	1. 协助患者取舒适卧位，头偏向护士侧 2. 铺治疗巾于患者颌下及枕上 3. 将弯盘置患者口角旁 4. 助手协助固定气管导管 5. 撤去固定的寸带和胶布 6. 护士一手持手电筒，另一手持压舌板；安全评估：口腔情况，有无口臭、炎症、溃疡、出血等 7. 将棉球拧至合适湿度（安全评估：以不滴水为宜） 8. 擦净患者口唇、口角 9. 左手持压舌板轻轻撑开非牙垫侧颊部 10. 右手持血管钳夹棉球擦洗非牙垫侧外侧面，由内向门齿，纵向擦拭 11. 张开上、下齿，擦洗非牙垫侧上内侧面、上咬合面、下内侧面、下咬合面、硬腭、舌面、气管导管 12. 弧形擦洗颊部 13. 安全评估：在擦洗的过程中注意患者生命体征及病情变化 14. 清洁牙垫置擦洗侧，取出另一侧污染牙垫 15. 同法擦洗另一侧 16. 擦拭患者口唇及口角，撤去弯盘 17. 用手电筒再次观察口腔 18. 安全评估：有口腔黏膜溃疡时，涂溃疡粉；口唇干裂时涂液状石蜡 19. 安全评估：再次确认气管插管深度 20. 妥善固定牙垫与气管导管（先胶布后寸带） 21. 监测气囊压力，听诊双肺呼吸音 22. 撤去治疗巾 23. 清点棉球数量 24. 洗手 25. 核对患者信息，执行单签名 26. 询问患者的感受，交代注意事项	1 1 1 2 2 3 2 1 1 2 10 2 2 2 1 2 1 2 2 5 5 1 2 2 4 2	压舌板、开口器使用错误扣3分 使用开口器时未从臼齿放入扣3分 污染患者衣服、床单扣2分 夹取棉球方法不正确扣1分 每个棉球未只擦一面扣1分 操作时清洁、污染交叉1次扣1分，最高扣5分 未评估1项扣2分 导管固定不牢扣5分 导管脱出扣50分 套囊压力不准确扣3分 听诊少于2个呼吸周期/部位扣1分 其余1项不合要求扣1分	
操作后	5	1. 帮助患者取合适卧位，整理床单位 2. 整理用物，垃圾分类正确 3. 洗手，记录	1 2 2	1项不合要求扣1分	
评价	5	1. 操作熟练，动作轻柔，未损伤黏膜及牙龈，金属钳未碰及牙齿，爱伤观念强 2. 患者口腔清洁、无异味，有舒适感 3. 操作时间5min	2 1 2	操作时间每延长30s扣1分 其余1项不合要求扣1分	
理论提问	5	1. 为气管插管患者行口腔护理时注意事项有哪些 2. 口腔护理的目的是什么 3. 口腔护理的并发症有哪些	5	少1条扣1分	
合计	100				

理论提问

1. 为气管插管患者行口腔护理时注意事项有哪些?

答:①充分评估患者病情,解释口腔护理的目的。②操作时动作轻柔,防止损伤口腔黏膜及牙龈,尤其是凝血功能较差的患者。③长期使用抗生素患者应密切观察口腔黏膜情况,有无真菌感染。④擦洗时用血管钳夹紧棉球,防止遗漏在口腔内,擦洗棉球蘸水不可过湿,需用开口器时应从臼齿处放入,痰多时及时予以吸痰处理。⑤分泌物多,牙垫不易清洗干净时,需及时更换。⑥导管固定须牢固,注意避免脱管及损伤局部皮肤。⑦传染病患者用物严格按照消毒隔离原则处理。

2. 口腔护理的目的是什么?

答:①保持口腔清洁、湿润,使患者感到舒适,预防口腔感染等并发症的发生。②防止口臭,促进食欲,保持口腔正常功能。③观察口腔黏膜、舌苔的变化及特殊的口腔气味,为诊疗提供信息。

3. 口腔护理的并发症有哪些?

答:①口腔黏膜损伤。②吸入性肺炎。③窒息。④口腔及牙龈出血。⑤恶心、呕吐。

(修　红　王静远)

三、气管导管套囊上滞留物清除技术考核评分标准

科室＿＿＿＿＿＿＿＿＿　姓名＿＿＿＿＿＿＿＿　考核人员＿＿＿＿＿＿＿＿　考核日期:　　年　月　日

项目	总分(分)	技术操作要求	标分(分)	评分标准	扣分(分)
仪表	5	仪表、着装符合护士礼仪规范	5	1项不合要求扣2分	
操作前准备	8	1. 洗手,戴口罩 2. 核对医嘱、执行单 3. 备齐用物,用物放置合理、有序,依次检查所备物品,保证安全有效 (1)治疗车上层:执行单,治疗盘内放置型号适宜的一次性无菌吸痰管数根、治疗碗内放置纱布1块、一次性治疗巾1块、手套1包、5ml空针1个、呼吸囊1个、气囊压力表1个 (2)治疗车下层:弯盘、速干手消毒剂、医疗垃圾袋、生活垃圾袋	2 3 3	未查对扣3分 物品准备每少1件扣1分 其余1项不合要求扣1分	
安全评估	12	1. 携用物至患者床前,查对患者姓名,查看手腕带与执行单是否一致 2. 了解患者病情、合作程度。解释操作目的、方法及如何配合 3. 听诊双肺,评估痰液的分泌情况,充分吸净气管内和口鼻腔分泌物,给予2min纯氧 4. 检查气管导管固定是否牢固,气管插管的型号,插管深度,监测套囊压力(25~30cmH₂O),呼吸机参数设置 5. 环境安静、清洁、舒适 6. 与患者沟通时语言规范,态度和蔼	3 1 3 3 1 1	未查对患者扣3分 未查对床头牌、患者手腕带各扣2分 查对患者姓名不规范扣2分 套囊压力不准确扣3分 听诊少于2个呼吸周期/部位扣1分 其余1项不合要求扣1分	

项目	总分 （分）	技术操作要求	标分 （分）	评分标准	扣分 （分）
操作过程	60	1. 抬高床头 30°～45°，询问感受 2. 打开治疗巾铺在患者胸前 3. 打开 5ml 空针并接在气囊上 4. 打开吸痰管前端放在治疗巾上 5. 断开呼吸机和气管插管，将呼吸机管路接头放在治疗巾上 6. 将呼吸囊与气管插管连接 7. 在患者吸气末呼气初以较大的潮气量快速挤压呼吸囊 1 次 8. 在挤压呼吸囊的同时，助手将气囊放气 9. 在患者呼气末，助手快速将气囊充气 10. 充气结束后，将呼吸机与气管插管连接，给予 2min 纯氧 11. 快速右手戴无菌手套，立即清除口鼻腔的分泌物。过程中要评估痰液的颜色、性状和量以及患者的生命体征 12. 吸痰后吸痰管缠在右手，脱下手套包裹吸痰管一同扔进医疗垃圾袋 13. 安全评估：患者的生命体征，监测套囊压力，呼吸机参数设定值的变化 14. 用纱布擦净分泌物，撤一次性治疗巾 15. 清醒患者询问患者感受，安全评估：患者口鼻腔黏膜有无损伤，听诊双肺呼吸音 16. 安全评估：呼吸是否通畅，呼吸机运转是否良好，呼吸机管路是否与患者连接紧密 17. 安全评估：氧浓度恢复到原来浓度 18. 手消毒 19. 再次核对，执行单签名 20. 关心爱护患者	2 2 2 2 2 2 5 5 5 5 5 3 3 2 3 3 2 1 4 2	未查对扣 3 分 查对不规范扣 2 分 未查对床头牌、手腕带、患者各扣 1 分 呼吸机管路未放在治疗巾上扣 2 分 吸痰时未遵守无菌原则扣 10 分 吸痰手法不正确扣 5 分 一次吸痰>15s 扣 3 分 未给予 2min 纯氧扣 2 分 挤压呼吸囊的时机不正确扣 5 分 气囊充气、放气的时间不正确各扣 5 分 套囊压力不准确扣 3 分 未评估 1 次扣 2 分 口鼻腔各用 1 根吸痰管，如未更换吸痰管，扣 5 分 听诊少于 2 个呼吸周期/部位扣 1 分 污染床单、盖被或工作面不洁扣 2 分 其余 1 项不合要求扣 1 分	
操作后	5	1. 整理床单位，爱护体贴患者 2. 物品处理正确 3. 洗手，记录吸痰效果以及痰液颜色、性状、量	2 1 2	1 项不合要求扣 1 分	
评价	5	1. 患者生命体征及痰液清理情况良好，无特殊不适 2. 动作轻巧、准确，操作方法规范 3. 操作时间 8min	2 2 1	操作不熟练扣 2 分 操作时间每延长 30s 扣 1 分	
理论提问	5	气管导管套囊上滞留物清除技术的注意事项是什么	5	少 1 条扣 1 分	
合计	100				

理论提问

气管导管套囊上滞留物清除技术的注意事项是什么？

答：①挤压呼吸囊以及气囊充气放气的时间正确。②反复操作时可让患者休息 2～5min。③进行此项操作时要防止患者误吸。④掌握合适的气囊充气量。⑤操作过程中要严密观察患者的生命体征。

（姜文彬　脱　森）

四、气管切开套管内套管更换技术操作考核评分标准

科室＿＿＿＿＿＿＿＿＿＿ 姓名＿＿＿＿＿＿＿＿＿ 考核人员＿＿＿＿＿＿＿＿＿ 考核日期： 年 月 日

项目	总分（分）	技术操作要求	标分（分）	评分标准	扣分（分）
仪表	5	仪表、着装符合护士礼仪规范	5	1 项不合要求扣 2 分	
操作前准备	10	1. 洗手，戴口罩 2. 核对医嘱单、执行单 3. 备齐用物、用物放置合理、有序，依次检查所备物品，保证安全有效 （1）治疗车上层：执行单，治疗盘内放治疗碗 1 个，内盛无菌血管钳 2 把、无菌镊子 2 把（或准备一次性手套 1 副，无菌手套一副），治疗巾 1 块、无菌内套管 （2）治疗车下层：弯盘、速干手消毒剂，医疗垃圾袋、生活垃圾袋	2 3 5	未核对扣 3 分 物品准备每少 1 件扣 1 分 其余 1 项不合要求扣 1 分	
安全评估	10	1. 备齐用物携至床旁，核对患者。询问患者姓名、查看床头牌、手腕带与执行单是否一致 2. 了解患者病情、合作程度；解释操作目的、方法及如何配合 3. 评估患者气管内套管的型号，寸带的松紧度，切口周围皮肤，切口有无分泌物（分泌物的颜色、性状、量），听诊双肺，评估痰液的分泌情况 4. 环境安静、清洁、舒适 5. 与患者沟通时语言规范，态度和蔼	3 2 3 1 1	未核对患者扣 3 分 未核对床头牌、手腕带、患者各扣 2 分 核对患者姓名不规范扣 2 分 听诊少于 2 个呼吸周期/部位扣 1 分 其余 1 项不合要求扣 1 分	
操作过程	60	1. 协助患者取仰卧位，充分暴露患者气管切开部位，询问患者感受 2. 安全评估：患者双肺痰液，必要时进行吸痰 3. 将弯盘置于治疗车上层 4. 打开治疗巾铺在患者的颈肩下 5. 左手持无菌镊子（或者戴一次性手套）固定底座 6. 右手持无菌血管钳（或者戴一次性手套），轻轻旋转内套管至内套管和底座的卡口处 7. 顺着内套管的弯曲度取出内套管放入弯盘内 8. 再次核对无菌内套管的型号及灭菌日期并打开外包装 9. 左手持另一把镊子固定底座 10. 右手持另一把无菌血管钳夹取内套管（或按照无菌原则双手戴无菌手套，左手固定底座，右手持内套管） 11. 将内套管放入外套管内至卡口处，旋转 180° 12. 安全评估：听诊双肺呼吸音，必要时吸痰 13. 手消毒 14. 再次核对，执行单签名 15. 关心爱护患者	3 5 2 3 5 5 3 4 3 8 5 5 3 3 3	未查对扣 3 分 查对不规范扣 2 分 未查对床头牌、手腕带、患者各扣 2 分 污染患者衣服、床单扣 2 分 操作过程动作不轻柔造成患者呛咳扣 5 分 清醒患者未与患者沟通交流扣 5 分 污染内套管扣 20 分 戴手套手法不正确扣 10 分 听诊少于 2 个呼吸周期/部位扣 1 分 其余 1 项不合要求扣 1 分	
操作后	5	1. 妥善安置患者，整理床单位 2. 用物处理正确，内套管送供应室消毒 3. 洗手，记录	1 2 2	1 项不合要求扣 1 分	
评价	5	1. 动作轻巧、准确，操作方法规范 2. 患者感觉舒适 3. 操作时间 3min	2 1 2	操作不熟练扣 4 分 操作时间每延长 30s 扣 1 分	

项目	总分（分）	技术操作要求	标分（分）	评分标准	扣分（分）
理论提问	5	气管切开套管内套管更换及清洗技术的注意事项有哪些	5	少1条扣1分	
合计	100				

理论提问

气管切开套管内套管更换及清洗技术的注意事项有哪些？

答：①操作过程中注意保持患者呼吸道通畅。②取出和放回套管时动作轻柔。③严格无菌操作。④操作过程中观察患者病情变化。⑤操作过程中避免牵拉气管切开处。

（姜文彬　脱　淼）

五、床上洗头技术操作考核评分标准

科室＿＿＿＿＿＿＿＿＿　姓名＿＿＿＿＿＿＿　考核人员＿＿＿＿＿＿＿　考核日期：　　年　月　日

项目	总分（分）	技术操作要求	标分（分）	评分标准	扣分（分）
仪表	5	仪表、着装符合护士礼仪规范	5	1项不合要求扣2分	
操作前准备	10	1. 洗手，戴口罩 2. 核对医嘱、执行单 3. 备齐用物，用物放置合理、有序，依次检查所备物品，保证安全有效 护理车上置温水壶（水温40~50℃）、脸盆、浴巾、毛巾、眼罩、棉球、小橡胶单、水桶、梳子、洗发液、面巾、胶布、别针、电吹风、马蹄形橡胶气垫或洗头车	2 3 5	未查对扣3分 1项不合要求扣1分	
安全评估	10	1. 携用物至患者床旁，查对床头牌，查对患者，询问患者姓名，查看手腕带与执行单信息是否一致 2. 评估病情，了解患者意识状态，对冷、热刺激耐受，自理能力，解释操作目的、方法，取得患者配合，询问患者是否大小便 3. 评估患者头皮有无伤口、皮疹、头屑 4. 环境安静、室温适宜 5. 认真倾听患者的需求和反映，与患者沟通时语言规范，态度和蔼	3 3 2 1 1	未查对扣3分 未查对床头牌、手腕带、患者各扣2分 查对患者姓名不规范扣2分 1项不合要求扣1分	
操作过程	60	1. 移开床旁桌 2. 协助患者取仰卧位，上半身斜向床边 3. 解开患者衣领向内反折，颈部围毛巾，别针固定 4. 将橡胶单及浴巾铺在枕头上 5. 将枕头垫于患者肩下 6. 马蹄形橡胶胶垫放在患者头下，开口朝外，下端垂入水桶内 7. 双耳塞棉球，戴眼罩并固定	1 2 3 2 2 3 4	体位不正确扣2分 颈部未围毛巾扣1分 衣领反折错误扣1分 毛巾固定不牢扣1分 物品放置不正确扣2分 未双耳塞棉球或未戴眼罩扣5分	

续表

项目	总分 （分）	技术操作要求	标分 （分）	评分标准	扣分 （分）
		8. 松开患者头发，用手背测水温，先用温水将头发湿透，均匀涂上洗发液，由发际线至脑后部反复揉搓，同时用指腹轻轻按摩头皮	10	未测水温扣5分 未按摩扣2分 未观察病情扣5分	
		9. 最后用温水冲净头发及橡胶垫	5	沾湿患者衣服、床单扣2分	
		10. 洗发过程中应注意观察患者病情变化，如有异常应停止洗发	2	其余1项不合要求扣2分	
		11. 撤去眼罩及棉球	2	过度暴露患者扣3分	
		12. 脸盆盛温水，用面巾为患者洗净面部、双耳及颈部	5	洗发过程中未与患者交流扣5分	
		13. 松开颈部毛巾包住头发，头枕在浴巾上，马蹄垫放入水桶内	5	其余1项不合要求扣1分	
		14. 用包头发的毛巾和浴巾擦干头发，为患者梳发或用电吹风吹干头发，梳理成形	5		
		15. 待干后撤去浴巾及小橡胶单	2		
		16. 洗手	1		
		17. 核对，签名	4		
		18. 询问患者的感受，交代注意事项	2		
操作后	5	1. 协助患者取舒适卧位，整理床单位 2. 用物处理正确 3. 洗手，记录护理效果	2 1 2	1项不合要求扣1分	
评价	5	1. 动作轻柔、准确、节力 2. 患者感觉舒适，头发清洁 3. 操作时间15min	1 2 2	操作时间每延长30s扣1分 其余1项不合要求扣1分	
理论提问	5	1. 床上洗头的目的是什么 2. 床上洗头的注意事项有哪些 3. 为患者实施床上洗头前应做哪些护理评估	5	少1条扣1分	
合计	100				

理论提问

1. 床上洗头的目的是什么？

答：①按摩头皮，刺激头部血液循环，促进头发的生长和代谢。②去除头发异味，保持头发清洁，减少头皮感染机会。③促进患者清洁、舒适和美观，维护患者自尊，增进患者身心健康，建立良好的护患关系。

2. 床上洗头的注意事项有哪些？

答：①为患者实施操作前做好护理评估，征得患者及其家属的同意。②护士为患者洗头时，应运用人体力学原理，身体尽量靠近床边，保持良好的姿势，避免疲劳。③洗头过程中，应注意观察患者的病情变化，如面色、脉搏、呼吸的改变，如有异常，应停止操作。④洗头过程中，随时询问患者的感受并及时调整操作行为，防止水流入患者的眼及耳内，避免沾湿衣服和床单。⑤衰竭、危重患者不宜洗头。

3. 为患者实施床上洗头前应做哪些护理评估?

答: 应该对患者的病情、头发的卫生状况、卫生习惯、躯体活动程度、患者的耐受力、自理能力以及患者心理反应等进行全面评估,以便为患者采取更适合的护理措施。

(修 红 张 华)

六、床上擦浴技术操作考核评分标准

科室＿＿＿＿＿＿＿＿＿ 姓名＿＿＿＿＿＿＿ 考核人员＿＿＿＿＿＿＿ 考核日期: 年 月 日

项目	总分（分）	技术操作要求	标分（分）	评分标准	扣分（分）
仪表	5	仪表、着装符合护士礼仪规范	5	1项不合要求扣2分	
操作前准备	8	1. 洗手,戴口罩 2. 核对医嘱、执行单 3. 备齐用物,用物放置合理、有序,依次检查所备物品,保证安全有效 （1）护理车上层:浴巾2条、毛巾各3条、洗面奶、浴液、50%酒精（乙醇）、棉签、梳子、松节油、液状石蜡、胶布、小剪刀、护肤品（润肤剂、爽身粉）、水温计、清洁衣裤。必要时备被服 （2）护理车下层:水桶2个（一个盛50～52℃热水,另一个盛污水）、脸盆3个、便盆或尿壶、会阴冲洗及抹洗用物、弯盘、速干手消毒剂、医疗垃圾袋、生活垃圾袋。另备屏风	2 3 3	未核对扣3分 准备物品少1件扣1分 1项不合要求扣1分	
安全评估	10	1. 携用物至患者床旁,查对床头牌,查对患者,询问患者姓名,查看手腕带与执行单信息是否一致 2. 解释操作目的、方法,了解患者意识状态,对冷、热刺激耐受,自理能力,合作程度及心理反应情况。询问患者是否大小便、患者有无洗面奶和浴液过敏史 3. 环境安静,关闭门窗,遮挡患者,室温适宜（24～26℃） 4. 查看皮肤卫生情况,有无破损、皮疹、水疱和结节,有无伤口和感觉障碍,四肢活动情况 5. 与患者沟通时语言规范,态度和蔼	3 3 2 1 1	未查对扣3分 未查对床头牌、手腕带、患者各扣2分 查对患者姓名不规范扣2分 室温不合适扣3分 其余1项不合要求扣1分	
操作过程	62	1. 根据病情放平床头及床尾支架,松开床尾盖被 2. 协助患者取仰卧位,并将身体移向床缘,尽量靠近护士 3. 脸盆置于床旁椅上,倒热水2/3满,测水温 4. 将1条浴巾铺于患者枕上,将擦洗毛巾包裹于手上,彻底浸湿（以不滴水为宜）,必要时涂上洗面奶 5. 为患者洗脸及颈部。顺序为,洗眼（由内眦至外眦）、额部、鼻翼、面部、耳后直到颏下、颈部 6. 清水擦净,取下浴巾 7. 协助患者脱去右侧肢体上衣,将衣服塞于患者身下 8. 将浴巾的1/3铺垫在患者身下,将其余部分盖于患者右侧肢体 9. 打开盖被,折于患者远侧端并盖住患者胸部 10. 浸湿毛巾,涂上浴液,以按摩法擦洗上肢 11. 将患者手臂高举过头擦洗腋下	1 1 4 2 4 1 2 1 1 2 1	未测水温扣4分 面部顺序错误扣2分 擦洗眼部时,刺激眼睛扣3分 擦浴部位错误1次扣10分 漏擦浴部位扣5分 沾湿床单、盖被1次扣2分 未根据需要随时更换温水扣2分 未根据需要更换毛巾、脸盆各扣2分 过度暴露患者扣2分 未评估根据需要用松节油清洁脐部扣1分	

续表

项目	总分 （分）	技术操作要求	标分 （分）	评分标准	扣分 （分）
		12. 冲洗毛巾擦净，用大浴巾擦干	2	擦洗过程中未与患者交流 扣 3 分 擦洗力度不够扣 2 分 未用按摩手法擦洗扣 5 分 擦洗过程中未观察患者病 情变化扣 5 分 其余 1 项不合要求扣 1 分	
		13. 给患者洗手，根据情况修剪指甲，撤浴巾	3		
		14. 根据需要换水，检测水温	2		
		15. 按同样的方法擦胸、腹部，擦洗过程中保持浴巾盖于患者胸、腹部，口述根据需要用松节油清洁脐部	5		
		16. 护理人员转至患者对侧，换水，脱去患者上衣，擦洗另一侧上肢	5		
		17. 协助患者取侧卧位，背向护士	1		
		18. 将大浴巾 1/3 置于患者身下，其余部分盖在身上	1		
		19. 将盖被打开，自患者颈部擦洗全背至臀部	2		
		20. 用 50%酒精按摩骨隆突部位。撤大浴巾	2		
		21. 协助患者取仰卧位，穿上清洁上衣	2		
		22. 协助患者脱左侧裤子，将大浴巾铺一半盖一半，擦洗左侧下肢	2		
		23. 护理人员转至患者对侧，脱去患者裤子，擦洗右侧下肢	2		
		24. 更换毛巾，换盆并将足盆置于患者足下，盆下垫浴巾，泡洗双足，擦干，根据情况修剪趾甲	2		
		25. 换盆及毛巾，将浴巾置臀下，擦洗会阴部、臀部及腹股沟，换清洁裤子	2		
		26. 擦洗过程中，根据情况使用护肤品，协助患者梳发	2		
		27. 洗手	1		
		28. 核对，签名	4		
		29. 询问患者的感受，交代注意事项	2		
操 作 后	5	1. 协助患者取舒适卧位，整理床单位 2. 用物处理正确 3. 洗手，记录	2 1 2	1 项不合要求扣 1 分	
评 价	5	1. 动作轻柔、准确、节力 2. 患者感觉舒适，皮肤清洁、完整、无异味 3. 操作时间 20min	1 2 2	操作时间每延长 30s 扣 1 分	
理论 提问	5	1. 床上擦浴的目的是什么 2. 床上擦浴的注意事项有哪些	5	少 1 条扣 1 分	
合计	100				

理论提问

1. 床上擦浴的目的是什么？

答：①去除皮肤污垢，保持皮肤清洁，使患者舒适。②促进血液循环，增强皮肤排泄功能，预防皮肤感染和压力性损伤等发生。③观察了解患者的一般情况，满足其身心需要。

2. 床上擦浴的注意事项有哪些？

答：①饭后不宜马上进行擦浴，饭后 1h 才能进行，以免影响患者消化功能。②擦浴过程中防止患者受凉、晕厥、烫伤、滑跌等意外情况的发生。

（刘　霞　修　红）

七、女性患者会阴清洁护理技术操作考核评分标准（带尿管）

科室_____ 姓名_____ 考核人员_____ 考核日期：　　年　月　日

项目	总分（分）	技术操作要求	标分（分）	评分标准	扣分（分）
仪表	5	仪表、着装符合护士礼仪规范	5	1项不合要求扣2分	
操作前准备	10	1. 洗手，戴口罩 2. 核对医嘱、执行单 3. 备齐用物，用物放置合理、有序，依次检查所备物品，保证安全有效 （1）治疗车上层：治疗盘内放治疗碗盛消毒棉球及镊子（或钳子）1把，一次性手套1副 （2）治疗车下层：弯盘、速干手消毒剂、医疗垃圾袋、生活垃圾袋、一次性尿垫。另备屏风	2 3 5	未核对扣3分 其余1项不合要求扣1分	
安全评估	10	1. 备齐用物携至床旁，核对患者。询问患者姓名，查看床头牌、手腕带与执行单是否一致 2. 解释会阴护理目的、方法，了解患者自理、合作程度、耐受力及心理反应 3. 环境安静、整洁，光线明亮，保护患者隐私，调节室温适宜 4. 评估患者会阴部位皮肤、黏膜情况，查看尿管引流情况及固定是否牢固，引流袋及尿管留置时间是否合适 5. 与患者沟通时语言规范、态度和蔼	3 2 2 2 1	未核对扣3分 未核对床头牌、手腕带、患者各扣2分 核对患者姓名不规范扣2分 其余1项不合要求扣1分	
操作过程	60	1. 协助患者取仰卧位 2. 拆同侧床尾，脱患者左侧裤子并盖于右腿，被子斜盖于左腿上，两腿屈曲外展 3. 臀下铺一次性尿垫 4. 将弯盘置于两腿中间 5. 戴一次性手套 6. 擦洗方法：右手持无菌钳或镊子夹取消毒棉球由上向下、由内向外，依次擦洗尿道口2遍、尿管前端10cm、小阴唇、大阴唇、阴阜、两侧大腿上部，每个棉球只用一次，用过的棉球放在弯盘内 7. 撤弯盘及一次性尿垫 8. 脱手套 9. 协助患者穿裤，安置引流袋 10. 观察并安全评估：尿液引流通畅 11. 手消毒 12. 再次核对患者，签名 13. 询问患者感受，交代注意事项	3 5 2 2 2 30 2 2 2 3 2 1 4 2	未核对扣3分 暴露患者隐私扣3分 沾湿床单1次扣2分 擦洗顺序错误扣3分 擦洗时手法错误扣2分 清醒患者，未边擦洗边询问患者的感受扣3分 引流袋位置放置错误扣2分 其余1项不合要求扣1分	
操作后	5	1. 整理床单位，恢复患者舒适卧位。患者感觉舒适 2. 用物处理正确 3. 洗手，正确记录	1 2 2	1项不合要求扣2分	
评价	5	1. 动作熟练、步骤正确，患者无不适 2. 动作轻巧、准确，操作规范、熟练 3. 操作时间10min	2 1 2	1项不合要求扣2分 操作时间每延长30s扣1分	
理论提问	5	1. 会阴护理的目的有哪些 2. 会阴护理评估的内容有哪些	5	少1条扣1分	
合计	100				

理论提问

1. 会阴护理的目的有哪些?

答:①去除异味,预防或减少感染。②防止皮肤破损,促进伤口愈合。③增进舒适,教导患者清洁的原则。

2. 会阴护理评估的内容有哪些?

答:①会阴部有无异味、瘙痒,有无分泌物过多。②会阴部皮肤有无破损、炎症、肿胀、触痛等。③尿液有无异味、浓稠、颜色改变,排尿时有无灼热感、疼痛等不适症状。④有无大小便失禁、留置导尿管、泌尿生殖系统或直肠手术等情况。

（岳崇玉　柳国芳）

八、女性患者会阴冲洗护理技术操作考核评分标准

科室＿＿＿＿＿＿＿＿＿　姓名＿＿＿＿＿＿＿＿　考核人员＿＿＿＿＿＿＿　考核日期:　　年　月　日

项目	总分（分）	技术操作要求	标分（分）	评分标准	扣分（分）
仪表	5	仪表、着装符合护士礼仪规范	5	1 项不合要求扣 2 分	
操作前准备	10	1. 洗手,戴口罩 2. 核对医嘱、执行单 3. 备齐用物,用物放置合理、有序,依次检查所备物品,保证安全有效 （1）治疗车上层:水壶（内盛 50～52℃的温水）;治疗盘内放治疗碗（内盛大棉球及镊子 1 把）、纱布 1 块、一次性手套 1 副、凡士林或皮肤保护剂 （2）治疗车下层:弯盘、速干手消毒剂、医疗垃圾袋、生活垃圾袋、一次性尿垫、便盆。另备屏风	2 3 5	未核对扣 3 分 其余 1 项不合要求扣 1 分	
安全评估	10	1. 备齐用物携至床旁,核对患者。询问患者姓名,查看床头牌、手腕带与执行单是否一致 2. 解释会阴冲洗目的、方法,了解患者自理、合作程度、耐受力及心理反应 3. 环境安静、整洁,光线明亮,保护患者隐私,调节室温适宜 4. 评估患者病情、会阴部位皮肤、黏膜情况及有无会阴冲洗经历 5. 与患者沟通时语言规范、态度和蔼	3 2 2 2 1	未核对扣 3 分 未核对床头牌、手腕带、患者各扣 2 分 核对患者姓名不规范扣 2 分 其余 1 项不合要求扣 2 分	
操作过程	60	1. 协助患者取仰卧位 2. 拆同侧床尾,脱患者左侧裤子并盖于右腿,被子斜盖于左腿上,两腿屈曲外展 3. 臀下铺一次性尿垫 4. 将便盆置于两腿中间 5. 戴一次性手套 6. 再次测量水温 7. 护士一手持装有温开水的冲洗壶,另一手持物钳夹取大棉球,边冲边用棉球擦洗。冲洗顺序:阴阜、两侧大腿上部、大阴唇、小阴唇、尿道口,由上至下,由外至内,最后冲洗肛门	2 3 1 1 1 5 30	未核对扣 3 分 患者隐私暴露扣 3 分 沾湿床单 1 次扣 2 分 冲洗顺序错误扣 3 分 漏冲 1 项扣 3 分 冲洗时手法错误扣 2 分 清醒患者,未边冲洗边询问患者的感受扣 3 分 其余 1 项不合要求扣 1 分	

续表

项目	总分 （分）	技术操作要求	标分 （分）	评分标准	扣分 （分）
		8. 用纱布由内至外擦干会阴部	2		
		9. 将便盆放到治疗车下层	1		
		10. 如果患者有大小便失禁，可在肛门或会阴部涂凡士林或皮肤保护剂	3		
		11. 撤一次性尿垫	1		
		12. 脱手套	1		
		13. 穿裤，盖被	2		
		14. 手消毒	1		
		15. 再次核对患者，签名	4		
		16. 询问患者感受，交代注意事项	2		
操作后	5	1. 整理床单位，恢复患者舒适卧位。患者感觉舒适 2. 用物处理正确 3. 洗手，正确记录	1 2 2	1项不合要求扣2分	
评价	5	1. 动作熟练、步骤正确，患者无不适 2. 动作轻巧，准确，操作规范，熟练 3. 操作时间10min	2 1 2	1项不合要求扣2分 操作时间每延长30s扣1分	
理论提问	5	会阴护理的目的有哪些	5	少1条扣1分	
合计	100				

理论提问

会阴护理的目的有哪些？

答：①去除异味，预防或减少感染。②防止皮肤破损，促进伤口愈合。③增进患者舒适感，教导患者清洁的原则。

（岳崇玉　张新伟）

九、男性患者会阴清洁护理技术操作考核评分标准（带尿管）

科室＿＿＿＿＿＿＿　姓名＿＿＿＿＿＿＿　考核人员＿＿＿＿＿＿＿　考核日期：　　年　月　日

项目	总分 （分）	技术操作要求	标分 （分）	评分标准	扣分 （分）
仪表	5	仪表、着装符合护士礼仪规范	5	1项不合要求扣2分	
操作前准备	10	1. 洗手，戴口罩 2. 核对医嘱、执行单 3. 备齐用物，用物放置合理、有序，依次检查所备物品，保证安全有效 （1）治疗车上层：治疗盘内，治疗碗盛消毒棉球及镊子（或钳子）1把、无菌纱布3块、一次性手套1副 （2）治疗车下层：弯盘、速干手消毒剂、一次性尿垫、医疗垃圾袋、生活垃圾袋。另备屏风	2 3 5	未核对扣3分 其余1项不合要求扣1分	

续表

项目	总分（分）	技术操作要求	标分（分）	评分标准	扣分（分）
安全评估	10	1. 备齐用物携至床旁，核对患者。询问患者姓名，查看床头牌、手腕带与执行单是否一致 2. 解释会阴护理目的、方法，了解患者自理、合作程度、耐受力及心理反应 3. 环境安静、整洁，光线明亮，保护患者隐私，调节室温适宜 4. 评估患者会阴部位皮肤、黏膜情况，查看尿管引流情况及固定是否牢固，引流袋及尿管留置时间是否合适 5. 与患者沟通时语言规范，态度和蔼	3 2 2 2 1	未核对扣3分 未核对床头牌、手腕带、患者各扣2分 核对患者姓名不规范扣2分 其余1项不合要求扣1分	
操作过程	60	1. 协助患者取仰卧位 2. 拆同侧床尾，脱患者左侧裤子并盖于右腿，被子斜盖于左腿上，两腿屈曲外展 3. 臀下铺一次性尿垫 4. 将弯盘置于两腿中间 5. 戴一次性手套 6. 擦洗方法：右手持无菌钳或镊子夹取消毒棉球由上向下、由内向外，依次擦洗尿道口2遍、尿管前端10cm、龟头、冠状沟、阴茎腹面及阴囊上面、阴茎背面、阴阜、大腿上部、最后擦洗阴囊下面及肛门。每个棉球只用1次，用过的棉球放在弯盘内 7. 撤弯盘及一次性尿垫 8. 脱手套 9. 协助患者穿裤，安置引流袋 10. 观察并安全评估：尿液引流通畅 11. 手消毒 12. 再次核对患者，签名 13. 询问患者感受，交代注意事项	3 5 2 2 2 30 2 2 3 2 1 4 2	未核对扣3分 暴露患者隐私扣3分 沾湿床单1次扣2分 擦洗顺序错误扣3分 漏擦1项扣3分 擦洗时手法错误扣2分 清醒患者，未边擦洗边询问患者的感受扣3分 引流袋位置放置错误扣2分 其余1项不合要求扣1分	
操作后	5	1. 整理床单位，恢复患者舒适卧位。患者感觉舒适 2. 用物处理正确 3. 洗手，正确记录	1 2 2	1项不合要求扣2分	
评价	5	1. 动作熟练、步骤正确，患者无不适 2. 动作轻巧、准确，操作规范、熟练 3. 操作时间10min	2 1 2	1项不合要求扣2分 操作时间每延长30s扣1分	
理论提问	5	1. 会阴护理的目的有哪些 2. 会阴护理评估的内容有哪些	5	少1条扣1分	
合计	100				

理论提问

1. 会阴护理的目的有哪些?

答：①去除异味，预防或减少感染。②防止皮肤破损，促进伤口愈合。③增进患者舒适感，教导患者清洁的原则。

2. 会阴护理评估的内容有哪些?

答：①会阴部有无异味、瘙痒，有无分泌物过多。②会阴部皮肤有无破损、炎症、肿胀、触痛等。③尿液有无异味、浓稠、颜色改变，排尿时有无灼热感、疼痛等不适症状。④有无大小便失禁、留置导尿管、泌尿生殖系统或直肠手术等情况。

（柳国芳　张　璐）

第五节　促进患者安全与舒适技术操作考核评分标准

一、患者保护性约束技术操作考核评分标准

科室＿＿＿＿＿＿＿＿＿　姓名＿＿＿＿＿＿＿　考核人员＿＿＿＿＿＿＿　考核日期：　　年　月　日

项目	总分（分）	技术操作要求	标分（分）	评分标准	扣分（分）
仪表	5	仪表、着装符合护士礼仪规范	5	1项不合要求扣2分	
操作前准备	10	1. 洗手、戴口罩 2. 核对医嘱、执行单 3. 备齐用物，用物放置合理、有序，依次检查所备物品，保证安全有效 （1）治疗车上层：宽绷带、肩部、膝部约束带、尼龙搭扣、约束带、床挡、支被架 （2）治疗车下层：速干手消毒剂	2 3 5	未核对扣3分 其余1项不合要求扣1分	
安全评估	10	1. 携执行单至床边，查对床头牌，查对患者，询问患者姓名，查看手腕带与执行单信息是否一致 2. 解释操作目的、方法，了解患者病情、意识状态，向患者及其家属解释约束的必要性，保护具作用及使用方法，取得配合 3. 评估肢体活动度、约束部位皮肤色泽、温度及完整性等 4. 环境安静、清洁，光线明亮 5. 与患者沟通时语言规范，态度和蔼	3 3 2 1 1	未核对扣3分 未查对床头牌、手腕带、患者各扣2分 查对患者姓名不规范扣2分 其余1项不合要求扣1分	
操作过程	60	1. 床挡固定法 （1）安装床挡 （2）意识不清、躁动的患者根据需要放置防护垫 2. 宽绷带固定法：先用棉垫包裹手腕、踝部，再用宽绷带打成双套结，套在棉垫外，稍拉紧，将带子系在床缘上 3. 肩部约束带固定法 （1）肩部约束带用宽布制成，宽8cm、长120cm，一端制成袖筒状 （2）使用时，患者两侧肩部套上袖筒，腋窝衬棉垫，两袖筒上的系带在胸前打活结固定，把两条较宽的长带尾端系于床头，必要时将枕横立于床头。也可将大单斜折成长条，做肩部约束 4. 膝部约束带固定法 （1）膝部约束带用宽布制成，宽10cm、长250cm，宽带中部相距15cm分别钉两条双头带 （2）使用时，两膝衬棉垫，将约束带横放于两膝上，两头带各缚住一侧膝关节，将宽带两端系于床缘，也可用大单进行固定	2 4 6 2 5 2 5	操作方法不规范扣5分 约束带固定时，系带过松一侧扣2分 约束带固定时，系带过紧影响血液循环一侧扣3分 松解约束器具后，未评估局部皮肤情况扣10分 使用约束带后未交接班扣10分 其余1项不合要求扣1分	

续表

项目	总分（分）	技术操作要求	标分（分）	评分标准	扣分（分）
		5. 尼龙搭扣约束固定法			
		（1）约束带用宽布和制尼龙搭扣组成	2		
		（2）使用时，在被约束部位衬棉垫，约束带放于关节处，对合约束带上的尼龙搭扣，松紧适宜，将带子系于床缘	5		
		6. 支被架使用法：使用时，将支被架罩于防止受压的部位，盖好盖被	2		
		7. 实行约束的患者，需加强巡视，安全评估：约束部位的皮肤情况做好皮肤的护理	8		
		8. 使用约束带后，清醒患者需询问感受，交代注意事项	3		
		9. 洗手，核对签字，交班	4		
		10. 停止约束时，必须向患者或家属提前做好解释，给予心理支持	4		
		11. 松解约束器具后，安全评估局部皮肤情况	5		
		12. 洗手，签字	1		
操作后	5	1. 妥善安置患者，整理床单位 2. 整理用物 3. 洗手，记录	2 1 2	1 项不合要求扣 2 分	
评价	5	1. 患者无不适感觉 2. 操作规范、熟练，方法正确、安全 3. 操作时间 10min	1 2 2	操作不熟练扣 2 分 操作时间每延长 30s 扣 1 分	
理论提问	5	1. 患者约束法注意事项有哪些 2. 使用约束器具前需评估患者哪些情况	5	少 1 条扣 1 分	
合计	100				

理论提问

1. 患者约束法注意事项有哪些？

答：①实施约束时，将患者肢体处于功能位，约束带松紧适宜，以能容纳一二个手指为原则。②密切观察约束部位的皮肤状况。③保护性约束属制动措施，使用时间不宜过长，病情稳定或者治疗结束后，应及时解除约束。需较长时间约束者，每 2 小时松解约束带 1 次并活动肢体，并协助患者翻身。④准确记录并交接班，包括约束的原因、时间、约束带的数目、约束部位、约束部位皮肤状况、解除约束时间等。

2. 使用约束器具前需评估患者哪些情况？

答：①患者的病情、年龄、意识状态、生命体征及肢体活动度，有无皮肤摩擦破损及血液循环障碍等情况。②患者及其家属对约束器具使用目的及方法的了解、接受和合作程度。有无因使用约束器具而出现异常的心理反应，如内心不安、躁动、反抗等，避免因此造成患者自伤、撞伤等意外的发生。

（徐毅君　脱　淼）

二、冷湿敷技术操作考核评分标准

科室＿＿＿＿＿＿＿＿＿　姓名＿＿＿＿＿＿　考核人员＿＿＿＿＿＿＿　考核日期：　　年　月　日

项目	总分（分）	技术操作要求	标分（分）	评分标准	扣分（分）
仪表	5	仪表、着装符合护士礼仪规范	5	1项不合要求扣2分	
操作前准备	10	1. 洗手，戴口罩 2. 核对医嘱、执行单 3. 备齐用物，用物放置合理、有序，依次检查所备物品，保证安全有效 （1）治疗车上层：治疗盘内放纱布、敷布2块、镊子2把、凡士林、棉签、橡胶单及治疗巾、干毛巾 （2）治疗车下层：弯盘、盛放冰水的容器、速干手消毒剂、医疗垃圾袋、生活垃圾袋。另酌情备屏风	3 3 4	未核对扣3分 其余1项不合要求扣1分	
安全评估	12	1. 携用物至床边，查对床头牌，查对患者，询问患者姓名，查看手腕带与执行单信息是否一致 2. 了解患者病情，解释操作的目的、方法，取得合作 3. 环境安静、清洁，室温适宜，酌情关闭门窗 4. 评估患者局部组织状态，皮肤情况 5. 与患者沟通时语言规范，态度和蔼	3 2 2 4 1	未核对扣3分 未查对床头牌、患者手腕带各扣2分 查对患者姓名不规范扣2分 其余1项不合要求扣1分	
操作过程	55	1. 协助患者取舒适体位 2. 充分暴露冷敷部位 3. 在受敷部位下垫橡胶单及治疗巾 4. 受敷部位涂凡士林后盖单层纱布 5. 将敷布浸入冰水盆中，双手各持1把镊子将浸在冰水中的敷布拧干至不滴水为宜，抖开敷布 6. 再次核对患者及需冷敷部位 7. 将敷布折叠后敷于患处 8. 安全评估：每隔3～5min更换一次敷布，一般冷湿敷时间为15～20min 9. 冷湿敷过程中，安全评估皮肤变化及患者反应 10. 边口述边操作：冷湿敷结束后，撤掉敷布和纱布，擦去凡士林 11. 协助患者穿衣，取舒适卧位 12. 手消毒 13. 核对，签名 14. 询问患者的感受，交代注意事项	3 3 2 5 5 3 5 9 5 5 3 1 4 2	未核对扣3分 未查对床头牌、患者手腕带各扣2分 查对患者姓名不规范扣2分 受敷部位错误扣2分 沾湿床单、盖被扣2分 未充分暴露冷敷部位扣1分 受敷部位下未垫橡胶单扣2分 冷湿敷过程中未与患者交流扣5分 冷湿敷时间不够扣5分 未及时更换敷布扣3分 未询问患者感受扣2分 其余1项不合要求扣1分	
操作后	5	1. 协助患者取舒适卧位，整理床单位 2. 整理用物 3. 洗手，记录	2 1 2	1项不合要求扣1分 操作不熟练扣2分	
评价	8	1. 操作顺序正确、熟练 2. 患者无不适感觉 3. 冷敷的时间正确 4. 操作时间8min	2 2 2 2	1项不合要求扣2分 操作时间每延长30s扣1分	
理论提问	5	1. 冷湿敷的目的是什么 2. 冷湿敷的注意事项有哪些 3. 冷湿敷的并发症有哪些	5	少1条扣1分	
合计	100				

理论提问

1. 冷湿敷的目的是什么？

答：冷湿敷的目的是降温、止血、消炎、镇痛。

2. 冷湿敷的注意事项有哪些？

答：①注意观察局部皮肤情况及患者反应。②敷布湿度以不滴水为宜。③若为降温，则使用冷湿敷30min后应测量体温并将体温记录在体温单上。

3. 冷湿敷的并发症有哪些？

答：①局部冻伤，表现为皮肤颜色变青紫，感觉麻木，局部僵硬，变黑，甚至组织坏死。②全身反应，表现为寒战、面色苍白、体温降低。

（徐毅君　冯　英）

三、酒精/温水擦浴技术操作考核评分标准

科室＿＿＿＿＿＿　姓名＿＿＿＿＿＿　考核人员＿＿＿＿＿＿　考核日期：　　年　月　日

项目	总分（分）	技术操作要求	标分（分）	评分标准	扣分（分）
仪表	5	仪表、着装符合护士礼仪规范	5	1项不合要求扣2分	
操作前准备	8	1. 洗手，戴口罩 2. 核对医嘱单、执行单 3. 备齐用物，用物放置合理、有序，依次检查所备物品，保证安全有效 （1）治疗车上层：执行单，治疗盘内放治疗碗2个，一个治疗碗内盛温度为30℃的25%～35%酒精（或温水）200～300ml；另一治疗碗放纱布2块、冰袋（内装冰块，装入布套中）、热水袋（内装60～70℃热水，装入布套中）、大浴巾1条、清洁衣服1套 （2）治疗车下层：弯盘、速干手消毒剂、医疗垃圾袋、生活垃圾袋。根据需要备便器、屏风	2 3 3	未核对扣3分 其余1项不合要求扣1分	
安全评估	12	1. 携用物至床边，查对床头牌，查对患者，询问患者姓名，查看手腕带与执行单信息是否一致 2. 环境安静、整洁，酌情关闭门窗，围帘或屏风遮挡，调节室温 3. 评估病情，了解患者意识状态及心理反应，解释操作目的、方法，指导患者配合。询问患者是否大小便，有无酒精过敏史 4. 查看患者皮肤状况及肢体活动能力 5. 与患者沟通时语言规范，态度和蔼	3 2 3 3 1	未核对扣3分 未查对床头牌、患者手腕带各扣2分 查对患者姓名不规范扣2分 其余1项不合要求扣1分	
操作过程	60	1. 协助患者取舒适卧位，松开床尾盖被 2. 冰袋置于患者头部 3. 热水袋置于患者足部 4. 松解患者衣扣、腰带，脱掉上衣（勿过多暴露患者） 5. 将大浴巾的1/3铺垫在患者身下，将大浴巾其余部分盖于患者右侧肢体 6. 打开盖被，折于患者远侧端并盖住胸部	1 1 1 2 1 1	未核对扣3分 脱衣不正确扣1分 未告知放置冰袋的目的扣1分 未告知患者或家属放置热水袋的目的扣1分 擦拭方法错误扣2分	

续表

项目	总分（分）	技术操作要求	标分（分）	评分标准	扣分（分）
		7. 将弯盘置于治疗车上层	1	擦浴顺序错误 1 次扣 5 分	
		8. 将一块纱布浸于酒精中，拧至半干（以不滴水为宜），呈手套式缠裹于右手	2	擦浴遗漏 1 处扣 2 分	
		9. 打开大浴巾，用缠裹纱布的右手从颈部外侧开始经肩部沿上臂外侧擦拭至手背（边擦边按摩），再自侧胸经腋窝沿上臂内侧至掌心，盖大浴巾	2	擦浴部位错误 1 次扣 10 分 未松解腰带扣 1 分 每个部位擦拭不足 3min 扣 1 分	
		10. 将纱布浸于酒精中，用大浴巾擦干皮肤	1	未查对床头牌、患者手腕带各扣 2 分	
		11. 撤大浴巾，盖被	1		
		12. 携用物转至患者左侧，重复 5～11 步骤，同法擦拭患者左侧肢体	8	查对患者姓名不规范扣 2 分 其余 1 项不合要求扣 2 分	
		13. 协助患者取右侧卧位，将大浴巾 1/3 置于患者身下，其余部分盖在身上	2		
		14. 打开盖被，将纱布蘸取酒精并拧至半干	2		
		15. 自颈下肩部由上至下纵向擦拭全背部至臀部	2		
		16. 盖大浴巾，将纱布置于弯盘内	1		
		17. 擦干皮肤，穿好上衣	2		
		18. 协助患者取平卧位	1		
		19. 脱裤子，将大浴巾铺一半盖一半于左下肢	2		
		20. 打开盖被。将另一块纱布浸于酒精中，拧至半干	2		
		21. 打开大浴巾。用缠裹纱布的右手，从髂骨沿大腿外侧，擦拭至足背。从腹股沟沿大腿内侧，擦拭至内踝。从臀下沿大腿后侧经腘窝擦至足跟由上至下纵向擦拭下肢后侧经腘窝至足跟。边擦边按摩	2		
		22. 盖浴巾	1		
		23. 将纱布置于酒精中。擦干皮肤并撤大浴巾	1		
		24. 整理并盖被	1		
		25. 携用物转至患者右侧。重复 19～24 步骤，同法擦拭右侧下肢	7		
		26. 将纱布置于弯盘内。穿好裤子并盖被	1		
		27. 擦浴过程中，及时与患者交流，加强安全评估：如患者发生寒战、面色苍白、脉搏、呼吸异常，应立即停止擦浴并报告医师	2		
		28. 擦浴完毕，移去热水袋	1		
		29. 安全评估：30min 后测量体温，若体温降至 39℃以下，可取下冰袋	1		
		30. 手消毒	1		
		31. 再次核对，签名	4		
		32. 询问患者的感受，交代注意事项	2		
操作后	5	1. 协助患者取舒适卧位，整理床单位 2. 用物处理正确 3. 洗手，记录	2 1 2	1 项不合要求扣 1 分	
评价	5	1. 动作轻柔、准确、节力。患者感觉舒适，体温下降 2. 记录体温方法正确 3. 操作时间 20min	2 1 2	1 项不合要求扣 1 分 操作时间每延长 30s 扣 1 分	
理论提问	5	1. 酒精擦浴过程中的注意事项有哪些 2. 酒精擦浴过程中如何观察病情	5	少 1 条扣 1 分	
合计	100				

理论提问

1. 酒精擦浴过程中的注意事项有哪些?

答:①酒精擦浴前应评估患者的病情、年龄、体温、对冷刺激的耐受程度、合作程度、环境是否隐蔽,以及患者对擦浴的心理反应。②使用乙醇,以离心方向擦拭四肢及背部,每个肢体及背部各擦 3min。③为防止擦浴时表皮血管收缩,血液集中到头部引起充血导致头痛,因此擦拭前头部放冰袋。④为使患者舒适并减轻头部充血,有利于散热,擦拭前足部放热水袋。⑤操作过程中随时询问患者的感受,如不适立即停止操作,及时给予相应处理。⑥擦拭完毕取下热水袋 30min 后测体温,体温降至 39℃以下撤下头部冰袋。⑦擦浴时,力度要均匀,并轻轻按摩以促进血管扩张。⑧擦至腋窝、腹股沟、腘窝等血管丰富处,停留时间应稍长,以助散热。⑨禁擦胸前区、腹部、后颈,这些部位对冷的刺激较敏感,冷刺激可引起反射性的心率减慢、腹泻等不良反应。

2. 酒精擦浴过程中如何观察病情?

答:酒精擦浴过程中应注意患者全身情况,如出现寒战、面色苍白、脉搏或呼吸异常时,应立即停止操作并通知医师。

(陈娜娜 脱 淼)

四、背部皮肤护理技术操作考核评分标准

科室_____ 姓名_____ 考核人员_____ 考核日期: 年 月 日

项目	总分(分)	技术操作要求	标分(分)	评分标准	扣分(分)
仪表	5	仪表、着装符合护士礼仪规范	5	1项不合要求扣2分	
操作前准备	8	1. 洗手,戴口罩	2	未核对扣3分	
		2. 核对医嘱单、执行单	3	其余1项不合要求扣1分	
		3. 备齐用物,用物放置合理、有序,依次检查所备物品,保证安全有效	3		
		(1)治疗车上层:执行单、小毛巾、浴巾、按摩油、润肤乳			
		(2)治疗车下层:脸盆(内盛 50~52℃温水)、弯盘、速干手消毒剂、医疗垃圾袋、生活垃圾袋			
安全评估	12	1. 备齐用物携至床旁,核对患者。询问患者姓名,查看床头牌、手腕带与执行单是否一致	3	未核对扣3分 未核对床头卡、手腕带、患者各扣2分	
		2. 解释操作目的、方法,评估患者的病情、意识、合作程度	3	核对不规范扣2分	
		3. 环境安静、整洁,光线明亮,关门窗、围屏风、调节室温	2	少评估1项扣1分	
		4. 正确评估患者背部皮肤情况及受压程度	3	其余1项不合要求扣1分	
		5. 与患者沟通时语言规范,态度和蔼	1		
操作过程	60	1. 将盛温水的脸盆放于床旁凳上	2	未核对扣3分	
		2. 松开床尾盖被,不过多暴露患者	2	翻身方法不正确,着力点不正确各扣3分	
		3. 协助患者取侧卧位或俯卧位,背向护士	5	翻身时拖拉患者1次扣2分	
		4. 妥善安置各种导管	3		

项目	总分（分）	技术操作要求	标分（分）	评分标准	扣分（分）
		5. 脱掉一侧衣袖，脱裤至臀下暴露患者肩部、背部及臀部	3	擦洗时浸湿床单1次扣1分	
		6. 将浴巾1/3纵向铺于患者身下，其余部分覆盖于身上	2	按摩顺序错误1次扣5分	
		7. 用温水毛巾擦洗患者颈部、肩部、背部和臀部	3	拇指指腹着力点不合要求扣2分	
		8. 取适量按摩油置手掌心，双手掌对搓，以手掌的大、小鱼际做按摩	2	按摩部位错误1次扣10分	
		9. 先将手掌放于骶骨部位，以环形方式按摩，从臀部沿脊柱旁向肩部按摩。按摩肩胛部时用力稍轻，再从肩部沿背部的两侧按摩至髂嵴部位。勿将手离开患者皮肤，至少持续按摩3min	15	酒精浓度不合适扣1分 其余1项不合要求扣1分	
		10. 取按摩油至拇指指腹，双拇指指腹对搓，由骶尾部开始沿脊柱按摩至第7颈椎处，继续向下按摩至骶尾部	10		
		11. 按摩毕，用浴巾将背部过多的酒精（或按摩油）擦净	2		
		12. 背部皮肤涂润肤乳	2		
		13. 撤下浴巾，穿好衣裤，协助患者取舒适卧位	2		
		14. 手消毒	1		
		15. 核对并签名	4		
		16. 询问患者感受，交代注意事项	2		
操作后	5	1. 整理床单位，撤去屏风或拉开隔帘 2. 正确处理物品 3. 洗手，记录	2 1 2	1项不合要求扣1分	
评价	5	1. 患者舒适，身体位置稳定、省力 2. 动作轻稳、准确、节力 3. 操作时间10min	2 1 2	操作时间每延长30s扣1分	
理论提问	5	1. 背部皮肤护理的目的是什么 2. 背部皮肤护理的注意事项有哪些	5	少1条扣1分	
合计	100				

理论提问

1. 背部皮肤护理的目的是什么？

答：①促进皮肤血液循环，预防压力性损伤等并发症的发生。②观察患者的一般情况，皮肤有无破损，满足患者的身心需要。

2. 背部皮肤护理的注意事项有哪些？

答：①操作过程中，注意监测患者的心率、血压及呼吸情况，如有异常立即停止操作。②护士在操作时，应符合人体力学原则，注意节时省力。

（修 红 柳国芳）

五、轴线翻身技术操作考核评分标准

科室＿＿＿＿＿＿＿＿＿ 姓名＿＿＿＿＿＿＿ 考核人员＿＿＿＿＿＿＿ 考核日期：　　年　月　日

项目	总分（分）	技术操作要求	标分（分）	评分标准	扣分（分）
仪表	5	仪表、着装符合护士礼仪规范	5	1项不合要求扣1分	
操作前准备	8	1. 洗手，戴口罩 2. 核对医嘱单、执行单 3. 按需要备齐物品、物品放置有序 （1）治疗车上层：软枕3个 （2）治疗车下层：速干手消毒剂	2 3 3	未核对扣3分 其余1项不合要求扣1分	
安全评估	12	1. 携用物至床边，查对床头牌，查对患者，询问患者姓名、查看手腕带与执行单信息是否一致 2. 了解患者病情、意识状态及配合能力。解释操作目的、方法，询问患者是否大小便 3. 环境安静、整洁，光线明亮，保护患者隐私，温度适宜 4. 观察患者损伤部位、伤口情况和管路情况。查看患者是否铺有翻身单或中单，上至肩部，下至臀部 5. 与患者沟通时语言规范，态度和蔼	3 3 2 3 1	未核对扣3分 未查对床头牌、患者手腕带各扣2分 查对患者姓名不规范扣2分 未解释扣2分 少评估1项扣1分 其余1项不合要求扣1分	
操作过程	60	1. 移开床旁桌，拉下床挡 2. 松开床尾盖被，移去枕头 3. 患者双手臂环抱于胸前（或将患者近侧的手臂放置头侧，远侧的手臂置于胸前） 4. 两位护士分别站于患者两侧，翻身 （1）翻身单双人法：两位护士分别卷起翻身单至患者身体两侧，抓紧翻身单的四角，将患者平移至一位护士的近侧床旁，另一位护士展平近侧翻身单，手持远侧翻身单，使患者头、颈、肩、腰、髋保持在同一水平线上 （2）普通双人法：一位护士将双手分别置于患者肩部与腰部，另一位护士双手分别置于髋部及大腿处，将患者平移至一位护士的近侧床旁 （3）三人法：患者有颈椎损伤时，一位护士站于患者头部，固定患者头部沿纵轴向上略加牵引，使头、颈随躯干一起缓慢移动，另两位护士操作同翻身单双人法或普通双人法 5. 一位护士喊口令，所有护士动作一致地以整个患者为单位，将患者翻转至侧卧位，角度不要超过60° 6. 安全评估：皮肤受压情况，整理枕头置患者头下 7. 将患者受压肩部轻轻向外拉出，置舒适位 8. 将第1个软枕纵向放在患者背部支持身体，维持脊柱平直。第2个软枕放于两膝之间使双膝呈自然弯曲状。第3个软枕置于患者胸腹部，将手与手臂放在枕头上 9. 整理床单位，拉平床单、盖好盖被，拉上床挡，检查呼叫系统置于患者伸手可及处 10. 安全评估：若有引流管、尿管等管路的患者，应注意防止各种管路脱出，妥善固定各种管路并保持通畅 11. 手消毒 12. 核对，签名 13. 询问患者的感受，交代注意事项	2 1 1 10 10 10 5 2 1 5 3 3 1 4 2	未使患者脊椎保持在同一水平扣3分 患者体位摆放不正确扣3分 护士站位错误扣2分 护士双手位置放置错误扣5分 翻身时动作不稳或脱手扣5分 护士动作不统一扣5分 床单不平整扣1分 暴露患者扣2分 其余1项不合要求扣1分	

续表

项目	总分 （分）	技术操作要求	标分 （分）	评分标准	扣分 （分）
操作后	5	1. 整理床单位，询问患者是否舒适 2. 交代注意事项 3. 洗手，记录	2 1 2	未询问患者扣3分 其余1项不合要求扣1分	
评价	5	1. 操作顺序正确、熟练，使用节力原则 2. 翻身时保持脊椎平直，维持脊椎的正确生理弯度 3. 操作时间5min	1 2 2	操作不熟练扣3分 操作时间每延长30s扣 1分	
理论提问	5	1. 轴线翻身的目的是什么 2. 轴线翻身的注意事项有哪些	5	少1条扣1分	
合计	100				

理论提问

1. 轴线翻身的目的是什么？

答：①协助颅骨牵引、脊柱损伤、脊柱手术、髋关节术后的患者在床上翻身。②预防脊柱再损伤及关节脱位。③预防压力性损伤，增加患者舒适感。

2. 轴线翻身的注意事项有哪些？

答：①翻转患者时，应注意保持脊柱平直，以维持脊柱的正确生理弯度，避免由于躯干扭曲，加重脊柱骨折、脊髓损伤和关节脱位。②翻身角度不可超过60°，避免由于脊柱负重增大而引起关节突骨折。③翻身时注意为患者保暖并防止坠床。④准确记录翻身时间。

（柳国芳）

第六节　患者转运技术操作考核评分标准

一、截瘫患者轮椅转运技术操作考核评分标准

科室＿＿＿＿＿＿＿＿＿　姓名＿＿＿＿＿＿＿　考核人员＿＿＿＿＿＿＿　考核日期：　年　月　日

项目	总分 （分）	技术操作要求	标分 （分）	评分标准	扣分 （分）
仪表	5	仪表、着装符合护士礼仪规范	5	1项不合要求扣2分	
操作前准备	10	1. 洗手，戴口罩 2. 核对医嘱单、执行单 3. 准备用物：轮椅，根据室内外温度情况备外衣或毛毯，患者拖鞋或布鞋1双，必要时备软枕及保护带 4. 检查轮胎充气情况，备用物性能良好、安全	2 3 3 2	1项不合要求扣1分	
安全评估	10	1. 备齐用物携至床旁，核对患者。询问患者姓名，查看床头牌、手腕带与执行单是否一致	3	未查对患者扣3分 未查对床头牌、手腕带、	

项目	总分 （分）	技术操作要求	标分 （分）	评分标准	扣分 （分）
		2. 了解患者病情、意识状态及管路情况，轮椅使用经历、合作程度，倾听患者的需求及观察心理反应	2	患者各扣2分 查对患者姓名不规范扣2分 少评估1项扣1分 其余1项不合要求扣1分	
		3. 评估患者的体重情况、肢体活动情况，偏瘫患者应评估患侧肢体活动、肌力情况及皮肤情况	2		
		4. 环境：地面是否干燥、平坦，室内外温度，向患者解释询问是否大小便	2		
		5. 与患者沟通时语言规范，态度和蔼	1		
操作过程	60	1. 由床上至轮椅转移 （1）将轮椅推至患者床边或床尾（取下床尾板），轮椅与床边或床尾成90°	2	轮椅放置方法不对扣2分 护士姿势不到位扣1分 未保证患者安全扣5分 未告知患者注意事项扣2分 安全带松紧不当扣1分 未评估1次扣2分 其余1项不合要求扣1分	
		（2）翻起脚踏板	1		
		（3）拉起扶手两侧车闸，固定车轮	2		
		（4）检查并妥善固定各种管路	2		
		（5）协助患者双肘支撑床体，扶患者坐起	1		
		（6）安全评估：患者有无眩晕不适，以防直立性低血压	2		
		（7）协助患者自行穿袜、穿鞋，根据情况穿外衣	1		
		（8）协助患者移至床边或床尾	1		
		（9）患者背对轮椅	1		
		（10）患者双手握紧拳头	1		
		（11）掌指关节用力支撑床体移动至床边或床尾	1		
		（12）患者双手扶住轮椅两侧扶手	1		
		（13）协助患者使臀部坐于轮椅上	1		
		（14）放下脚踏板	1		
		（15）协助患者双手将双腿依次移至脚踏板上	1		
		（16）协助患者坐稳，有管路者固定	2		
		2. 轮椅运送 （1）患者坐于轮椅上，嘱患者身体尽量后靠，双手扶住两侧轮椅扶手	2		
		（2）使用安全带固定	1		
		（3）偏瘫者患侧上肢与双膝间放一软枕支撑，放下脚踏板，让患者双足置于其上	2		
		（4）安全评估：若下肢水肿、溃疡或关节疼痛，应在足下垫软枕抬高双足；有管路者整理管路防止扭曲、打折、脱出等	3		
		（5）询问患者感受，注意保暖，整理床铺为暂空床	2		
		（6）打开轮椅手闸，推轮椅送患者	2		
		3. 从轮椅转移至床上 （1）将患者推至床边或床尾（取下床尾板），轮椅与床边或床尾成90°	2		
		（2）取下轮椅两侧脚踏板与床边靠齐	2		
		（3）拉起扶手两侧车闸，固定车轮	2		
		（4）检查并妥善固定各种管路	2		
		（5）协助患者脱下鞋子，协助患者双手将双腿搬至床体上	2		
		（6）双手支撑轮椅扶手	2		
		（7）将臀部移至床上	2		
		（8）患者双手握紧拳头	2		
		（9）掌指关节用力支撑床体将臀部移动至床体中间	2		

续表

项目	总分（分）	技术操作要求	标分（分）	评分标准	扣分（分）
		（10）调整身体位置及姿势	2		
		（11）脱去外衣，协助患者取舒适体位，盖好被子	1		
		（12）安全评估：各种引流管路，妥善安置	2		
		（13）再次核对，签名	4		
操作后	5	1. 整理床单位 2. 观察病情，询问患者感受，归还轮椅，必要时做好登记 3. 洗手，做好护理记录	2 1 2	1项不合要求扣1分	
评价	5	1. 动作熟练，操作规范，患者无不适 2. 转移方法正确，运送患者是否顺利、安全	2 3	1项不合要求扣1分	
理论提问	5	1. 轮椅运送法的目的是什么 2. 轮椅运送法的注意事项有哪些	5	少1条扣1分	
合计	100				

理论提问

1. 轮椅运送法的目的是什么？

答：①运送能坐起但不能行走的患者入院、出院、检查、治疗、康复及室外活动。②帮助患者下床活动，以促进血液循环和体力的恢复。

2. 轮椅运送法的注意事项有哪些？

答：①使用前应仔细检查轮椅的车轮、椅座、椅背、脚踏板及刹车等各部件的性能，以确保安全，患者上、下轮椅时要固定好车闸。②患者身体不能保持平衡者，应系安全带。③患者如有下肢水肿、溃疡或关节疼痛，可在脚踏板上垫一软枕，抬高双足。④推轮椅运送患者时，速度要慢，随时观察患者病情变化。⑤下坡时应减速，嘱患者抓紧扶手，身体尽量后靠，勿向前倾或自行下车。过门槛时翘起前轮，避免过大的震动，保证患者安全。⑥寒冷季节注意保暖。

（刘淑芹　脱　森）

二、偏瘫患者轮椅转移技术操作考核评分标准

科室＿＿＿＿＿＿＿＿＿＿　姓名＿＿＿＿＿＿＿　考核人员＿＿＿＿＿＿＿＿　考核日期：　年　月　日

项目	总分（分）	技术操作要求	标分（分）	评分标准	扣分（分）
仪表	5	仪表、着装符合护士礼仪规范	5	1项不合要求扣2分	
操作前准备	10	1. 洗手，戴口罩 2. 核对医嘱单、执行单 3. 准备用物：轮椅，根据室内外温度情况备外衣或毛毯，患者拖鞋或布鞋1双，必要时备软枕及保护带 4. 检查轮胎充气情况，备用物性能良好、安全	2 3 3 2	1项不合要求扣1分	

续表

项目	总分 （分）	技术操作要求	标分 （分）	评分标准	扣分 （分）
安 全 评 估	10	1. 备齐用物携至床旁，核对患者。询问患者姓名，查看床头牌、手腕带与执行单是否一致	3	未查对患者扣3分 未查对床头牌、手腕带、患者各扣2分 查对患者姓名不规范扣2分 少评估1项扣1分 其余1项不合要求扣1分	
		2. 了解患者病情、意识状态及管路情况，轮椅使用经历、合作程度，倾听患者的需求及观察心理反应，向患者解释询问是否大小便	2		
		3. 评估患者的体重情况、肢体活动情况，偏瘫患者应评估患侧肢体活动、肌力情况及皮肤情况	2		
		4. 环境：地面是否干燥、平坦，室内外温度	2		
		5. 与患者沟通时语言规范，态度和蔼	1		
操 作 过 程	60	1. 由床上至轮椅转移		轮椅放置方法不对扣2分 护士姿势不到位扣1分 未保证患者安全扣5分 未告知患者注意事项扣2分 安全带松紧不当扣1分 未评估1次扣2分 其余1项不合要求扣1分	
		（1）将轮椅推至患者健侧床边，轮椅与床尾成45°	2		
		（2）翻起脚踏板	1		
		（3）拉起扶手两侧车闸固定车轮	2		
		（4）检查并妥善固定各种管路	2		
		（5）扶患者坐起	1		
		（6）安全评估：患者有无眩晕不适，以防直立性低血压	2		
		（7）协助患者穿袜、穿鞋，根据情况穿外衣	1		
		（8）护士面向患者，协助患者双膝微屈，腰背挺直	2		
		（9）用自己的膝部抵住患膝，防止患肢倒向外侧	3		
		（10）一手从患者腋下穿过置于患侧肩胛上，协助患者以健侧手握住患侧手抱住患者颈部	2		
		（11）护士另一手提起患者腰带站起，将患者中心移于健侧，以健侧下肢为轴心旋转身体，坐于轮椅上	3		
		2. 轮椅运送			
		（1）患者坐于轮椅上，嘱患者身体尽量后靠，双手扶住两侧轮椅扶手	2		
		（2）使用安全带固定	2		
		（3）偏瘫者患侧上肢与双膝间放一软枕支撑	2		
		（4）放下脚踏板，让患者双足置于其上	2		
		（5）安全评估：若下肢水肿、溃疡或关节疼痛，应在足下垫软枕抬高双足；有管路者，整理管路防止扭曲、打折、脱出等	3		
		（6）询问患者感受，注意保暖，整理床铺为暂空床	2		
		（7）打开轮椅手闸，推轮椅运送患者	2		
		3. 从轮椅转移至床上			
		（1）将患者推至床边，偏瘫患者健侧靠近床边，轮椅背面与床尾成45°	2		
		（2）翻起脚踏板	1		
		（3）拉起扶手两侧车闸固定车轮	2		
		（4）检查并妥善固定各种管路	2		
		（5）护士面向患者，协助患者双膝微屈，腰背挺直	2		
		（6）用自己的膝部抵住患膝，防止患肢倒向外侧	2		
		（7）一手从患者腋下穿过置于患侧肩胛上，并协助患者以健侧手握住患侧手抱住患者颈部	3		
		（8）护士另一手提起患者腰带站起，将患者中心移于健侧，以健侧下肢为轴心旋转身体坐于床边	3		
		（9）脱去患者鞋子及外衣，协助其取舒适体位，并盖好被子	1		
		（10）安全评估：各种引流管路，并妥善安置	2		
		（11）洗手，核对签名	4		

续表

项目	总分 （分）	技术操作要求	标分 （分）	评分标准	扣分 （分）
操作后	5	1. 整理床单位，观察病情 2. 询问患者感受，归还轮椅，必要时做好登记 3. 洗手，做好护理记录	1 2 2	1项不合要求扣1分	
评价	5	1. 动作熟练，操作规范，患者无不适 2. 转移方法正确，运送患者是否顺利、安全	2 3	1项不合要求扣1分	
理论提问	5	1. 轮椅运送法的目的是什么 2. 轮椅运送法的注意事项有哪些	5	少1条扣1分	
合计	100				

理论提问

1. 轮椅运送法的目的是什么？

答：①运送能坐起但不能行走的患者入院、出院、检查、治疗、康复及室外活动。②帮助患者下床活动，以促进血液循环和体力的恢复。

2. 轮椅运送法的注意事项有哪些？

答：①使用前应仔细检查轮椅的车轮、椅座、椅背、脚踏板及刹车等各部件的性能，以确保安全，患者上、下轮椅时要固定好车闸。②患者身体不能保持平衡者，应系安全带。③患者如有下肢水肿、溃疡或关节疼痛，可在脚踏板上垫一软枕，抬高双足。④推轮椅运送患者时，速度要慢，并随时观察患者病情变化。⑤下坡时应减速，并嘱患者抓紧扶手，身体尽量后靠，勿向前倾或自行下车。过门槛时翘起前轮，避免过大的震动，保证患者安全。⑥寒冷季节注意保暖。

（刘淑芹　脱　森）

三、平车转运技术操作考核评分标准

科室＿＿＿＿＿＿＿＿＿　姓名＿＿＿＿＿＿＿＿　考核人员＿＿＿＿＿＿＿＿　考核日期：　　年　月　日

项目	总分 （分）	技术操作要求	标分 （分）	评分标准	扣分 （分）
仪表	5	仪表、着装符合护士礼仪规范	5	1项不合要求扣2分	
操作前准备	10	1. 洗手，戴口罩 2. 核对医嘱单、执行单 3. 根据患者情况决定搬运人数 4. 准备用物：根据患者病情需要配备，平车（上置大单和橡胶单包好的垫子及枕头）、棉被、中单、小毛巾	2 3 2 3	1项不合要求扣1分	
安全评估	10	1. 备齐用物携至床旁，核对患者。询问患者姓名，查看床头牌、手腕带与执行单是否一致 2. 向患者解释操作的目的、方法，指导患者配合，询问患者是否大小便	3 2	未查对患者扣3分 未查对床头牌、手腕带、患者各扣2分	

续表

项目	总分（分）	技术操作要求	标分（分）	评分标准	扣分（分）
		3. 评估患者的年龄、体重、病情、躯体活动情况及合作程度，查看伤口情况和管路情况	2	查对患者姓名不规范扣2分	
		4. 评估平车性能是否良好	1	少评估1项扣1分	
		5. 环境安静、整洁，光线明亮，保护患者隐私，温度适宜	1	其余1项不合要求扣1分	
		6. 与患者沟通时语言规范，态度和蔼	1		
操作过程	60	1. 妥善固定好患者身上的各种导管、输液器等	1	平车摆放不正确扣2分	
		2. 协助患者穿好衣服	1	未固定平车扣2分	
		3. 检查床体是否固定牢靠	1	大轮端未靠床头扣1分	
		4. 移开床旁椅至对侧床尾	1	挪动顺序错误扣2分	
		5. 松开床尾盖被	1	头部方向错误扣2分	
		6. 移去枕头	1	护士站立位置错误扣2分	
		搬运患者		护士双手位置放错扣2分	
		1. 挪动法（适用于病情允许且能配合的患者）		动作不稳或脱手扣2分	
		（1）嘱患者自行移至床边	2	护士动作不统一扣3分	
		（2）将平车紧靠床边，大轮端靠床头，轮闸制动	2	未保持脊椎在同一水平线扣3分	
		（3）协助患者按上半身、臀部、下肢的顺序一次向平车挪动，让患者头部卧于大轮端	3	未评估1次扣2分	
		2. 一人搬运法（适用于病情允许，体重较轻者）		其余1项不合要求扣1分	
		（1）推平车至床尾，使平车大轮端与床尾成钝角，将闸制动	2		
		（2）护士一手臂自患者腋下伸至对侧外肩，另一手臂在同侧伸入患者股下至对侧	2		
		（3）嘱患者双臂交叉依附于护士颈后并双手用力握住	1		
		（4）护士抱起患者移步转身，轻轻放在平车上	3		
		3. 二人搬运法（适用于病情较轻，但自己不能活动者）			
		（1）推平车至床尾，使平车大轮端与床尾成钝角，将闸制动	2		
		（2）搬运者甲、乙站在床边，将患者双手交叉于胸前	2		
		（3）搬运者甲一手臂托住患者头颈肩部，另一手臂托住腰部	2		
		（4）搬运者乙一手臂托住患者臀部，另一手臂托住膝部	2		
		（5）二人同时抬起，使患者身体移向床边，再同时抬起，使患者身体向搬运者倾斜，同时移步将患者放于平车上	3		
		4. 三人搬运法（适用于病情较轻，自己不能活动而体重又较重者）			
		（1）推平车至床尾，使平车大轮端与床尾成钝角，将闸制动	2		
		（2）搬运者甲、乙、丙按身高由高到矮依次从床头至床尾站在床边，将患者双手交叉于胸前	2		
		（3）搬运者甲一手臂托住患者头颈肩部，另一手臂托住胸背部	2		
		（4）搬运者乙一手臂托住患者腰部，另一手臂托住臀部	2		
		（5）搬运者丙一手臂托住患者膝部，另一手臂托住小腿部	2		
		（6）三人同时抬起，使患者身体移向床边，再同时抬起，使患者身体向搬运者倾斜，同时移步将患者放于平车上	3		
		5. 四人搬运法（适用于颈椎、腰椎骨折患者或病情较重的患者）			
		（1）在患者臀下铺帆布中单	1		
		（2）将平车紧靠床边，大轮端靠床头，轮闸制动	2		
		（3）搬运者甲站在床头，托住患者头颈肩使患者头部位于中立位，并沿身体纵轴向上略加牵引	2		
		（4）搬运者乙站于床尾托住患者的两腿	1		

续表

项目	总分（分）	技术操作要求	标分（分）	评分标准	扣分（分）
		（5）搬运者丙、丁二人分别站于病床及平车两侧，紧紧抓住帆布中单四角	2		
		（6）四人同时用力抬起患者轻放于平车上	2		
		（7）患者取仰卧位，头颈两侧用小毛巾卷加以固定	1		
		（8）协助患者在平车取舒适卧位，盖被包裹，先盖足部，然后两侧，露出头部，上层边缘向内折叠	2		
		（9）安全评估：若有引流管、尿管等管路的患者，应注意防止各种管路脱出，妥善固定各种管路并保持通畅	2		
操作后	5	1. 整理平车，将患者置于安全、舒适卧位 2. 打开车闸推送患者 3. 洗手，记录	1 2 2	1项不合要求扣1分	
评价	5	1. 操作顺序正确、熟练，使用节力原则 2. 动作轻柔，无损伤 3. 脊髓损伤患者搬运时保持脊柱平直，维持脊柱的正确生理弯曲	2 1 2	1项不合要求扣1分	
理论提问	5	平车转运的注意事项有哪些	5	少1条扣1分	
合计	100				

理论提问

平车转运的注意事项有哪些？

答：①搬运时动作轻稳，协调一致，确保患者安全、舒适。②操作中遵循节力原则。③推车中要注意，患者头部应卧于平车的大轮端。车速适宜。运送过程中护士应站于患者头侧，便于观察患者面色及生命体征。患者头部应始终位于高处，以免引起不适。冬季注意保暖，以免受凉。输液器和引流管妥善固定并保持通畅。进出门时先将门打开，不可用车撞门。避免患者不适和损坏物品。

（脱　森　刘淑芹）

第七节　辅助营养与排泄技术操作考核评分标准

一、置胃管及鼻饲技术操作考核评分标准

科室＿＿＿＿＿＿＿＿＿＿　姓名＿＿＿＿＿＿＿＿　考核人员＿＿＿＿＿＿＿　考核日期：　　年　月　日

项目	总分（分）	技术操作要求	标分（分）	评分标准	扣分（分）
仪表	5	仪表、着装符合护士礼仪规范	5	1项不合要求扣2分	

项目		总分（分）	技术操作要求	标分（分）	评分标准	扣分（分）
操作前准备		8	1. 洗手，戴口罩 2. 核对医嘱单、执行单、流质食物 3. 备齐用物，用物放置合理、有序，依次检查所备物品，保证安全有效 （1）治疗车上层：①插管用物：治疗盘内放治疗碗 3 个，第 1 个盛温水，第 2 个内放纱布 3 块，第 3 个盛流质饮食（200ml，温度 38～40℃），胃管、鼻饲专用灌注器、20ml 注射器、一次性手套、治疗巾、液状石蜡棉球、夹子、别针、鼻胃管固定贴、胃管标识贴、听诊器、手电筒，另备温度计，按需备压舌板、营养泵及泵管。②拔管用物品：松节油、棉签、纱布、治疗巾 （2）治疗车下层：弯盘、速干手消毒剂、医疗垃圾袋、生活垃圾袋	2 3 3	未核对扣 3 分 其余 1 项不合要求扣 1 分	
安全评估		12	1. 携用物至床边，查对床头牌，查对患者，询问患者姓名、查看手腕带与执行单信息是否一致 2. 了解患者病情、意识状态、插管经历、心理反应及配合能力，解释操作目的、方法 3. 询问患者既往有无鼻部疾病：包括鼻黏膜肿胀、炎症、鼻中隔弯曲、息肉等；观察鼻腔情况；有活动性义齿者取下义齿 4. 环境整洁、安静，光线明亮 5. 与患者沟通时语言规范，态度和蔼	3 3 3 2 1	未核对扣 3 分 未查对床头牌、患者手腕带各扣 2 分 查对患者姓名不规范扣 2 分 其余 1 项不合要求扣 1 分	
操作过程	插胃管	30	1. 患者取坐位或半卧位，昏迷者取去枕平卧位，头向后仰 2. 治疗盘置于床旁桌上并打开，备胶布 3. 打开盖被，确定剑突位置，患者颌下铺治疗巾，弯盘置于便于取用处 4. 用湿棉签清洁鼻孔 5. 打开灌注器外包装，置于治疗盘内，打开胃管包装，置于治疗碗内 6. 戴手套 7. 检查胃管是否通畅：将灌注器与胃管末端衔接，将胃管前端置于温水碗内，用灌注器注入空气，有气泡溢出，关闭胃管末端 8. 测量胃管插入长度，右手持胃管前端，中指、环指确定剑突位置，胃管前端同剑突位置，左手持胃管至前发际线位置，准确测量长度（无刻度胃管用胶布粘贴做标记） （1）成人：前额发际线至剑突或耳垂至鼻尖再至剑突的长度，45～55cm。安全评估：若需经胃管注入刺激性药物，可将胃管再向深部插入 10cm （2）儿童：①鼻胃管，患儿发际线至剑突或耳垂至鼻尖再至剑突的长度。②口胃管，口角至耳垂+耳垂到剑突 9. 用纱布擦干并用液状石蜡棉球润滑胃管前段 15～20cm 10. 再次核对患者，右手持胃管前端，沿一侧鼻孔缓缓插入，到咽喉部时（10～15cm），清醒患者嘱做吞咽动作，必要时用压舌板检查口腔 11. 安全评估：①昏迷患者用手托头部，使下颌靠近胸骨柄。②插管过程中患者出现恶心、呕吐，可暂停插管，嘱患者深呼	2 1 1 1 1 1 2 5 1 3 3	检查胃管无气泡溢出扣 2 分 胃管末端未关闭扣 1 分 测量胃管长度时未确定剑突位置扣 2 分 沾湿床铺 1 次扣 1 分 未插入所测量长度扣 5 分 操作过程中未观察病情扣 5 分 未核对扣 3 分，核对不规范扣 2 分 未评估 1 项扣 2 分 验证胃管的方法少 1 种扣 1 分 固定不正确扣 2 分 插管过程中未与患者交流扣 5 分 其余 1 项不合要求扣 1 分	

项目	总分（分）	技术操作要求	标分（分）	评分标准	扣分（分）
		吸。③如发生呛咳等情况，表示误入气管，应立即拔出，休息片刻再插。④插管不畅应检查口腔，是否胃管盘在口咽部			
		12. 插入所需长度后，置于治疗巾上，脱手套	2		
		13. 双人验证胃管是否在胃中（3种方法）：①将胃管开口端置于温水碗内，无气泡溢出。②用灌注器向胃内注入10ml空气，胃区能闻及气过水声。③抽吸，有胃液吸出	3		
		14. 用固定贴采用"T"形+双"I"形加强固定法固定胃管于鼻翼及面颊部	2		
		15. 将注明插管时间、深度的胃管标识贴于胃管末端	1		
		16. 向患者说明胃管注意事项	1		
鼻饲	20	1. 核对医嘱及饮食单，向患者解释	3	未核对扣3分	
		2. 抬高床头30°～40°	1	未查对床头牌、患者手腕带各扣2分	
		3. 纱布垫在胃管末端开口处；打开胃管末端；验证胃管是否在胃内及有无胃潴留（若置管后即刻鼻饲则不需再次验证）	1	查对患者姓名不规范扣2分	
		4. 用灌注器注入20ml温水，同时观察患者反应	1	每次鼻饲前未验证胃管是否在胃内扣2分	
		5. 再缓慢注入流质（口述：食量、温度）	2		
		6. 注毕，以20ml温水脉冲式冲洗胃管	2	注入速度过快扣1分	
		7 提高胃管末端，水流尽后反折胃管末端	2	鼻饲量不准确扣2分	
		8. 用纱布包好夹紧，用别针固定于合适部位	1	未用脉冲式冲洗胃管扣2分	
		9. 撤治疗巾，嘱患者维持原位20～30min	1		
		10. 整理用物，洗手	2	未上提胃管扣2分	
		11. 核对，签名，做护理记录	3	喂食步骤不正确扣10分	
		12. 询问患者的感受，交代注意事项	1	其余1项不合要求扣1分	
拔胃管	10	1. 核对医嘱，向患者解释、说明目的及配合方法	2	1项不合要求扣1分	
		2. 抬高床头，患者取半坐卧位，颌下铺治疗巾	1		
		3. 弯盘置患者口角旁，将别针去掉，去除固定的胶布	1		
		4. 戴一次性手套，用纱布包裹近鼻孔处的胃管，边拔边用纱布擦胃管，拔到咽喉处时，清醒患者嘱屏住呼吸，快速拔出，以免液体滴入气管	2		
		5. 将拔出的胃管放在弯盘内并置于治疗车下层	1		
		6. 擦净患者口鼻、面颊部，如有胶布痕迹可用松节油去除	1		
		7. 撤治疗巾，脱手套，协助患者取舒适卧位	1		
		8. 洗手，记录	1		
操作后	5	1. 整理床单位，爱伤观念强	1	1项不合要求扣1分	
		2. 正确处理用物	2		
		3. 洗手，记录	2		
评价	5	1. 操作规范熟练，患者舒适，无不良反应	2	操作时间每延长30s扣1分	
		2. 步骤正确，动作轻、稳、节力	1		
		3. 操作时间10min	2	其余1项不合要求扣1分	
理论提问	5	1. 确定胃管在胃内的方法有哪些 2. 鼻饲的目的是什么 3. 插胃管时的注意事项有哪些 4. 插胃管过程中如何判断胃管误入气管 5. 插胃管前应评估患者哪些情况	5	少1条扣1分	
合计	100				

理论提问

1. 确定胃管在胃内的方法有哪些?

答:①能够从胃管内回抽出胃液。②将胃管末端置于水中,无气泡溢出。③将听诊器放置于患者胃部,用注射器向胃管内注入空气,可听到气过水声,则证明胃管在胃内。

2. 鼻饲的目的是什么?

答:对不能经口进食的患者,从胃管灌入流质食物,保证患者摄入足够的营养、水分和药物,以利早日康复。

3. 插胃管时的注意事项有哪些?

答:①插管过程中患者出现呛咳、呼吸困难、发绀等,表示误入气管,应立即拔出,休息片刻重插。②昏迷患者插管时,应将患者头向后仰,当胃管插入会厌部约 15cm 处时,托起头部,使下颌靠近胸骨柄,加大咽部通道的弧度,使管端沿后壁滑行,插至所需长度。③每日检查胃管插入的深度,鼻饲前检查胃管是否在胃内,并检查患者有无胃潴留,胃内容物超过 150ml 时,应当通知医师减量或者暂停鼻饲。④鼻饲给药时应先研碎,溶解后注入,鼻饲前后均应用 20ml 水冲洗导管,防止管道堵塞。⑤鼻饲混合流食,应当间接加温,以免蛋白凝固。⑥对长期鼻饲的患者,应当定期更换胃管。

4. 插胃管过程中如何判断胃管误入气管?

答:插胃管过程中患者出现呛咳、呼吸困难、发绀等,表示误入气管,应立即拔出,休息片刻重插。

5. 插胃管前应评估患者哪些情况?

答:①询问患者身体情况,了解患者既往有无插管经历。②向患者解释,取得患者合作。③评估患者鼻腔情况,包括鼻腔黏膜有无肿胀、炎症、鼻中隔弯曲、息肉等,既往有无鼻部疾病。

(修 红 柳国芳)

二、胃肠减压操作考核评分标准

科室＿＿＿＿＿＿＿ 姓名＿＿＿＿＿＿ 考核人员＿＿＿＿＿＿ 考核日期: 年 月 日

项目	总分（分）	技术操作要求	标分（分）	评分标准	扣分（分）
仪表	5	仪表、着装符合护士礼仪规范	5	1项不合要求扣2分	
操作前准备	8	1. 洗手、戴口罩 2. 核对医嘱单、执行单 3. 备齐用物,用物放置合理、有序,依次检查所备物品,保证安全有效 （1）治疗车上层:治疗盘内放治疗碗2个,一个盛温水、另一个内放纱布3块;压舌板、胃管、鼻饲专用灌注器、胃肠	2 3 3	未核对扣3分 其余1项不合要求扣1分	

项目		总分（分）	技术操作要求	标分（分）	评分标准	扣分（分）
			减压装置、一次性手套、治疗巾、液状石蜡棉球、棉签、外备夹子、别针、鼻胃管固定贴、胃管标识贴、听诊器、手电筒；按需备压舌板 （2）治疗车下层：弯盘、速干手消毒剂、医疗垃圾袋、生活垃圾袋			
安全评估		12	1. 携用物至床边，查对床头牌，查对患者，询问患者姓名，查看手腕带与执行单信息是否一致 2. 了解患者病情、意识状态、插管经历、心理反应及配合能力，解释操作目的、方法 3. 询问患者既往有无鼻部疾病：包括鼻黏膜肿胀、炎症、鼻中隔弯曲、息肉等；观察鼻腔情况；有活动性义齿者取下活动性义齿 4. 环境整洁、安静，光线明亮 5. 与患者沟通时语言规范，态度和蔼	3 3 3 2 1	未核对扣3分 未查对床头牌、患者手腕带各扣2分 查对患者姓名不规范扣2分 其余1项不合要求扣1分	
操作过程	插胃管	40	1. 患者取坐位或半卧位，昏迷者取去枕平卧位，头向后仰 2. 治疗盘置于床旁桌上并打开，备胶布 3. 打开盖被，确定剑突位置，患者颌下铺治疗巾，弯盘置于便于取用处 4. 用湿棉签清洁鼻孔 5. 打开灌注器外包装，置于治疗盘内，打开胃管包装，置于治疗碗内 6. 戴手套 7. 检查胃管是否通畅：将灌注器与胃管末端衔接，将胃管前端置于温水碗内，用灌注器注入空气，有气泡溢出，关闭胃管末端 8. 测量胃管插入长度，右手持胃管前端，中指、环指确定剑突位置，胃管前端同剑突位置，左手持胃管至前发际线位置或耳垂至鼻尖再至剑突的长度，45~55cm；准确测量长度（无刻度胃管用胶布粘贴做标记） 9. 安全评估：为达到有效减压，最佳置管长度为测量的基础上增加10cm（即发际线到脐的距离） 10. 用纱布擦干并用液状石蜡棉球润滑胃管前端15~20cm 11. 再次核对患者，右手持胃管前端，沿一侧鼻孔缓缓插入，到咽喉部时（10~15cm），清醒患者嘱做吞咽动作，必要时用压舌板检查口腔 12. 安全评估：①昏迷患者用手托头部，使下颌靠近胸骨柄。②插管过程中患者发生呛咳等情况，表示误入气管，应立即拔出，休息片刻再插。③若插管不畅应检查口腔，是否胃管盘在口咽部 13. 插入所需长度后，置于治疗巾上，脱手套 14. 双人验证胃管是否在胃中（3种方法）：①将胃管开口端置于温水碗内，无气泡溢出。②用灌注器向胃内注入10~20ml空气，胃区能闻及气过水声。③抽吸，有胃液吸出 15. 用固定贴采用"T"形+双"I"形加强固定法固定胃管于鼻翼及面颊部 16. 将注明插管时间、深度的胃管标识贴于胃管末端 17. 向患者说明胃管注意事项	2 1 2 1 1 1 3 5 3 2 3 3 2 3 5 2 1	检查胃管无气泡溢出扣2分 测量胃管长度时未确定剑突位置扣2分 沾湿床铺1次扣1分 未插入所测量长度扣5分 操作过程中未观察病情扣5分 未核对扣3分，核对不规范扣2分 未评估1项扣5分 验证胃管的方法少1种扣1分 固定不正确扣2分 插管过程中未与患者交流扣5分 其余1项不合要求扣1分	

续表

项目		总分（分）	技术操作要求	标分（分）	评分标准	扣分（分）
	胃肠减压	20	1. 手消毒，打开胃肠减压装置，检查负压引流各装置处于关闭状态	3	连接不牢固扣 3 分 建立负压手法不正确扣 2 分 其余 1 项不合要求扣 1 分	
			2. 将负压引流球捏扁与胃管连接牢固	3		
			3. 用纱布擦净口鼻分泌物，撤治疗巾	2		
			4. 妥善固定胃肠减压装置，并标注时间	2		
			5. 询问患者感受并观察引流液的颜色、性状和量，保持引流通畅，做到有效减压，交代注意事项	5		
			6. 整理床单位，协助患者取舒适体位	3		
			7. 整理用物，分类处置，洗手，记录	2		
操作后		5	1. 整理床单位，爱伤观念强	1	1 项不合要求扣 1 分	
			2. 正确处理用物	2		
			3. 洗手，记录	2		
评价		5	1. 操作规范熟练，患者舒适，无不良反应	5	少 1 条扣 1 分 操作时间每延长 30s 扣 1 分	
			2. 步骤正确，动作轻、稳、省力			
			3. 操作时间 10min			
理论提问		5	1. 确定胃管在胃内的方法有哪些	5	少 1 条扣 1 分	
			2. 插胃管时的注意事项有哪些			
合计		100				

理论提问

1. 确定胃管在胃内的方法有哪些？

答：①能够从胃管内回抽出胃液。②将胃管末端置于水中，无气泡溢出。③将听诊器放置于患者胃部，用注射器向胃管内注入空气，可听到气过水声，则证明胃管在胃内。

2. 插胃管时的注意事项有哪些？

答：①插管过程中患者出现呛咳、呼吸困难、发绀等，表示误入气管，应立即拔出，休息片刻重插。②昏迷患者插管时，应将患者头向后仰，当胃管插入会厌部约 15cm 处时，托起头部，使下颌靠近胸骨柄，加大咽部通道的弧度，使管端沿后壁滑行，插至所需长度。③每日检查胃管插入的深度，鼻饲前检查胃管是否在胃内，并检查患者有无胃潴留，胃内容物超过 150ml 时，应当通知医师减量或者暂停鼻饲。④鼻饲给药时应先研碎，溶解后注入，鼻饲前后均应用 20ml 温水冲洗导管，防止管道堵塞。⑤鼻饲混合流食，应当间接加温，以免蛋白凝固。⑥对长期鼻饲的患者，应当定期更换胃管。

（冷　敏　脱　森）

三、胃造瘘灌注操作技术考核评分标准

科室＿＿＿＿＿＿＿＿＿＿＿＿姓名＿＿＿＿＿＿＿＿考核人员＿＿＿＿＿＿＿＿考核日期：　　年　月　日

项目	总分（分）	技术操作要求	标分（分）	评分标准	扣分（分）
仪表	5	仪表、着装符合护士礼仪规范	5	1项不合要求扣2分	
操作前准备	8	1. 洗手，戴口罩 2. 核对医嘱单、执行单、流质食物 3. 备齐用物，放置合理、有序，依次检查所备物品，保证安全有效 （1）治疗车上层：执行单，灌注用物；治疗盘内放治疗碗 2 个（一个盛温水，另一个盛流质饮食，温度38～40℃）、治疗巾、夹子、灌注器或泵管、胶布、纱布、听诊器；另备温度计 （2）治疗车下层：弯盘、速干手消毒剂、医疗垃圾袋、生活垃圾袋	2 3 3	未查对扣3分 物品准备每少1件扣1分 其余1项不合要求扣1分	
安全评估	12	1. 携用物至床前，查对患者，询问患者姓名，查看手腕带与执行单信息是否一致 2. 了解患者病情、合作程度。解释操作目的、方法及如何配合，询问是否大小便 3. 评估患者胃肠道功能（通过听诊肠鸣音），评估患者胃造瘘管的通畅情况及造瘘口周围皮肤情况 4. 环境安静、整洁，光线明亮 5. 与患者沟通时语言规范，态度和蔼	3 3 3 2 1	未查对患者扣3分 未查对床头牌、手腕带、患者各扣2分 未评估造瘘管的通畅情况及造瘘口周围皮肤情况各扣1分 其余1项不合要求扣1分	
操作过程	60	1. 协助患者取舒适卧位，抬高床头30°，询问患者感受 2. 患者造瘘管下铺治疗巾 3. 打开灌注器包装，置于治疗盘内 4. 纱布垫在造瘘管末端开口处，打开造瘘管 5. 查对造瘘管在体外长度，保证造瘘管在胃内或空肠内 6. 回抽胃液，确认造瘘管的位置及有无胃潴留 7. 听诊肠鸣音以确保患者肠功能正常 8. 用灌注器注入少量温水 9. 再注入流质（安全评估：注入流质的量、温度、速度及操作中注意评估患者的反应） 10. 注毕用少量温水冲洗造瘘管 11. 抬高造瘘管末端，水流尽后关闭造瘘管 12. 用纱布包好夹紧造瘘管末端，必要时用胶布固定在合适部位 13. 观察造瘘口周边皮肤及敷料情况，敷料潮湿时及时更换敷料 14. 撤去治疗巾 15. 再次核对患者姓名及流质饮食 16. 洗手，签名 17. 关心患者并询问患者的感受	3 2 2 1 5 5 5 5 5 5 5 3 5 1 3 3 2	未核对扣3分 操作过程中未评估病情扣5分 沾湿床铺1次扣1分	
操作后	5	1. 整理床单位，帮助患者取舒适体位，爱护体贴患者 2. 物品处理正确 3. 洗手，记录	1 2 2	1项不合要求扣1分	
评价	5	1. 动作轻巧、准确，操作方法规范 2. 患者感觉舒适，无不良反应 3. 操作时间 8min	2 2 1	操作不熟练扣4分 操作时间每延长30s扣1分	

项目	总分 （分）	技术操作要求	标分 （分）	评分标准	扣分 （分）
理论 提问	5	1. 胃、空肠造瘘灌注操作常见并发症有哪些 2. 造瘘管发生堵塞时预防及处理有哪些	5	少1条扣1分	
合计	100				

理论提问

1. 胃、空肠造瘘灌注操作常见并发症有哪些？

答：造瘘管堵塞，食物反流，感染。

2. 造瘘管发生堵塞时预防及处理有哪些？

答：①所有输注药物和食物均应充分研碎，用纱网过滤后输注更佳，避免团块堵塞管腔。②所输注药液和食物不能太黏稠，输注过程中经常摇晃输注容器，输注完毕后及时用温水冲洗管腔。③如果发生造瘘管堵塞，可用碳酸饮料或糜蛋白酶类药物反复冲洗，避免用尖端锐利的金属丝捅插，防止将造瘘管穿破。

（陆连芳　魏丽丽）

四、肠内营养泵使用技术操作考核评分标准

科室＿＿＿＿＿＿＿＿　姓名＿＿＿＿＿＿＿　考核人员＿＿＿＿＿＿＿　考核日期：　　年　月　日

项目	总分 （分）	技术操作要求	标分 （分）	评分标准	扣分 （分）
仪表	5	仪表、着装符合护士礼仪规范	5	1项不合要求扣2分	
操作前准备	8	1. 无长指甲，戴口罩 2. 核对医嘱单、执行单 3. 备齐用物，用物放置合理、有序，依次检查所备物品，保证安全有效 （1）治疗车上层：执行单、安尔碘、棉签、治疗碗2个（一个盛温开水、另一个内放纱布2块）、压舌板、液状石蜡、鼻饲专用灌注器、胶布、听诊器、营养液、喂食泵、泵管、标识牌、治疗巾、剪刀、加热器 （2）治疗车下层：弯盘、速干手消毒剂、医疗垃圾袋、生活垃圾袋	2 3 3	未核对扣3分 其余1项不合要求扣1分	
安全评估	12	1. 备齐用物携至床旁，核对患者。询问患者姓名，查看床头牌、手腕带与执行单是否一致 2. 了解患者病情、意识状态、合作程度，倾听患者的需要及观察患者心理反应 3. 检查鼻胃管插管时间及固定是否牢固，询问是否大小便 4. 环境整洁、安静，光线明亮 5. 与患者沟通时语言规范，态度和蔼	3 3 3 2 1	未查对扣3分 未查对床头牌、患者手腕带各扣2分 查对患者姓名不规范扣2分 其余1项不合要求扣1分	

项目		总分（分）	技术操作要求	标分（分）	评分标准	扣分（分）
操作过程	使用喂食泵	50	1. 协助患者取舒适卧位，抬高床头30°～40° 2. 将喂食泵安装在输液架上，妥当固定，接通电源 3. 治疗盘置于床旁桌上并打开，备胶布，患者颌下铺治疗巾 4. 打开灌注器包装，置于治疗盘内 5. 验证胃管是否在胃中（3种方法）：①将鼻胃管开口端置于温水碗内，无气泡溢出。②用灌注器向胃内注入10～20ml空气，能闻及气过水声。③抽吸，有胃液吸出 6. 用灌注器抽取50～100ml温开水冲洗鼻胃管 7. 将鼻胃管末端反折，避免胃液流出 8. 再次核对患者、执行单及营养液 9. 再次检查营养液是否在有效期内、有无变质、瓶体有无裂痕等情况 10. 将弯盘放床旁桌，打开营养液瓶盖，消毒 11. 将喂食泵管插入瓶内，挂于输液架上排气 12. 将泵管按要求放入喂食泵槽内固定 13. 打开喂食泵开关，遵医嘱设定每小时输入量。开启启动开关，运转正常与鼻胃管连接，接加热器 14. 将标识牌挂于输液架上 15. 洗手 16. 核对，签名 17. 询问患者感受，交代使用喂食泵的注意事项	2 3 2 1 5 3 2 3 3 2 3 2 10 2 1 4 2	未查对1次扣3分 查对患者姓名不规范扣2分 操作过程中未与患者交流扣5分 沾湿床铺1次扣1分 操作过程中未观察病情扣6分 消毒瓶口不规范扣2分 喂食泵设定每小时输入量错误扣10分 其余1项不合要求扣1分	
	停止喂食泵	10	1. 核对医嘱，向患者解释、说明目的及配合方法 2. 按"Stop"键，关闭电源。关闭调节夹，将鼻胃管与泵管分离 3. 将鼻胃管末端反折，避免胃液流出 4. 将营养液瓶及泵管一并撤下，置于治疗车下层。用灌注器抽取50～100ml温开水冲洗鼻胃管 5. 提高鼻胃管末端，水流尽，反折鼻胃管末端，用纱布包好夹紧，再用别针固定合适部位 6. 手消毒，核对并签字，询问患者的感受。取下喂食泵	3 1 1 2 2 1	未查对1次扣3分 未冲洗鼻胃管扣2分 胃管放置的位置不正确扣2分 沾湿床铺1次扣1分 其余1项不合要求扣1分	
操作后		5	1. 整理床单位，协助患者取舒适卧位 2. 正确处理用物 3. 洗手，记录	2 1 2	1项不合要求扣1分	
评价		5	1. 患者舒适，无不良反应 2. 操作熟练，步骤正确 3. 操作时间10min	2 1 2	操作时间每延长30s扣1分	
理论提问		5	1. 肠内营养的患者在护理中应注意什么 2. 常见喂食泵故障原因有哪些	5	少1条扣1分	
合计		100				

理论提问

1. 肠内营养的患者在护理中应注意什么？

答：①采取持续滴注的形式，不应用注射器直接推注。②应从低浓度、慢速度开始，逐渐增加浓度及滴速，浓度最好不超过25%，滴速每小时不宜超过120ml，滴速应恒定，避免引起患者恶心、呕吐及腹泻。③营养液温度应控制在 37～40℃。④营养液配制好应立即使用，放置不宜超过 24h，以免溶液变性，滴注完毕应用 50～100ml 温水冲洗胃管。⑤应每日更换饮食瓶或袋及管道。⑥对年老体弱、卧床或意识改变的患者，可将患者床头抬高 20°～30°，以减少反流和误吸的可能。⑦注意观察和预防并发症。注意对糖代谢和水电解质及生化指标的监测。

2. 常见喂食泵故障原因有哪些?

答：①机器放置位置不平。②墨菲管液面太高。③墨菲管管壁不清洁。④已超过设定容量。⑤储存能量耗尽。

（庞旭峰　高玉芳）

五、女性患者导尿技术操作考核评分标准（一次性导尿包）

科室＿＿＿＿＿＿＿　姓名＿＿＿＿＿＿　考核人员＿＿＿＿＿＿　考核日期：　　年　月　日

项目	总分（分）	技术操作要求	标分（分）	评分标准	扣分（分）
仪表	5	仪表、着装符合护士礼仪规范	5	1 项不合要求扣 2 分	
操作前准备	8	1. 洗手，戴口罩 2. 核对医嘱单、执行单 3. 备齐用物，用物放置合理、有序，依次检查所备物品，保证安全有效 （1）治疗车上层：执行单、一次性导尿包、拔尿管用物（一次性手套，纱布 1 块，20ml 注射器 1 个） （2）治疗车下层：弯盘、一次性尿垫、便盆、速干手消毒剂、医疗垃圾袋、生活垃圾袋。另备屏风	2 3 3	未核对扣 3 分 其余 1 项不合要求扣 1 分	
安全评估	12	1. 备齐用物携至床旁，核对患者。询问患者姓名，查看床头牌、手腕带与执行单是否一致 2. 解释导尿目的、方法，了解患者自理、合作程度、耐受力及心理反应 3. 环境安静、整洁，光线明亮，保护患者隐私，调节室温适宜（关门窗、围屏风） 4. 评估患者病情、膀胱充盈度、会阴部皮肤、黏膜情况及有无插管经历 5. 与患者沟通时语言规范，态度和蔼	3 3 2 3 1	未核对扣 3 分 未查对床头牌、患者手腕带各扣 2 分 查对患者姓名不规范扣 2 分 其余 1 项不合要求扣 1 分	
操作过程 插尿管	50	1. 协助患者取仰卧位 2. 将便盆置于床尾板凳上 3. 拆同侧床尾，协助患者脱左侧裤子并盖于右腿，被子斜盖于左腿上 4. 患者两腿屈曲分开，暴露外阴 5. 臀下铺一次性尿垫 6. 将弯盘置于两腿间 7. 再次检查并打开导尿包外层（将外包装皮置于治疗车下层） 8. 打开消毒棉球包装，左手戴一次性手套 9. 右手持镊子夹取含消毒液的棉球消毒会阴，每个棉球只用 1 次：依次擦洗阴阜、大阴唇。以左手分开小阴唇，消毒小阴唇、尿道口、尿道口至肛门，由外向内、由上而下擦洗	1 1 2 1 1 1 2 1 4	未核对扣 3 分 污染 1 次扣 2 分 横跨无菌面 1 次扣 2 分 严重污染未立即停止操作扣 50 分 消毒顺序错误扣 2 分 引流袋固定高于膀胱的高度扣 5 分 插入尿管长度错误 1 次扣 5 分 工作面不洁扣 2 分 操作过程中未与患者交流	

项目		总分（分）	技术操作要求	标分（分）	评分标准	扣分（分）
			10. 用过的棉球、镊子、弯盘及手套一并放入治疗车下层	1	扣5分 其余1项不合要求扣1分	
			11. 手消毒	1		
			12. 将导尿包置于患者两腿之间合适位置，打开导尿包内层包皮	1		
			13. 戴无菌手套，铺洞巾	2		
			14. 依次打开消毒棉球及液状石蜡棉球包装	1		
			15. 物品摆放有序，弯盘置于近外阴部	1		
			16. 检查尿管气囊及引流袋出口处并关闭开关	1		
			17. 将尿管与引流袋连接，润滑尿管前端4～5cm	2		
			18. 再次消毒：左手分开固定大、小阴唇，右手用镊子夹取棉球自尿道口、小阴唇、尿道口的顺序消毒	3		
			19. 操作者左手固定不动，右手将污弯盘置于床尾。将盛有导尿管的大弯盘置于会阴处	2		
			20. 用镊子夹取尿管，缓缓插入4～6cm	2		
			21. 见尿液流出后再插入7～10cm	2		
			22. 左手置于距尿道口约2cm处固定尿管，给气囊注入10～15ml无菌生理盐水	2		
			23. 向外轻拉尿管至有阻力感，即证实导尿管已固定于膀胱内	1		
			24. 安全评估：若需做尿培养，需先夹住尿管，分离尿管与尿袋，再用无菌标本瓶接取。一次放尿不能超过1000ml	1		
			25. 用纱布擦净尿道口	1		
			26. 撤下洞巾，撤一次性尿垫	2		
			27. 脱手套，高举平台法固定尿管，安置引流袋，协助患者穿裤子，盖被	2		
			28. 手消毒，引流袋及尿管标注日期	2		
			29. 再次核对患者，签名	4		
			30. 询问患者的感受并观察尿液及引流情况，交代注意事项	2		
	拔尿管	10	1. 查对并向患者解释，遮挡患者	3	暴露患者隐私扣3分 沾湿床铺1次扣2分 其余1处不合要求扣1分	
			2. 观察引流液的性状及量，松开被子，将患者裤子褪至膝盖	1		
			3. 戴手套。抽出气囊内的生理盐水	1		
			4. 拔除尿管，用纱布擦净尿道口及外阴	1		
			5. 脱手套，将尿管包裹在手套内	1		
			6. 松别针	1		
			7. 将尿管一并置于医疗垃圾袋内	1		
			8. 手消毒，签名。询问患者感受	1		
操作后		5	1. 协助患者整理衣裤、床单位、恢复舒适卧位。观察患者反应，交代注意事项	2	1项不合要求扣1分	
			2. 用物处理正确，标本送检及时	1		
			3. 洗手，记录并签名	2		
评价		5	1. 动作熟练、步骤正确，患者无不适	1	操作不熟练扣2分 操作时间每延长30s扣1分	
			2. 无菌区与非无菌区概念明确（如有严重污染为不及格，立即停止操作）	2		
			3. 操作时间10min	2		
理论提问		5	1. 如何对插尿管的患者进行指导 2. 留置尿管的注意事项有哪些 3. 导尿术操作并发症有哪些	5	少1条扣1分	
合计		100				

理论提问

1. 如何对插尿管的患者进行指导?

答:①指导患者放松,在插管过程中协助配合,避免污染。②指导患者在留置尿管期间保证充足入量,预防发生感染和结石。③告知患者在留置尿管期间防止尿管打折、弯曲、受压、脱出等情况发生,保持通畅。④告知患者保持尿袋高度低于耻骨联合水平,防止逆行感染。⑤指导长期留置尿管的患者进行膀胱功能训练及骨盆肌的锻炼,以增强控制排尿的能力。

2. 留置尿管的注意事项有哪些?

答:①患者留置尿管期间,尿管要定时夹闭。②尿潴留患者一次导出尿量不超过1000ml,以防出现虚脱和血尿。③患者尿管拔出后,观察患者排尿时的异常症状。④按操作程序进行,操作时不宜过多暴露患者。⑤用物必须严格消毒灭菌,并严格执行无菌技术,以免感染。⑥消毒要彻底,按顺序进行,每个棉球限用1次。⑦插导尿管时动作轻柔,以免损伤尿道黏膜。选择光滑、粗细适宜的导尿管。如误入阴道,应更换尿管。

3. 导尿术操作并发症有哪些?

答:①尿道黏膜损伤。②尿路感染。③尿道出血。④误入阴道。

(修 红 那 娜)

六、男性患者导尿技术操作考核评分标准(一次性导尿包)

科室_____ 姓名_____ 考核人员_____ 考核日期: 年 月 日

项目	总分(分)	技术操作要求	标分(分)	评分标准	扣分(分)
仪表	5	仪表、着装符合护士礼仪规范	5	1项不合要求扣2分	
操作前准备	8	1. 洗手,戴口罩 2. 核对医嘱单、执行单 3. 备齐用物,用物放置合理、有序,依次检查所备物品,保证安全有效 (1)治疗车上层:执行单、一次性导尿包、拔尿管用物(一次性手套、纱布1块、20ml注射器1个) (2)治疗车下层:弯盘、一次性尿垫、便盆、速干手消毒剂、医疗垃圾袋、生活垃圾袋。另备屏风	2 3 3	未核对扣3分 其余1项不合要求扣1分	
安全评估	12	1. 备齐用物携至床旁,核对患者。询问患者姓名,查看床头牌、手腕带与执行单是否一致 2. 解释导尿目的、方法,了解患者自理、合作程度、耐受力及心理反应 3. 环境安静、整洁,光线明亮,保护患者隐私,调节室温适宜(关门窗、围屏风) 4. 评估患者病情、膀胱充盈度、会阴部皮肤、黏膜情况及有无插管经历 5. 与患者沟通时语言规范,态度和蔼	3 2 3 3 1	未核对扣3分 未查对床头牌、患者手腕带各扣2分 查对患者姓名不规范扣2分 其余1项不合要求扣1分	

项目		总分（分）	技术操作要求	标分（分）	评分标准	扣分（分）
操作过程	插尿管	50	1. 协助患者取仰卧位	1	未核对扣 3 分	
			2. 将便盆置于床尾床旁凳上	1	污染 1 次扣 2 分	
			3. 拆同侧床尾，协助患者脱左侧裤子并盖于右腿，被子斜盖于左腿上	2	横跨无菌面 1 次扣 2 分	
			4. 患者两腿屈曲分开，暴露外阴	1	严重污染未立即停止操作扣 50 分	
			5. 臀下铺一次性尿垫	1	消毒顺序错误扣 2 分	
			6. 将弯盘置于两腿中间	1	引流袋固定高于膀胱的高度扣 5 分	
			7. 再次检查并打开导尿包外层（将外包装皮置于治疗车下层）	2	插入尿管长度错误 1 次扣 5 分	
			8. 打开消毒棉球包装，左手戴一次性手套	1	工作面不洁扣 2 分	
			9. 右手持镊子夹取含消毒液的棉球消毒会阴，每个棉球只用 1 次：依次为阴阜、阴茎和阴囊。然后，左手持无菌纱布裹住阴茎，后推包皮，暴露尿道口。自尿道口向外以旋转的动作擦拭，依次擦拭尿道口、龟头、冠状沟	4	操作过程中未与患者交流扣 5 分	
			10. 用过的棉球、镊子、弯盘及手套一并放入治疗车下层	1	其余 1 项不合要求扣 1 分	
			11. 手消毒	1		
			12. 将导尿包置于患者两腿之间合适位置，打开导尿包内层包皮	1		
			13. 戴无菌手套，铺洞巾	2		
			14. 依次打开消毒棉球及液状石蜡包装	1		
			15. 物品摆放有序，弯盘置于近外阴部	1		
			16. 检查尿管气囊及引流袋出口处关闭开关	1		
			17. 将尿管与引流袋连接，润滑尿管前端 20~22cm	2		
			18. 再次消毒：左手持无菌纱布包住阴茎后推包皮，暴露尿道口，右手持无菌钳夹取消毒棉球，自尿道口向外以旋转的动作，依次擦洗尿道口、龟头、冠状沟	3		
			19. 操作者左手固定不动，右手将污弯盘置于床尾。将盛有导尿管的大弯盘置于会阴处	2		
			20. 用持无菌纱布的左手提起阴茎，与腹壁成 60°，用镊子夹取尿管插入 20~22cm	2		
			21. 见尿液流出后再插入 7~10cm	2		
			22. 左手置于距尿道口约 2cm 处固定尿管，给气囊注入无菌生理盐水 10~15ml	2		
			23. 向外轻拉尿管至有阻力感，即证实导尿管已固定于膀胱内	1		
			24. 安全评估：若需做尿培养，需先夹住尿管，分离尿管与尿袋，再用无菌标本瓶接取。一次放尿不能超过 1000ml	1		
			25. 用纱布擦净尿道口	1		
			26. 撤下洞巾，撤一次性尿垫	2		
			27. 脱手套，高举平台法固定尿管，安置引流袋，协助患者穿裤子、盖被子	2		
			28. 手消毒，引流袋及尿管标注日期	2		
			29. 再次核对患者，签名	4		
			30. 询问患者的感受并观察尿液及引流情况，交代注意事项	2		
	拔尿管	10	1. 查对并向患者解释，遮挡患者	2	暴露患者隐私扣 3 分	
			2. 观察引流液的性状及量，松开被子，将患者裤子褪至膝盖	1	沾湿床铺 1 次扣 2 分	
			3. 戴一次性手套	1	其余 1 不合要求扣 1 分	
			4. 抽出气囊内的生理盐水	1		
			5. 拔除尿管，用纱布擦净尿道口及外阴	1		
			6. 脱手套，将尿管包裹在手套内。松别针	1		
			7. 将尿管一并置于医疗垃圾袋内	1		
			8. 手消毒，签名。询问患者感受	2		

续表

项目	总分（分）	技术操作要求	标分（分）	评分标准	扣分（分）
操作后	5	1. 协助患者整理衣裤、床单位、恢复舒适卧位。观察患者反应，交代注意事项 2. 用物处理正确，标本送检及时 3. 洗手，记录并签名	2 1 2	1项不合要求扣1分	
评价	5	1. 动作熟练、步骤正确，患者无不适 2. 无菌区与非无菌区概念明确（如有严重污染为不及格，立即停止操作） 3. 操作时间20min	1 2 2	操作不熟练扣2分 操作时间每延长30s 扣1分	
理论提问	5	1. 如何对插尿管的患者进行指导 2. 留置尿管的注意事项有哪些	5	少1条扣1分	
合计	100				

理论提问

1. 如何对插尿管的患者进行指导？

答：①指导患者放松，在插管过程中协助配合，避免污染。②指导患者在留置尿管期间保证充足入量，预防发生感染和结石。③告知患者在留置尿管期间防止尿管打折、弯曲、受压、脱出等情况发生，保持通畅。④告知患者保持尿袋高度低于耻骨联合水平，防止逆行感染。⑤指导长期留置尿管的患者进行膀胱功能训练及骨盆肌的锻炼，以增强控制排尿的能力。

2. 留置尿管的注意事项有哪些？

答：①患者留置尿管期间，尿管要定时夹闭。②尿潴留患者一次导出尿量不超过1000ml，以防出现虚脱和血尿。③患者尿管拔出后，观察患者排尿时的异常症状。④按操作程序进行，操作时不宜过多暴露患者。⑤用物必须严格消毒灭菌，并严格执行无菌技术，以免感染。⑥消毒要彻底，按顺序进行，每个棉球限用1次。⑦插导尿管时动作轻柔，以免损伤尿道黏膜。选择光滑、粗细适宜的导尿管。如误入阴道，应更换尿管。

（修 红 杨海朋）

七、大量不保留灌肠技术操作考核评分标准（一次性灌肠包）

科室＿＿＿＿＿＿＿＿ 姓名＿＿＿＿＿ 考核人员＿＿＿＿＿＿ 考核日期： 年 月 日

项目	总分（分）	技术操作要求	标分（分）	评分标准	扣分（分）
仪表	5	仪表、着装符合护士礼仪规范	5	1项不合要求扣2分	
操作前准备	8	1. 洗手，戴口罩 2. 核对医嘱单、执行单 3. 备齐用物，用物放置合理、有序，依次检查所备物品，保证安全有效	2 3 3	未核对扣3分 未测水温扣1分 水温计用后未擦拭扣1分 其余1项不合要求扣1分	

项目	总分（分）	技术操作要求	标分（分）	评分标准	扣分（分）
		（1）治疗车上层：执行单，一次性灌肠包、大量杯（内盛39～41℃温水）、小量杯、水温计、纱布、治疗碗内盛液状石蜡棉球			
		（2）治疗车下层：弯盘、速干手消毒剂、医疗垃圾袋、生活垃圾袋、便盆。另备屏风、输液架			
安全评估	12	1. 备齐用物携至床旁，核对患者。询问患者姓名，查看床头牌、手腕带与执行单是否一致	3	未核对扣3分	
		2. 解释大量不保留灌肠目的、方法，了解患者自理、合作程度、耐受力及心理反应	3	未查对床头牌、患者手腕带各扣2分	
		3. 了解肛门部位的皮肤、黏膜情况，协助患者小便	3	查对患者姓名不规范扣2分	
		4. 环境安静、整洁，光线明亮，关门窗、围屏风，保护患者隐私，调节室温适宜	2	少评估1项扣1分 其余1项不合要求扣1分	
		5. 与患者沟通时语言规范，态度和蔼	1		
操作过程	60	1. 协助患者取左侧卧位，双膝屈曲	2	未核对扣3分	
		2. 臀部移至床边，褪裤至膝下，盖好被子，只暴露臀部	2	核对不规范扣2分	
		3. 备输液架并调至所需高度	2	沾湿床单或地面1次扣2分	
		4. 打开一次性灌肠袋，放置于治疗盘内	1	臀部未靠近床边扣1分	
		5. 将灌肠包内的一次性垫巾取出并铺于臀下	2	过度暴露患者扣2分	
		6. 卫生纸置于垫巾上，弯盘靠近臀部	1	污染肛管扣2分	
		7. 再次核对执行单，取出浓肥皂液，正确配制灌肠液（0.1%～0.2%肥皂水，温度39～41℃）	5	灌肠液配制浓度不准确扣5分	
		8. 右手戴手套，取灌肠袋	2	肛管固定不牢脱出1次扣2分	
		9. 关闭灌肠袋上的调节夹	1		
		10. 左手持量杯将配制好的灌肠液缓缓倒入一次性灌肠袋内，将灌肠袋挂于输液架上，注意不能污染肛管前端	2	灌肠时未于患者交流扣5分 插入深度不正确扣5分	
		11. 灌肠袋放置高度（液面距离肛门40～60cm）	2	插入肛管中，未嘱患者深呼吸扣2分	
		12. 排尽肛管内气体，夹管	2	其余1项不合要求扣1分	
		13. 用液状石蜡棉球润滑肛管前端	2		
		14. 再次核对患者	3		
		15. 左手垫卫生纸暴露肛门，嘱患者深呼吸，右手持肛管缓缓插入，插入深度7～10cm	5		
		16. 固定肛管，打开调节夹	2		
		17. 观察灌肠液流入速度，避免快速灌入、流速受阻时，应移动肛管，有便意应将灌肠器放低	5		
		18. 安全评估：观察患者的反应，询问患者的感受，指导患者做深呼吸。患者如有心慌、气促等不适症状，立即停止灌肠，避免意外的发生	3		
		19. 待灌肠液即将流尽时夹管	2		
		20. 反折肛管，用卫生纸包裹肛管，缓慢拔出后，用卫生纸擦净肛门	2		
		21. 脱手套并用手套包裹肛管，连同灌肠袋一并放入医疗垃圾袋内	2		
		22. 撤垫巾，协助患者穿裤	1		
		23. 嘱患者取舒适卧位，保留5～10min后排便，不能下床的患者，给予便盆	2		
		24. 手消毒	1		

项目	总分（分）	技术操作要求	标分（分）	评分标准	扣分（分）
		25. 再次核对患者，签名	4		
		26. 询问患者的感受，交代注意事项。安全评估：便后，记录排便的颜色、性状、量	2		
操作后	5	1. 协助患者恢复舒适卧位。整理床单位 2. 开窗通风，用物处理正确 3. 洗手，正确记录	2 1 2	1项不合要求扣2分	
评价	5	1. 动作熟练、步骤正确，患者无不适 2. 动作轻巧、准确，操作规范，熟练 3. 操作时间 5min	1 2 2	操作时间每延长 30s 扣 1分 1项不合要求扣1分	
理论提问	5	1. 对灌肠过程中出现的问题如何处理 2. 如何为灌肠的患者安置体位 3. 大量不保留灌肠的并发症有哪些	5	少 1 条扣 1 分	
合计	100				

理论提问

1. 对灌肠过程中出现的问题如何处理？

答：①患者出现紧张时，护士应耐心解释取得患者合作，注意遮挡，减轻患者的顾虑。②如出现肛管阻塞、液体流入受阻，可移动肛管或挤捏肛管保证溶液流入通畅。③如患者出现便意或感觉腹胀，可适当降低灌肠桶（袋）高度，减慢速度或稍停片刻，嘱患者张口呼吸，放松腹肌降低腹压。④患者出现面色苍白、出冷汗、心慌等立即停止灌肠并通知医师予以处理。

2. 如何为灌肠的患者安置体位？

答：①大量或小量不保留灌肠患者为左侧卧位。②大便失禁或不能侧卧患者取仰卧位。③治疗慢性细菌性痢疾取左侧卧位。④治疗阿米巴痢疾取右侧卧位。⑤为利于药液保留，灌肠时可注意适当将其臀部垫高 10cm。

3. 大量不保留灌肠的并发症有哪些？

答：①肠道黏膜损伤。②肠出血、肠破裂、肠穿孔。③虚弱。④肛周皮肤损伤。

（柳国芳　修　浩）

八、肠造口大量不保留灌肠技术操作考核评分标准（一次性灌肠包）

科室_____ 姓名_____ 考核人员_____ 考核日期：　　年　月　日

项目	总分（分）	技术操作要求	标分（分）	评分标准	扣分（分）
仪表	5	仪表、着装符合护士礼仪规范	5	1项不合要求扣 2 分	

续表

项目	总分（分）	技术操作要求	标分（分）	评分标准	扣分（分）
操作前准备	8	1. 洗手，戴口罩 2. 核对医嘱单、执行单、灌肠液 3. 备齐用物，放置合理 （1）治疗车上层：执行单、一次性灌肠包2个、大量杯（内盛39～41℃温水）、小量杯、水温计、纱布 （2）治疗车下层：弯盘、便盆、速干手消毒剂、医疗垃圾袋、生活垃圾袋。另备屏风、输液架	2 3 3	未查对扣3分 物品准备每少1件扣1分 其余1项不合要求扣1分	
安全评估	12	1. 备齐用物携至床旁，核对患者。询问患者姓名，查看床头牌、手腕带与执行单是否一致 2. 解释大量不保留灌肠目的、方法，了解患者自理、合作程度、耐受力及心理反应 3. 了解患者造口类型及造口情况。了解有无肠造口灌肠经历 4. 环境安静、整洁，光线明亮，保护患者隐私，调节室温适宜 5. 与患者沟通时语言规范，态度和蔼	3 2 3 3 1	未查对患者扣3分 未查对床头牌、手腕带、患者各扣2分 查对患者姓名不规范扣2分 未评估造口情况扣2分 其余1项不合要求扣1分	
操作过程	60	1. 协助患者向造口一侧侧身，必要时用屏风遮挡 2. 暴露患者肠造口 3. 打开一次性灌肠袋外包装 4. 将灌肠包内的一次性尿垫取出并铺于造口下方 5. 弯盘置于肠造口处 6. 便盆置于造口袋下方 7. 备输液架并调好所需高度 8. 再次核对执行单，取出浓肥皂液，正确配制灌肠液（0.1%～0.2%肥皂水，温度39～41℃） 9. 戴一次性手套，取灌肠袋 10. 关闭灌肠袋上调节夹 11. 将配制好的灌肠液缓缓倒入一次性灌肠袋内，将灌肠袋挂于输液架上 12. 灌肠袋放置高度（液面距离肠造口40～60cm） 13. 取出灌肠袋肛管端，润滑肛管前端 14. 排尽管内气体，夹管 15. 确认肠造口处造口袋粘贴牢固 16. 打开造口袋夹子，倒出造口袋中内容物，观察内容物性状 17. 左手固定肛管，右手持肛管经造口袋下端缓缓插入造口，插入深度为7cm左右，根据造口类型酌情可适当深入，最长不超过15cm 18. 左手固定肛管并适当压紧瘘口处，以尽量减少灌肠液的漏出，右手打开调节夹，便盆接住漏出液 19. 安全评估：灌肠过程中询问患者的感受，观察患者的反应，指导患者放松，并可于灌肠过程中适当插入肛管，注意接住灌出液。灌肠过程中如遇肛管插入不畅可用示指做肛诊，引导肛管的插入。观察灌肠液流入是否流畅，避免快速灌入，流速受阻时，应转动肛管 20. 待灌肠液将流尽时夹管，拔出肛管 21. 如造口袋粘贴牢固，无渗漏，卫生纸擦拭造口袋下方，夹好夹子；如造口袋有渗漏，更换造口袋 22. 撤出尿垫	3 2 1 2 1 1 2 3 2 1 2 5 2 2 3 2 5 5 3 2 3 1	未核对扣3分 未排气扣2分 肛管插入深度错误扣5分 肛管固定不牢脱出1次扣2分 插管及灌肠过程中未与患者交流扣3分 沾湿床单或地面1次扣2分 其余1项不合要求扣1分	

项目	总分（分）	技术操作要求	标分（分）	评分标准	扣分（分）
		23. 手消毒	1		
		24. 再次核对患者，签名	4		
		25. 询问患者感受，观察造瘘口排便情况	2		
操作后	5	1. 整理床单位，关心体贴患者 2. 开窗通风 3. 物品处理正确 4. 洗手，记录	1 1 1 2	1项不合要求扣1分	
评价	5	1. 操作熟练、步骤正确 2. 患者感觉舒适，无不良反应	2 3	操作不熟练扣2分	
理论提问	5	肠造口处灌肠注意事项有哪些	5	少1条扣1分	
合计	100				

理论提问

肠造口处灌肠注意事项有哪些?

答：灌肠时要注意观察造口排便情况及造口黏膜情况，防止黏膜出血。

（陆连芳 刘 霞）

九、肛管排气技术操作考核评分标准

科室_____ 姓名_____ 考核人员_____ 考核日期： 年 月 日

项目	总分（分）	技术操作要求	标分（分）	评分标准	扣分（分）
仪表	5	仪表、着装符合护士礼仪规范	5	1项不合要求扣2分	
操作前准备	8	1. 洗手，戴口罩 2. 核对医嘱单、执行单 3. 备齐用物，用物放置合理、有序，依次检查所备物品，保证安全有效 （1）治疗车上层：备肛管、玻璃接头、橡胶管、透明小口瓶（内盛水3/4）、润滑剂、棉签、长胶布、别针、卫生纸、一次性手套 （2）治疗车下层：弯盘、速干手消毒剂、医疗垃圾袋、生活垃圾袋。另备屏风	2 3 3	未核对扣3分 肛管型号选择不适宜扣3分 其余1项不合要求扣1分	
安全评估	12	1. 备齐用物携至床旁，核对患者。询问患者姓名，查看床头牌、手腕带与执行单是否一致 2. 解释肛管排气目的、方法，了解患者自理、合作程度、耐受力及心理反应 3. 环境安静、整洁，光线明亮，保护患者隐私，调节室温适宜（关门窗、围屏风）。协助患者小便 4. 评估患者肛门部位的皮肤、黏膜情况，有无灌肠经历 5. 与患者沟通时语言规范，态度和蔼	3 3 2 3 1	未核对扣3分 未查对床头牌、患者手腕带各扣2分 查对患者姓名不规范扣2分 少评估1项扣1分 其余1项不合要求扣1分	

续表

项目		总分（分）	技术操作要求	标分（分）	评分标准	扣分（分）
操作过程	插管	50	1. 协助患者取左侧卧位，注意遮盖，暴露肛门 2. 备胶布，将盛水的小口瓶系于床边 3. 橡胶管一端连接肛管，另一端插入瓶中水面以下 4. 戴手套，润滑肛管前端 5. 嘱患者张口呼吸，将肛管轻轻自肛门插入 15～18cm 6. 用胶布固定肛管于臀部 7. 橡胶管留出足够长度用别针固定在大单上 8. 安全评估：观察和记录排气情况，如排气不畅，可在患者腹部按结肠的解剖位置做离心按摩或帮助患者转换体位，以助气体排出 9. 口述：保留肛管不超过 20min 10. 手消毒 11. 再次核对患者，签名 12. 询问患者的感受，交代注意事项	5 2 2 5 10 2 2 10 5 1 4 2	未核对扣 3 分 核对不规范扣 2 分 沾湿床单或地面 1 次扣 2 分 过度暴露患者扣 2 分 肛管固定不牢脱出 1 次扣 2 分 插入深度不够扣 5 分 插管过程中未与患者交流扣 3 分 其余 1 项不合要求扣 1 分	
	拔管	10	1. 查对患者，询问患者腹胀是否减轻，向患者解释目的 2. 遮挡患者 3. 拔除肛管，清洁肛门 4. 询问患者的感受 5. 核对，签名	3 1 2 1 3		
操作后		5	1. 协助患者恢复舒适卧位。整理床单位 2. 开窗通风，用物处理正确 3. 洗手，正确记录	2 1 2	1 项不合要求扣 2 分	
评价		5	1. 动作熟练、步骤正确，患者感觉舒适 2. 动作轻巧，准确，操作规范，熟练 3. 操作时间 3min	1 2 2	操作时间每延长 30s 扣 1 分 1 项不合要求扣 1 分	
理论提问		5	肛管排气的目的是什么	5	少 1 条扣 1 分	
合计		100				

理论提问

肛管排气的目的是什么？

答：排出肠腔积气，减轻腹胀。

（庞旭峰　柳国芳）

第八节 各种标本采集技术操作考核评分标准

一、静脉采血技术操作考核评分标准

科室_____ 姓名_____ 考核人员_____ 考核日期： 年 月 日

项目	总分（分）	技术操作要求	标分（分）	评分标准	扣分（分）
仪表	5	仪表、着装符合护士礼仪规范	5	1项不合要求扣2分	
操作前准备	8	1. 洗手，戴口罩 2. 核对医嘱单、执行单、检验标签、采血试管，贴好试管标签 3. 备齐用物，用物放置合理、有序，依次检查所备物品，保证安全有效 （1）治疗车上层：执行单，注射盘内放安尔碘、棉签、已贴好条码的采血试管、采血针2个、胶布 （2）治疗车下层：弯盘、止血带、锐器盒、速干手消毒剂、医疗垃圾袋、生活垃圾袋	2 3 3	未查对扣3分 1项不合要求扣1分	
安全评估	12	1. 备齐用物携至床旁，核对患者。询问患者姓名，查看床头牌、手腕带与执行单是否一致 2. 了解患者病情，意识状态及合作程度，解释采血目的、方法，询问患者是否按照要求进行采血前准备，如禁食等 3. 观察穿刺部位局部皮肤、血管状况，穿刺肢体无输液、输血情况 4. 周围环境整洁，光线明亮 5. 与患者沟通时语言规范，态度和蔼	3 3 3 2 1	未核对扣3分 未查对床头牌、手腕带、患者各扣2分 查对患者姓名不规范扣2分 少评估1项扣1分 其余1项不合要求扣1分	
操作过程	60	1. 协助患者取安全舒适卧位，暴露穿刺部位 2. 将弯盘置于治疗车上层，备胶布 3. 选择合适穿刺部位 4. 在穿刺点上方6～10cm处扎止血带 5. 嘱患者握拳，以穿刺点为中心消毒皮肤两遍，范围直径＞5cm，自然晾干 6. 再次核对患者。核对检验单、采血试管是否相符 7. 使用采血针进行血管穿刺，一次成功 8. 采血针插入第1个真空采血管后，血液流入采血管中时，松开止血带，嘱患者松开拳，胶布固定采血针 9. 安全评估：采血顺序，血培养（厌氧-需氧-真菌）-无添加剂试管-凝血管（蓝）-血沉管（黑）-促凝管（红）-血清分离管（黄）-肝素钠管（绿）-EDTA-K2管（淡紫色头盖）-葡萄糖酵解抑制药（灰） 10. 采集血液（采血量正确），每管即刻混匀（来回颠倒180°为1次）5～10次，采血管竖直放置 11. 拔出针头，棉签压迫穿刺点前方皮肤1～2min 12. 再次核对患者姓名、检验单、采血试管 13. 手消毒 14. 核对执行单、签名 15. 询问患者的感受，交代注意事项	3 2 2 2 10 5 5 5 3 5 5 5 2 4 2	未核对1次扣3分 核对内容不少1项扣1分 查对患者姓名不规范扣2分 污染1次扣2分 扎止血带时间＞1min扣2分 消毒后未待干扣5分 退针1次扣10分 穿刺失败扣30分 采血顺序错误扣10分 未询问患者感受扣2分 颠倒混匀不符合要求扣10分 采血管未竖直放置扣2分 其余1项不合要求扣1分	

项目	总分（分）	技术操作要求	标分（分）	评分标准	扣分（分）
操作后	5	1. 协助患者穿好衣服，取舒适体位，整理床单位，嘱患者饮食 2. 用物处理正确，按要求送检血标本 3. 洗手，记录	1 2 2	1项不合要求扣1分	
评价	5	1. 操作准确、无菌概念强。患者痛感较小，无不适反应 2. 血标本处理正确、及时送检 3. 操作时间5min	2 1 2	操作不熟练扣4分 操作时间每延长30s扣1分	
理论提问	5	1. 采集血标本时有哪些注意事项 2. 采集血标本后为患者做哪些指导 3. 静脉采血的操作并发症有哪些	5	少1条扣1分	
合计	100				

理论提问

1. 采集血标本时有哪些注意事项？

答：①采集血标本前须告知患者注意事项。②根据不同的检验项目选择标本容器，掌握标本所需血量。③患者接受静脉输液、输血治疗时，尽量避免采集血液标本，以免干扰检验结果。④当血液标本及抗生素治疗的医嘱同时出现时，须先抽取血培养再给予抗生素治疗。⑤采集血标本过程中避免溶血。⑥需要抗凝的血标本，应将血液与抗凝药混匀。

2. 采集血标本后为患者做哪些指导？

答：①按照检验的要求，指导患者采血前做好准备。②采血后，指导患者采取正确按压方法。

3. 静脉采血的操作并发症有哪些？

答：①皮下出血。②晕针或晕血。

（修　红　杨海朋）

二、动脉采血技术操作考核评分标准

科室_____姓名_____考核人员_____考核日期：　　年　月　日

项目	总分（分）	技术操作要求	标分（分）	评分标准	扣分（分）
仪表	5	仪表、着装符合护士礼仪规范	5	1项不合要求扣2分	
操作前准备	8	1. 洗手，戴口罩 2. 核对医嘱单、执行单、检验标签 3. 备齐用物，用物放置合理、有序，依次检查所备物品，保证安全有效 （1）治疗车上层：执行单、检验标签，注射盘内放安尔碘、棉签、动脉血气针2个 （2）治疗车下层：弯盘、小枕（桡动脉穿刺时备用）、锐器盒、速干手消毒剂、医疗垃圾袋、生活垃圾袋。必要时备屏风	2 3 3	未核对扣3分 其余1项不合要求扣1分	

项目	总分（分）	技术操作要求	标分（分）	评分标准	扣分（分）
安全评估	12	1. 备齐用物携至床旁，核对患者。询问患者姓名，查看床头牌、手腕带与执行单是否一致 2. 了解患者病情，意识状态及合作程度，判断是否处于安静状态，解释动脉采血目的、方法，指导正确配合 3. 查看采集局部皮肤和血管情况 4. 周围环境整洁，光线明亮。注意保暖，保护患者隐私 5. 与患者沟通语言规范，态度和蔼	3 3 3 2 1	未核对扣3分 未查对床头牌、手腕带、患者各扣1分 查对患者姓名不规范扣2分 少评估1项扣1分 其余1项不合要求扣1分	
操作过程	60	1. 根据患者病情及动脉搏动强弱选择穿刺部位 2. 如选择穿刺股动脉，注意保护患者隐私，注意保暖 3. 穿刺体位及部位选择 （1）桡动脉穿刺时，艾伦试验阴性，患者将上肢稍外展，腕部伸直，掌心向上，手自然放松，穿刺点位于前臂掌侧腕关节上2cm，动脉搏动明显处，下方垫小枕 （2）股动脉穿刺时，患者取仰卧位。穿刺侧大腿略外旋，穿刺点位于腹股沟内股动脉搏动明显处 4. 以穿刺点为中心，用安尔碘消毒穿刺部位2遍，直径＞5cm，自然晾干 5. 打开动脉血气针外包装，推动活塞，回抽至所需血量刻度 6. 常规消毒术者左手示指和中指 7. 再次核对患者、执行单、检验标签 8. 用已消毒的左手示指和中指触摸动脉搏动的准确位置，两指分开，绷紧皮肤固定血管 9. 右手持针在左手两指间处进针并调整穿刺的深度 10. 桡动脉穿刺时针头斜面朝上，进针方向为逆血流方向并与皮肤成40°。股动脉穿刺时，垂直进针，进针幅度不宜过大，以免刺对侧血管壁 11. 见鲜红血液涌入注射器内，至所需血量后迅速拔出针头 12. 用棉签局部压迫止血5～10min。对有出血倾向、凝血机制不良或高血压的患者，压迫时间应延长 13. 迅速将针头排气后插入橡胶塞内以隔绝空气或取下针头，旋上螺旋帽 14. 将血气针在两手间搓动4～5次使血液混匀 15. 再次核对患者、执行单、检验标签 16. 贴上标签，立即送检 17. 手消毒，签名 18. 询问患者的感受，交代注意事项	2 2 5 5 2 3 3 3 5 5 5 5 3 3 3 2 2 2	未核对1次扣3分 核对内容不全少1项扣1分 查对患者姓名不规范扣2分 选择桡动脉未做艾伦试验扣2分 消毒后未待干扣5分 重新调整穿刺位置进针每增加1次扣3分 压迫时间不够有血肿形成扣10分 操作过程有污染1次扣2分 穿刺方法不正确、部位不准确扣5分 未隔绝空气扣5分 血液外溢造成污染扣2分 压迫时间不够扣2分 采血1次不成功50分 采血量不够扣5分 其余1项不合要求扣1分	
操作后	5	1. 协助患者取舒适卧位，整理床单位 2. 正确处理物品 3. 洗手，记录并签字	1 2 2	1项不合要求扣1分	
评价	5	1. 无菌观念强。操作规范，熟练，抽血一次成功 2. 操作前后及操作过程中，应随时监测患者生命体征 3. 操作时间5min	2 1 2	污染1处扣2分 操作不规范、不熟练1处扣2分 操作时间每延长30s扣1分	
理论提问	5	1. 动脉血标本采集的注意事项有哪些 2. 动脉血标本采集的操作并发症有哪些 3. 艾伦试验的做法是什么	5	少1条扣1分	
合计	100				

理论提问

1. 动脉血标本采集的注意事项有哪些？

答：①采集血标本前需告知患者注意事项。②穿刺部位应压迫止血直至不出血为止。③若饮热水、洗澡、运动，需休息 30min 后再取血，避免影响结果。④血标本必须隔绝空气。

2. 动脉血标本采集的操作并发症有哪些？

答：①皮下血肿。②穿刺口大出血。③穿刺困难。

3. 艾伦试验的做法是什么？

答：艾伦试验是检查手部的血液供应，桡动脉与尺动脉之间吻合情况的一种检查方法。术者用双手同时按压患者尺动脉和桡动脉，嘱患者反复用力握拳和放松 5～7 次至手掌变白，松开对尺动脉的压迫，继续压迫桡动脉，观察手掌颜色变化。结果判断：若手掌颜色 10s 之内迅速变红或恢复正常，表明尺动脉和桡动脉间存在良好的侧支循环，即艾伦试验阴性，可以经桡动脉进行穿刺；相反，若 10s 手掌颜色仍为苍白，即艾伦试验阳性，表明手掌侧支循环不良，不应选择桡动脉进行穿刺。

（柳国芳　王　慧）

三、留取尿培养标本技术操作考核评分标准

科室＿＿＿＿＿＿＿＿＿＿　姓名＿＿＿＿＿＿＿　考核人员＿＿＿＿＿＿＿　考核日期：　　年　月　日

项目	总分（分）	技术操作要求	标分（分）	评分标准	扣分（分）
仪表	5	仪表、着装符合护士礼仪规范	5	1 项不合要求扣 2 分	
操作前准备	8	1. 洗手，戴口罩 2. 核对医嘱单、执行单、标本容器并贴标签 3. 备齐用物，用物放置合理、有序，依次检查所备物品，保证安全有效 （1）治疗车上层：执行单，治疗盘内放治疗碗 2 个、一个内盛消毒棉球，另一个放镊子及血管钳各 1 把。无菌手套 1 副、一次性手套、无菌治疗巾 1 块、棉签、安尔碘、20ml 注射器 1 个、无菌尿培养标本容器、纱布 （2）治疗车下层：弯盘、速干手消毒剂、便盆、一次性尿垫、医疗垃圾袋、生活垃圾袋。必要时备屏风	2 3 3	未查对扣 3 分 其余 1 项不合要求扣 1 分	
安全评估	12	1. 备齐用物携至床旁，核对患者。询问患者姓名，查看床头牌、手腕带与执行单是否一致 2. 了解患者病情，意识状态及合作程度，解释留取标本目的、方法及配合指导正确 3. 查看会阴部清洁情况或是否留置尿管 4. 周围环境整洁，光线明亮，注意保暖，保护患者隐私 5. 与患者沟通时语言规范，态度和蔼	3 3 3 2 1	未核对扣 3 分 未查对床头牌、手腕带、患者各扣 2 分 查对患者姓名不规范扣 2 分 少评估 1 项扣 1 分 其余 1 项不合要求扣 1 分	
操作过程	60	1. 核对检验单、标本容器是否相符 2. 留取尿标本	3	未核对 1 次扣 3 分 核对内容不全少 1 项扣	

项目	总分 （分）	技术操作要求	标分 （分）	评分标准	扣分 （分）
		未带尿管患者留取尿标本法		1分	
		（1）将便盆置于床尾板凳上	1	查对患者姓名不规范扣	
		（2）协助患者取仰卧位	1	2分	
		（3）拆同侧床尾，协助患者脱左侧裤子并盖于右腿，被子斜盖于左腿上	3	未解释扣1分 暴露患者隐私扣3分	
		（4）患者两腿屈曲分开	1	沾湿床单1次扣2分	
		（5）臀下铺一次性尿垫	1	擦洗顺序错误扣3分	
		（6）操作者左手戴一次性手套	1	漏擦1项扣3分	
		（7）清洁：右手持无菌钳夹取消毒棉球由上向下、由外向内，擦洗阴阜、大阴唇。左手的拇指、示指分开大阴唇，依次擦洗小阴唇、尿道口、阴道口、肛门，脱手套，撤弯盘。每个棉球只用1次，用过的棉球放在弯盘内	10	擦洗时手法错误扣2分 清醒患者，未边擦洗边询问患者的感受扣3分 污染1次扣5分	
		（8）将便盆置于患者臀下	2	留取尿标本时，尿液触及容器瓶口扣5分	
		（9）更换无菌手套后左手分开固定大小阴唇，右手用镊子夹取棉球自尿道口、小阴唇、尿道口的顺序消毒	10	未擦会阴部扣1分 未夹闭尿管远端扣2分	
		（10）打开尿培养标本容器	2	消毒不规范扣5分	
		（11）嘱患者排尿，接取中段尿5～10ml	10	消毒后未待干扣5分	
		（12）盖紧容器盖，立即送检	3	针头扎破导尿管气囊扣20分	
		（13）用纱布擦干会阴部，撤便盆	3	未评估漏尿和引流情况扣2分	
		带尿管患者留取尿标本法		其余1处不合要求扣1分	
		（1）协助患者取舒适正确卧位	2		
		（2）检查尿管与引流袋固定是否牢固	2		
		（3）充分暴露尿管与引流袋衔接处	2		
		（4）夹闭导尿管远端，在衔接处铺垫无菌治疗巾	3		
		（5）以穿刺点为中心，消毒衔接处（尿管分叉以外）末端管壁2遍，自然晾干	6		
		（6）打开无菌注射器，戴无菌手套	5		
		（7）从消毒中心点插入针头，抽取5～10ml尿液注入尿培养标本容器	10		
		（8）盖紧容器盖，立即送检	5		
		（9）打开导尿管关闭夹	3		
		（10）安全评估：穿刺点有无漏尿，尿液引流通畅	5		
		（11）撤治疗巾，脱手套	5		
		导尿术留取尿标本法			
		按照导尿术插入导尿管将尿液引出，留取尿标本	48		
		3. 协助患者穿裤子，整理盖被	2		
		4. 手消毒	1		
		5. 再次核对，签名	4		
		6. 询问患者的感受，交代注意事项	2		
操作后	5	1. 协助患者取舒适体位，整理床单位	1	1项不合要求扣2分	
		2. 用物处理正确，按要求送检尿标本	2		
		3. 洗手，记录	2		
评价	5	1. 动作熟练、步骤正确，患者无不适	2	操作不熟练扣4分 操作时间每延长30s扣1分	
		2. 尿培养标本无菌，无污染，送检及时	1		
		3. 操作时间10min	2		

续表

项目	总分 （分）	技术操作要求	标分 （分）	评分标准	扣分 （分）
理论 提问	5	1. 收集尿培养标本的目的 2. 采集尿标本时有哪些注意事项	5	少 1 条扣 1 分	
合计	100				

注：操作过程中的第 2 步三种留取标本的方法考核一项

理论提问

1. 收集尿培养标本的目的？

答：用于细菌培养或细菌敏感实验，以了解病情，协助临床诊断和治疗。

2. 采集尿标本时有哪些注意事项？

答：①标本采集前应向患者解释检查目的及需配合的注意事项。②尿标本最好为清晨第一次尿液，因尿液浓度较高，未受到食物影响，结果较为准确。③采集尿培养过程中应绝对保持无菌，以免污染尿液。④当尿培养及抗生素治疗的医嘱同时出现时，须先收集尿液培养再给予抗生素药物治疗。⑤采集尿液过程中，若尿液置于室温下超过 30min 时，必须予以适当储存，如冷藏或加入防腐剂防止尿液变质。⑥多次尿液储存于同一容器内，时间过久会产生沉淀，留取标本前应先混匀尿液。⑦标本采集后应核对化验单后尽快送检。

（王 慧 修 红）

四、痰标本采集技术操作考核评分标准

科室＿＿＿＿＿＿＿＿＿＿ 姓名＿＿＿＿＿＿＿＿ 考核人员＿＿＿＿＿＿＿＿ 考核日期：　年　月　日

项目	总分 （分）	技术操作要求	标分 （分）	评分标准	扣分 （分）
仪表	5	仪表、着装符合护士礼仪规范	5	1 项不合要求扣 2 分	
操作前准备	8	1. 洗手，戴口罩 2. 核对医嘱单、执行单、检验项目与标本容器是否相符，贴好标签 3. 备齐用物，用物放置合理、有序，依次检查所备物品，保证安全有效 （1）治疗车上层：执行单、集痰器、检验单贴、吸痰用物（吸引器、吸痰管）、生理盐水、无菌手套 （2）治疗车下层：弯盘、速干手消毒剂、医疗垃圾袋、生活垃圾袋	2 3 3	未核对扣 3 分 其余 1 项不合要求扣 1 分	
安全评估	12	1. 备齐用物携至床旁，核对患者。询问患者姓名，查看床头牌、手腕带与执行单是否一致 2. 评估患者病情，意识状态及合作程度，解释留取标本目的、方法及配合指导正确 3. 评估患者口腔黏膜和咽部情况 4. 周围环境整洁，光线明亮 5. 与患者沟通时语言规范，态度和蔼	3 3 3 2 1	未查对扣 3 分 未查对床头牌、手腕带、患者各扣 2 分 查对患者姓名不规范扣 2 分 少评估 1 项扣 1 分 其余 1 项不合要求扣 2 分	

续表

项目	总分（分）	技术操作要求	标分（分）	评分标准	扣分（分）
操作过程（3种选其一）	60	1. 协助患者取舒适卧位	3	未核对1次扣3分	
		2. 核对检验单、标本容器是否相符	2	核对内容不全少1项扣1分	
		3. 收集痰液标本		查对患者姓名不规范扣2分	
		患者能自主咳痰		污染1次扣2分	
		（1）请患者清晨醒来未进食前先漱口	10	消毒试管口不规范扣5分	
		（2）数次深呼吸后用力咳出气管深处的痰液	20	污染试管扣30分	
		（3）盛于痰盒内	10	未及时洗手扣2分	
		（4）盖好痰盒（如需留取痰培养，要保持标本容器的无菌）	5	未注明标本留取时间扣5分	
		无法咳痰或不合作的患者			
		（1）协助患者取适当卧位	2		
		（2）由下向上叩击患者的背部	10		
		（3）戴好无菌手套	8		
		（4）无菌集痰器分别连接吸引器和无菌吸痰管	5		
		（5）按吸痰法将痰吸入无菌集痰器中，加盖	20		
		24h痰标本采集			
		（1）请患者留取痰液在广口集痰器内	5		
		（2）从清晨（7：00）醒来，未进食前	5		
		（3）漱口后第一口痰开始留取	5		
		（4）次日晨（7：00）未进食前	5		
		（5）漱口后第一口痰作为结束	5		
		（6）将24h的全部痰液吐入广口集痰器中，加盖	15		
		（7）安全评估：嘱患者不可将唾液、漱口水、鼻涕混入痰标本中，避免痰液黏附在容器壁上（正常人痰液量每日约25ml或无痰液）	5		
		4. 留取标本后，根据患者需要给予漱口或口腔护理，使患者感觉舒适	3		
		5. 手消毒	1		
		6. 再次核对，签名	4		
		7. 询问患者的感受，交代注意事项	2		
操作后	5	1. 协助患者取舒适体位，整理床单位	1	1处不合要求扣1分	
		2. 用物处理正确，按要求及时送检标本	2		
		3. 洗手，记录	2		
评价	5	1. 操作准确、无不适反应	2	操作不熟练扣4分	
		2. 标本处理正确及时送检	1	操作时间每延长30s扣1分	
		3. 操作时间5min	2		
理论提问	5	1. 痰标本采集的目的是什么	5	少1条扣1分	
		2. 痰标本采集的注意事项有哪些			
合计	100				

理论提问

1. 痰标本采集的目的是什么？

答：①评估患者痰液的量、色、气味及浓稠度。②了解患者疾病的进展及治疗成效。③收集患者痰液做细菌培养、细胞学等检查，以协助诊断。

2. 痰标本采集的注意事项有哪些？

答：①护士在采集过程中要注意根据检查目的选择正确的容器。②患者做痰培养及痰液病理细胞检查时，应及时送检。③留取 24h 痰液时，要注明起止时间。

（王 慧 修 红）

五、咽拭子培养标本采集技术操作考核评分标准

科室＿＿＿＿＿＿＿＿＿ 姓名＿＿＿＿＿＿＿ 考核人员＿＿＿＿＿＿＿ 考核日期：　年　月　日

项目	总分（分）	技术操作要求	标分（分）	评分标准	扣分（分）
仪表	5	仪表、着装符合护士礼仪规范	5	1 项不合要求扣 2 分	
操作前准备	8	1. 洗手，戴口罩	2	未核对扣 3 分 其余 1 项不合要求扣 1 分	
		2. 核对医嘱单、执行单，检验标签与咽拭子培养管是否相符，贴好标签	3		
		3. 备齐用物，用物放置合理、有序，依次检查所备物品，保证安全有效	3		
		（1）治疗车上层：执行单、检验标签、无菌长棉签、咽拭子培养管、压舌板、酒精灯、火柴。必要时备手电筒			
		（2）治疗车下层：弯盘、速干手消毒剂、医疗垃圾袋、生活垃圾袋			
安全评估	12	1. 备齐用物携至床旁，核对患者。询问患者姓名，查看床头牌、手腕带与执行单是否一致	3	未核对扣 3 分 未核对床头牌、手腕带、患者各扣 2 分 核对患者姓名不规范扣 2 分 其余 1 项不合要求扣 2 分	
		2. 评估患者病情，临床诊断和目前的病情、治疗情况，解释操作目的和方法，取得患者配合	3		
		3. 评估患者口腔黏膜和咽部感染情况。了解患者的进食时间	3		
		4. 周围环境整洁，光线明亮	2		
		5. 与患者沟通时语言规范，态度和蔼	1		
操作过程	60	1 协助患者取舒适卧位	2	未核对 1 次扣 3 分 核对内容不全少 1 项扣 1 分 核对患者姓名不规范扣 2 分 污染 1 次扣 2 分 消毒试管口不规范扣 5 分 未注明标本留取时间扣 5 分 棉签触及其他部位扣 5 分 污染标本扣 30 分	
		2. 核对检验单、标本容器是否相符	3		
		3. 点燃酒精灯	2		
		4. 协助患者用清水漱口	5		
		5. 嘱患者张口发"啊"音，充分暴露咽喉部，必要时可使用压舌板	5		
		6. 用无菌长棉签轻柔、迅速的擦拭两侧腭弓、咽及扁桃体上的分泌物	15		
		7. 试管口在酒精灯火焰上部消毒，棉签插入试管，并折去手持部分，塞紧瓶塞	10		
		8. 熄灭酒精灯	2		
		9. 注明标本留取时间	5		
		10. 手消毒	1		
		11. 再次核对，签名	4		
		12. 询问患者感受	2		
		13. 标本及时送检	4		
操作后	5	1. 协助患者取舒适体位，整理床单位	1	1 项不合要求扣 2 分	
		2. 用物处理正确，按要求及时送检标本	2		
		3. 洗手，记录	2		

续表

项目	总分（分）	技术操作要求	标分（分）	评分标准	扣分（分）
评价	5	1. 操作准确，患者痛感较小、无不适反应 2. 标本处理正确及时送检 3. 操作时间 5min	2 1 2	操作不熟练扣 4 分 操作时间每延长 30s 扣 1 分	
理论提问	5	1. 咽拭子培养标本采集的目的是什么 2. 咽拭子培养标本采集的注意事项有哪些	5	少 1 条扣 1 分	
合计	100				

理论提问

1. 咽拭子培养标本采集的目的是什么？

答：从咽部和扁桃体取分泌物做细菌培养或病毒分离以协助诊断。

2. 咽拭子培养标本采集的注意事项有哪些？

答：①做真菌培养时，须在口腔溃疡面采集分泌物。②操作过程中，应注意瓶口消毒，保持容器无菌，避免交叉感染。③避免在进食后 2h 内留取标本，以防呕吐。④最好在使用抗生素治疗前采集标本。

（王　慧　修　红）

第九节　各种给药技术操作考核评分标准

一、口服给药技术操作考核评分标准

科室＿＿＿＿＿＿＿＿＿　姓名＿＿＿＿＿＿＿　考核人员＿＿＿＿＿＿＿　考核日期：　　年　月　日

项目	总分（分）	技术操作要求	标分（分）	评分标准	扣分（分）
仪表	5	仪表、着装符合护士礼仪规范	5	1 项不合要求扣 2 分	
操作前准备	8	1. 洗手、戴口罩 2. 核对医嘱单、执行单、所发的药物 3. 备齐用物，用物放置合理、有序，依次检查所备物品，保证安全有效 （1）治疗车上层：执行单、药物、温开水。必要时备量杯、研磨器 （2）治疗车下层：弯盘、速干手消毒剂、医疗垃圾袋、生活垃圾袋	2 3 3	未核对扣 3 分 物品少 1 样扣 1 分 其余 1 项不合要求扣 1 分	
安全评估	12	1. 备齐用物携至床旁，核对患者。询问患者姓名，查看床头牌、手腕带与执行单是否一致 2. 询问、了解患者的身体及自理情况、药物过敏史及药物使用情况，解释操作目的和方法，取得患者配合	3 3	未核对扣 3 分 未核对床头牌、手腕带、患者各扣 2 分 核对患者姓名不规范扣 2 分	

项目	总分（分）	技术操作要求	标分（分）	评分标准	扣分（分）
		3. 了解患者吞咽能力、有无口腔或食管疾病及是否有恶心、呕吐等	3	未评估过敏史扣2分 未评估吞咽情况扣2分 其余少评估1项扣1分	
		4. 周围环境整洁，光线明亮	2		
		5. 与患者沟通时语言规范，态度和蔼	1		
操作过程	60	1. 协助患者取舒适体位	3	未核对1次扣3分 核对内容不全少1项扣1分 核对患者姓名不规范扣2分 安全评估少1条扣5分 其余1项不合要求扣2分	
		2. 备好温开水	2		
		3. 再次核对患者及药物，准确无误后才能发药	10		
		4. 协助患者服药，确认药物服下	10		
		5. 口述：鼻饲患者给药时，应当将药物研碎溶解后由胃管注入	5		
		6. 安全评估：若患者需服用强心苷类药物，服药前须先测脉搏、心率，注意节律变化，若脉率低于60次/分，禁服	5		
		7. 安全评估：若为水剂，一手持量杯，拇指置于所需刻度，并使其刻度与视线平。另一手将药瓶标签一面朝上，倒药至所需刻度处	5		
		8. 若患者不在病房或因故暂不能服药者，暂不发药，并在执行单上标记，做好交班	5		
		9. 手消毒	1		
		10. 再次核对患者姓名、药名并签字	5		
		11. 告知药物服用的注意事项	5		
		12. 密切观察并询问患者反应	4		
操作后	5	1. 协助患者取舒适体位	1		
		2. 整理用物	2		
		3. 洗手，签名，记录服药时间	2		
评价	5	1. 操作熟练、"三查七对"观念强	3	操作不熟练扣4分 操作时间每延长30s扣1分	
		2. 操作时间5min	2		
理论提问	5	1. 口服给药的目的有哪些 2. 口服给药的注意事项是什么	5	少1条扣1分	
合计	100				

理论提问

1. 口服给药的目的有哪些？

答：按照医嘱正确为患者实施口服给药并观察药物作用。用于预防、诊断和治疗疾病。

2. 口服给药的注意事项是什么？

答：①严格执行查对制度。②剂量要准确，同时服用几种水剂时，应分别倒入药杯内。③按照医嘱按时给药，发药前应收集患者有关资料，因特殊检查及手术而需禁食者，暂不发药并做好交班。④对易发生变态反应的药物应在使用前了解患者有无过敏史。⑤了解患者所服药物的作用、不良反应以及某些药物服用的特殊要求，做必要宣教。⑥发药时，患者如提出疑问，应重新核对，确认无误后方可发药。⑦发药时随时观察服药效果和不良反应，必要时与医师联系。

（柳国芳 姜 艳）

二、超声雾化吸入技术操作考核评分标准

科室＿＿＿＿＿＿＿＿ 姓名＿＿＿＿＿＿ 考核人员＿＿＿＿＿＿ 考核日期： 年 月 日

项目	总分（分）	技术操作要求	标分（分）	评分标准	扣分（分）
仪表	5	仪表、着装符合护士礼仪规范	5	1项不合要求扣2分	
操作前准备	8	1. 洗手，戴口罩 2. 核对医嘱单、执行单、药物 3. 备齐用物，用物放置合理、有序，依次检查所备物品，保证安全有效 （1）治疗车上层：治疗盘内放置雾化管道、蒸馏水、水温计、药液、60ml注射器、纱布、治疗巾 （2）治疗车下层：弯盘、速干手消毒剂、含消毒液桶、医疗垃圾袋、生活垃圾袋 4. 根据医嘱正确配药 （1）水槽内加入蒸馏水250ml，浸没雾化罐底透声膜 （2）根据医嘱，将所需药液稀释至30～50ml，加入雾化罐内，将盖盖紧	1 3 2 2	未核对1次扣3分 物品缺1件扣1分 药液不准或浪费扣3分 其余1项不合要求扣1分	
安全评估	12	1. 备齐用物携至床旁，核对患者。询问患者姓名，查看床头牌、手腕带与执行单是否一致 2. 向患者解释操作目的、方法及如何配合。评估患者病情及合作程度 3. 评估患者呼吸道是否感染、通畅，痰液情况。患者口腔黏膜有无感染、溃疡等 4. 环境安静、清洁 5. 与患者沟通时语言规范，态度和蔼	3 3 3 2 1	未核对扣3分 未核对床头牌、患者手腕带、患者各扣2分 核对患者姓名不规范扣2分 少评估1项扣1分 其余1项不合要求扣1分	
操作过程	60	1. 患者体位舒适、摆放正确 2. 打开治疗盘，颌下放置治疗巾 3. 正确连接雾化机管道 4. 接通电源 5. 开预热开关3～5min后，再开工作开关 6. 定好时间为15～20min 7. 调节雾量，一般用中挡 8. 再次核对患者 9. 将口含嘴放入口中或将面罩放置合适 10. 指导患者做均匀深呼吸，学会用口吸气、鼻呼气（安全评估：使用过程中水槽内温度＞60℃时应更换冷蒸馏水，换水时要关机进行） 11. 注意观察患者病情变化并及时通知医师 12. 雾化完毕后，去除面罩或口含嘴 13. 先关闭工作开关，再关闭预热开关，最后关闭电源 14. 将管道置于含消毒液桶内（一次新管道放入医疗垃圾袋内） 15. 帮助患者擦净面部，撤治疗巾 16. 安全评估：必要时协助患者排痰 17. 手消毒 18. 再次核对，签名 19. 询问患者感受，交代注意事项	2 2 5 2 5 3 3 3 3 6 3 3 6 2 3 2 1 4 2	未核对扣3分 核对内容不全1项扣1分 核对患者姓名不规范扣2分 观察病情不仔细扣2分 沾湿床单、盖被扣2分 雾化过程中未与患者交流扣5分 雾化时间不正确扣2分 雾化完毕未询问患者感受扣2分 未指导患者正确呼吸扣5分 其余1项不合要求扣1分	

续表

项目	总分（分）	技术操作要求	标分（分）	评分标准	扣分（分）
操作后	5	1. 帮助患者取舒适卧位，整理床单位 2. 用物处理正确 3. 洗手、记录	2 1 2	1项不合要求扣1分	
评价	5	1. 动作轻巧、准确、操作规范 2. 患者感觉舒适，雾化效果好 3. 操作时间5min	1 2 2	1项不合要求扣1分 操作时间每延长30s扣1分	
理论提问	5	1. 如何指导患者进行正确的雾化吸入 2. 雾化吸入的目的是什么	5	少1条扣1分	
合计	100				

理论提问

1. 如何指导患者进行正确的雾化吸入？

答：①指导患者雾化吸入时采用口吸气、鼻呼气的方法。②告知患者在雾化吸入过程中出现不适时及时通知医护人员。

2. 雾化吸入的目的是什么？

答：①协助患者消炎、镇咳、祛痰。②帮助患者解除支气管痉挛，改善通气功能。③预防、治疗患者发生呼吸道感染。

（修 红 张 惠）

三、氧驱动雾化吸入技术操作考核评分标准（面罩式/口含式）

科室_____ 姓名_____ 考核人员_____ 考核日期： 年 月 日

项目	总分（分）	技术操作要求	标分（分）	评分标准	扣分（分）
仪表	5	仪表、着装符合护士礼仪规范	5	1项不合要求扣2分	
操作前准备	8	1. 洗手，戴口罩 2. 核对医嘱单、执行单、药物 3. 备齐用物，用物放置合理、有序，依次检查所备物品，保证安全有效 （1）治疗车上层：执行单、治疗盘内放一次性雾化吸入器1套、治疗巾、生理盐水、药液、5ml注射器、纱布、氧气装置1套 （2）治疗车下层：弯盘、含消毒液桶、速干手消毒剂、医疗垃圾袋、生活垃圾袋 4. 根据医嘱配制雾化液并注入雾化器内，检查雾化器有无漏液情况	1 3 2 2	未核对扣3分 药液配制不准确或有浪费现象扣4分 其余1项不合要求扣1分	

续表

项目	总分 （分）	技术操作要求	标分 （分）	评分标准	扣分 （分）
安全评估	12	1. 备齐用物携至床旁，核对患者。询问患者姓名，查看床头牌、手腕带与执行单是否一致 2. 向患者解释操作目的、方法及如何配合。评估患者病情及合作程度 3. 评估患者呼吸道是否感染、通畅，痰液情况。患者口腔黏膜有无感染、溃疡等 4. 环境安静、清洁 5. 与患者沟通时语言规范，态度和蔼	3 3 3 2 1	未核对床头牌、手腕带、患者各扣2分 核对患者姓名不规范扣2分 少评估1项扣1分 其余1项不合要求扣1分	
操作过程	60	1. 抬高床头，取舒适卧位或坐位 2. 安装氧气装置 3. 患者颌下铺治疗巾 4. 将氧驱动雾化管道与氧气装置连接 5. 调节氧气流量，一般为6～8L/min 6. 再次核对患者及药物 7. 将面罩戴在患者口鼻部（若为口含式应正确指导患者使用口含嘴，学会用口吸气、鼻呼气） 8. 指导患者做均匀深呼吸 9. 注意观察患者病情变化并及时通知医师 10. 雾化完毕后，去除雾化器 11. 关闭氧气 12. 帮助患者擦净面部 13. 必要时协助患者排痰 14. 手消毒 15. 再次核对并签名 16. 询问患者感受	2 3 2 5 5 3 10 5 5 3 3 3 3 3 3 2	未核对1次扣3分 核对内容不全少1项扣1分 核对患者姓名不规范扣2分 操作方法不规范扣5分 操作过程有漏扣3分 面罩未完全遮盖口鼻扣3分 未手消毒扣2分 未询问患者感受扣3分 其余1项不合要求扣2分	
操作后	5	1. 帮助患者取舒适卧位，整理床单位 2. 用物处理正确 3. 洗手，记录	2 1 2	1项不合要求扣1分	
评价	5	1. 患者感觉舒适，雾化效果好 2. 操作时间3min	2 3	1项不合要求扣1分 操作时间每延长30s扣1分	
理论提问	5	氧驱动雾化吸入的目的是什么	5	少1条扣1分	
合计	100				

理论提问

氧驱动雾化吸入的目的是什么？

答：①协助患者消炎、镇咳、祛痰。②帮助患者解除支气管痉挛，改善通气功能。③预防、治疗患者发生呼吸道感染。

（修　红　王　华）

四、皮内注射技术操作考核评分标准（青霉素过敏试验）

科室＿＿＿＿＿＿＿＿＿ 姓名＿＿＿＿＿＿＿ 考核人员＿＿＿＿＿＿＿ 考核日期：　　年　月　日

项目	总分（分）	技术操作要求	标分（分）	评分标准	扣分（分）
仪表	5	仪表、着装符合护士礼仪规范	5	1项不合要求扣2分	
操作前准备	8	1. 洗手、戴口罩 2. 核对医嘱、执行单、药物 3. 备齐用物，用物放置合理、有序，依次检查所备物品及药品，保证安全有效 （1）治疗车上层：注射盘内放75%酒精或0.9%生理盐水、棉签、20ml注射器2支、1ml注射器2支、青霉素（400万U）、砂轮、0.9%生理盐水、起子、2ml注射器1支、盐酸肾上腺素1支 （2）治疗车下层：弯盘、速干手消毒剂、锐器盒、医疗垃圾袋、生活垃圾袋	2 3 3	未核对扣3分 物品准备每少1件扣1分 其余1项不合要求扣1分	
安全评估	12	1. 备齐用物携至床旁，核对患者。询问患者姓名，查看床头牌、手腕带与执行单是否一致 2. 了解患者病情、合作程度，解释操作目的、方法及如何配合 3. 询问有无过敏史 4. 评估患者局部皮肤、注射部位情况 5. 环境安静、清洁、舒适 6. 与患者沟通时语言规范，态度和蔼	3 2 4 1 1 1	未核对扣3分 未核对床头牌、手腕带、患者各扣2分 核对患者姓名不规范扣2分 少评估1项扣1分 其余1项不合要求扣1分	
操作过程	60	1. 协助患者取舒适体位 2. 将弯盘置于治疗车上层 3. 再次检查药物质量及有效期 4. 开启生理盐水瓶，注明开瓶时间及"化青霉素专用"字样 5. 开启青霉素中心铝盖，常规消毒青霉素与生理盐水瓶塞，自然晾干 6. 检查20ml注射器，抽吸20ml生理盐水，稀释青霉素，摇匀（每毫升含青霉素20万U） 7. 检查1ml注射器，取上液0.1ml+生理盐水至1ml，摇匀（每毫升含青霉素2万U） 8. 取上液0.1ml+生理盐水至1ml，摇匀（每毫升含青霉素2000万U） 9. 取上液0.25ml+生理盐水至1ml，摇匀（每毫升含青霉素500U） 10. 再次核对床号、姓名，询问过敏史 11. 选择注射部位，75%酒精（0.9%生理盐水）以穿刺点为中心消毒皮肤2遍，直径＞5cm，自然晾干 12. 排出注射器内的空气 13. 左手绷紧前臂掌侧下段皮肤，右手平执笔式持针，针尖斜面向上与皮肤成5°进针 14. 针头斜面朝上，完全进入皮内后，放平注射器，以左手拇指固定针栓，右手推注药液0.1ml（含50U），使局部形成一小皮丘 15. 注射毕，迅速拔出针头	2 2 3 3 3 5 3 3 3 5 5 2 5 5 2	未核对1次扣3分 核对内容不全少1项扣1分 核对患者姓名不规范扣2分 皮试液配制不准确1次扣3分 未摇匀注射器内的药液每次扣2分 违反无菌原则1次扣2分 排气手法不正确扣2分 药液浪费1次扣2分 消毒后未待干扣5分 进针角度、深度不正确扣3分 未签名扣2分 操作面不洁扣2分 针头斜面错误扣2分 推入药液过多或过少扣2分 注射部位不准确扣2分 其余1项不合要求扣1分	

项目	总分 （分）	技术操作要求	标分 （分）	评分标准	扣分 （分）
		16. 手消毒 17. 再次核对患者、皮试液并签名 18. 询问患者感受，交代注意事项 19. 安全评估：如患者需做 2 种药物过敏试验，中间间隔至少 30min	1 4 2 2		
操 作 后	5	1. 协助患者取舒适体位，交代注意事项 2. 处理用物方法正确。20min 后由 2 名护士观察结果 3. 洗手，记录	1 2 2	未交代注意事项扣 2 分 判断时间不准确扣 5 分	
评 价	5	1. 操作熟练、无菌观念强 2. 各项核对准确无误。皮试液配制准确 3. 操作时间 10min	1 2 2	操作不熟练扣 4 分 操作时间每延长 30s 扣 　1 分	
理论 提问	5	1. 皮内注射的目的是什么 2. 如何判断青霉素试验的结果 3. 皮内注射的操作并发症有哪些 4. 皮内注射的注意事项有哪些	5	少 1 条扣 1 分	
合计	100				

理论提问

1. 皮内注射的目的是什么？

答：用于药物的皮肤过敏试验、预防接种及局部麻醉的前驱步骤。

2. 如何判断青霉素试验的结果？

答：①阴性，皮丘无改变，周围不红肿，无红晕、无自觉症状。②阳性，皮丘隆起增大，出现红晕，直径大于 1cm，周围有伪足伴局部痒感。严重时可有头晕、心慌、恶心，甚至出现过敏性休克。

3. 皮内注射的操作并发症有哪些？

答：①如患者对皮试药物有过敏史，禁止皮试。②皮试药液要现用现配，剂量要准确，并备肾上腺素等抢救药品及物品。③皮试结果阳性时，应告知医师、患者及其家属，并在病历、护理记录单、一览表、床头卡标识。

4. 皮内注射的注意事项有哪些？

答：①疼痛。②局部组织反应。③注射失败。④虚脱。⑤过敏性休克。⑥疾病传播。

（王　薇　脱　淼）

五、皮下注射技术操作考核评分标准

科室＿＿＿＿＿＿＿　姓名＿＿＿＿＿＿＿　考核人员＿＿＿＿＿＿＿　考核日期：　　年　月　日

项目	总分（分）	技术操作要求	标分（分）	评分标准	扣分（分）
仪表	5	仪表、着装符合护士礼仪规范	5	1项不合要求扣2分	
操作前准备	8	1. 洗手，戴口罩 2. 核对医嘱单、执行单、药物 3. 备齐用物，用物放置合理、有序，依次检查所备物品、药品，保证安全有效 （1）治疗车上层：执行单，注射盘内放置安尔碘、棉签、注射器、药液、砂轮、盐酸肾上腺素1支 （2）治疗车下层：弯盘、锐器盒、速干手消毒剂、医疗垃圾袋、生活垃圾袋	2 3 3	未核对扣3分 物品准备每少1件扣1分 其余1项不合要求扣1分	
安全评估	12	1. 备齐用物携至床旁，核对患者。询问患者姓名，查看床头牌、手腕带与执行单是否一致 2. 了解患者病情、合作程度，解释操作目的、方法及如何配合，询问有无过敏史 3. 评估患者局部皮肤、注射部位情况 4. 环境安静、清洁、舒适 5. 与患者沟通时语言规范，态度和蔼	3 3 3 2 1	未核对扣3分 未核对床头牌、患者手腕带、患者各扣2分 核对患者姓名不规范扣2分 少评估1项扣1分 其余1项不合要求扣1分	
操作过程	60	1. 将弯盘置于治疗车上层 2. 再次检查药液与执行单是否一致 3. 将安瓿顶端的药液弹下 4. 用消毒后砂轮切割安瓿 5. 消毒砂轮锯过的安瓿部位，打开安瓿 6. 再次检查注射器外包装并正确取出注射器 7. 抽吸药液，放置于治疗盘内 8. 协助患者取正确体位 9. 适度暴露注射部位，查看局部皮肤，确认注射部位 10. 以穿刺点为中心消毒皮肤2遍，直径＞5cm，自然晾干 11. 再次核对执行单、药物与患者是否一致，向患者解释 12. 排尽注射器内空气 13. 左手绷紧皮肤，右手持注射器，示指固定针栓，针头斜面向上与皮肤成30°～40°进针，进针深度为针头的1/2～2/3为宜 14. 左手示指、拇指回抽注射器 15. 如无回血，缓慢推注药液 16. 注射后快速拔针，按压片刻 17. 手消毒 18. 再次核对并签名 19. 询问患者的感受，交代注意事项	1 3 1 5 3 3 5 5 5 5 3 2 5 3 2 2 1 4 2	未核对扣3分 无菌注射盘的使用不正确、污染扣2分 污染1次扣2分 药液浪费扣2分 抽吸药液手法不正确扣2分 未核对扣3分 核对内容不全少1项扣1分 核对患者姓名不规范扣2分 消毒后未待干扣5分 排气手法不正确扣2分 药液倒流扣2分 注射角度不准确扣2分 进针深度不正确扣3分 其余1项不合要求扣1分	
操作后	5	1. 整理床单位，爱护体贴患者 2. 物品处理正确 3. 洗手，记录	1 2 2	1项不合要求扣1分	
评价	5	1. 动作轻巧、准确，操作方法规范 2. 患者感觉舒适，痛感较小 3. 操作时间3min	2 1 2	操作不熟练扣4分 操作时间每延长30s扣1分	

续表

项目	总分（分）	技术操作要求	标分（分）	评分标准	扣分（分）
理论提问	5	1. 皮下注射的注意事项有哪些 2. 皮下注射的目的是什么 3. 皮下注射的操作并发症有哪些	5	少 1 条扣 1 分	
合计	100				

理论提问

1. 皮下注射的注意事项有哪些？

答：①严格执行核对制度和无菌操作原则。②对皮肤有刺激的药物一般不做皮下注射。③护士在注射前详细询问患者的用药史。④对过于消瘦者，护士可捏起局部组织，适当减小穿刺角度，进针角度不宜超过 45°，以免刺入肌层。

2. 皮下注射的目的是什么？

答：①注入小剂量药物，用于不宜口服给药而需在一定时间内发生药效时。②预防接种。③局部麻醉用药。

3. 皮下注射的操作并发症有哪些？

答：①出血。②硬结形成。③低血糖反应。④其他并发症，针头弯曲或针头折断。

（修　红　柳国芳）

六、肌内注射技术操作考核评分标准

科室＿＿＿＿＿＿＿＿＿＿　姓名＿＿＿＿＿＿＿＿　考核人员＿＿＿＿＿＿＿　考核日期：　　年　月　日

项目	总分（分）	技术操作要求	标分（分）	评分标准	扣分（分）
仪表	5	仪表、着装符合护士礼仪规范	5	1 项不合要求扣 2 分	
操作前准备	8	1. 洗手，戴口罩 2. 核对医嘱单、执行单、药物 3. 备齐用物，用物放置合理、有序，依次检查所备物品，保证安全有效 （1）治疗车上层：执行单，注射盘内放置安尔碘、棉签、注射器、药物、砂轮、盐酸肾上腺素 1 支 （2）治疗车下层：弯盘、速干手消毒剂、锐器盒、医疗垃圾袋、生活垃圾袋	2 3 3	未查对扣 3 分 物品准备每少 1 件扣 1 分 其余 1 项不合要求扣 1 分	
安全评估	12	1. 携用物至患者床前，查对患者，询问患者姓名，查看手腕带与执行单是否一致 2. 了解患者病情、合作程度。解释操作目的、方法及如何配合，询问有无过敏史 3. 环境安静、清洁、舒适，注意保护患者隐私 4. 评估注射部位状况 5. 与患者沟通时语言规范，态度和蔼	3 3 2 3 1	未查对患者扣 3 分 未查对床头牌、患者手腕带各扣 2 分 查对患者姓名不规范扣 2 分 其余 1 项不合要求扣 1 分	

项目	总分（分）	技术操作要求	标分（分）	评分标准	扣分（分）
操作过程	60	1. 将弯盘置于治疗车上层 2. 再次检查药物名称与执行单是否一致 3. 将安瓿顶端的药液弹下 4. 用消毒后砂轮切割安瓿 5. 消毒砂轮锯过的安瓿部位，折断安瓿 6. 再次检查注射器外包装并正确取出注射器 7. 抽吸药液，放置于治疗盘内 8. 协助患者取正确体位 9. 适度暴露注射部位，查看局部皮肤，确认注射部位 10. 以穿刺点为中心消毒皮肤2遍，直径>5cm，自然晾干 11. 再次核对执行单、药物与患者是否一致，向患者解释 12. 排尽注射器内空气 13. 左手绷紧皮肤，右手持注射器，中指固定针栓，将针头迅速垂直刺入1/2～2/3为宜，松开左手 14. 回抽注射器活塞，如无回血，缓慢推注药液 15. 注射后快速拔针，按压片刻 16. 手消毒 17. 再次核对，执行单签名 18. 询问患者的感受，交代注意事项	1 3 2 3 4 3 5 5 5 5 3 2 5 5 2 1 4 2	未查对扣3分 查对不规范扣2分 未查对床头牌、手腕带、患者、药物各扣1分 无菌注射盘的使用不正确、污染扣2分 污染1次扣2分 药液浪费扣2分 药液倒流扣2分 抽吸药液手法不正确扣2分 注射器针头污染未更换扣60分 消毒后未待干扣5分 排气手法不正确扣2分 其余1项不合要求扣1分	
操作后	5	1. 整理床单位，爱护体贴患者 2. 物品处理正确 3. 洗手，记录	1 2 2	1项不合要求扣1分	
评价	5	1. 动作轻巧、准确，操作方法规范 2. 患者感觉舒适，痛感较小 3. 操作时间3min	2 1 2	操作不熟练扣4分 操作时间每延长30s扣1分	
理论提问	5	1. 肌内注射的注意事项有哪些 2. 肌内注射时发生针头弯曲或针体折断的处理措施有哪些 3. 肌内注射的并发症有哪些	5	少1条扣1分	
合计	100				

理论提问

1. 肌内注射的注意事项有哪些?

答：①需要两种药物同时注射时，应注意配伍禁忌。②选择合适的注射部位，避免刺伤神经和血管，无回血时方可注射。③注射部位应避开炎症、硬结、瘢痕等部位。④对经常注射的患者，应当更换注射部位。⑤注射时切勿将针梗全部刺入，以防针梗从根部折断。

2. 肌内注射时针头弯曲或针体折断的处理措施有哪些?

答：①如出现针头弯曲，应查明弯曲的原因，更换针头后重新注射。②如发生针体折断，医务人员应保持镇静，同时稳定患者情绪，让患者保持原体位，勿移动肢体或做肢体收缩动作，防止断在体内的针体移位，迅速用止血钳将折断的针体拔出，如针体已完全没入皮肤，则需在 X 线下通过手术将针体取出。

3. 肌内注射的并发症有哪些？

答：①疼痛。②神经性损伤。③局部或全身感染。④针头堵塞。⑤针头弯曲或针头折断。

（修 红 柳国芳）

七、静脉注射技术操作考核评分标准

科室_____ 姓名_____ 考核人员_____ 考核日期： 年 月 日

项目	总分（分）	技术操作要求	标分（分）	评分标准	扣分（分）
仪表	5	仪表、着装符合护士礼仪规范	5	1项不合要求扣2分	
操作前准备	8	1. 洗手，戴口罩 2. 核对医嘱单、执行单、药物 3. 备齐用物，用物放置合理、有序，依次检查所备物品、药品，保证安全有效 （1）治疗车上层：执行单，治疗盘内置安尔碘、棉签、一次性注射器、药物、盐酸肾上腺素1支；备胶布、砂轮 （2）治疗车下层：弯盘、止血带、速干手消毒剂、锐器盒、医疗垃圾袋、生活垃圾袋	2 3 3	未核对扣3分 物品缺1件扣1分 其余1项不合要求扣1分	
安全评估	12	1. 备齐用物携至床旁，核对患者。询问患者姓名，查看床头牌、手腕带与执行单是否一致 2. 了解患者病情、合作程度，解释操作目的、方法及如何配合，询问有无过敏史 3. 评估患者局部皮肤、血管情况 4. 环境安静、清洁、舒适 5. 与患者沟通时语言规范，态度和蔼	3 3 3 2 1	未核对扣3分 未核对床头牌、手腕带、患者各扣2分 核对患者姓名不规范扣2分 少评估1项扣1分 其余1项不合要求扣1分	
操作过程	60	1. 将弯盘置于治疗车上层 2. 核对执行单与药物是否一致 3. 检查药液并将安瓿顶端的药液弹下 4. 用消毒后砂轮切割安瓿 5. 消毒砂轮锯过的安瓿部位，打开安瓿 6. 检查并正确取出注射器 7. 抽吸药液，放置于治疗盘内 8. 协助患者取正确卧位 9. 选择合适静脉 10. 在穿刺处上方6cm处扎止血带 11. 以穿刺点为中心消毒皮肤2遍，直径>5cm，自然晾干 12. 再次核对执行单、药物与患者是否一致，向患者解释 13. 排尽注射器内空气 14. 以一手拇指绷紧静脉下端的皮肤使其固定，另一手持注射器，示指固定针栓，针头斜面向上，与皮肤成15°～30°进针，见回血后，再进入少许 15. 成功后松止血带 16. 固定针头，缓慢推注药液 17. 注射毕，快速拔出针头，将干棉签置于穿刺点上方，按压片刻	1 3 2 5 2 2 5 5 2 2 5 3 2 8 2 2 2	未核对每次扣3分 查对不规范扣2分 未查对床头牌、手腕带、患者、药物各扣1分 无菌注射盘的使用不正确、污染扣2分 污染1次扣2分 药液浪费扣2分 未消毒锯安瓿扣2分 抽吸药液手法不正确扣2分 消毒后未待干扣5分 排气手法不正确扣2分 药液倒流扣2分 注射角度不准确扣2分 进针角度、深度不正确扣3分 按压方法不正确扣2分 其余1项不合要求扣1分	

续表

项目	总分（分）	技术操作要求	标分（分）	评分标准	扣分（分）
		18. 手消毒 19. 再次核对患者姓名及药物并签名 20. 关心患者并询问患者的感受	1 4 2		
操作后	5	1. 整理床单位，爱护体贴患者 2. 物品处理正确 3. 洗手，记录	1 2 2	1项不合要求扣1分	
评价	5	1. 动作轻巧、准确，操作方法规范 2. 患者感觉舒适，痛感较小 3. 操作时间3min	2 1 2	操作不熟练扣4分 操作时间每延长30s扣1分	
理论提问	5	1. 静脉注射的目的是什么 2. 静脉注射的注意事项有哪些 3. 静脉注射的操作并发症有哪些	5	少1条扣1分	
合计	100				

理论提问

1. 静脉注射的目的是什么？

答：①注入药物，用于药物不宜口服、皮下、肌内注射，或需迅速发挥药效时。②注入药物做某些诊断性检查。③静脉营养治疗。

2. 静脉注射的注意事项有哪些？

答：①严格执行核对制度和无菌操作制度。②静脉注射对组织有强烈刺激性的药物，一定要在确认针头在静脉内后方可推注药液，以免药液外溢导致组织坏死。③注射过程中随时观察患者的反应。

3. 静脉注射的操作并发症有哪些？

答：①药物外渗性损伤。②血肿。③静脉炎。④其他并发症，静脉穿刺失败、变态反应。

（修　红　柳国芳）

八、密闭式静脉输液技术操作考核评分标准

科室＿＿＿＿＿＿＿＿　姓名＿＿＿＿＿＿　考核人员＿＿＿＿＿＿考核日期：　年　月　日

项目	总分（分）	技术操作要求	标分（分）	评分标准	扣分（分）
仪表	5	仪表、着装符合护士礼仪规范	5	1项不合要求扣1分	
操作前准备	8	1. 洗手，戴口罩 2. 核对医嘱单、执行单、药物 3. 备齐用物，用物放置合理、有序，依次检查所备物品、药品，保证安全有效	2 3 3	未核对扣3分 物品缺1件扣1分 其余1项不合要求扣1分	

项目	总分（分）	技术操作要求	标分（分）	评分标准	扣分（分）
		（1）治疗车上层：执行单，治疗盘内放置安尔碘、棉签、一次性输液器2套、头皮针2个、药液、2ml注射器1个、盐酸肾上腺素1支、胶布 （2）治疗车下层：弯盘、止血带、网套、速干手消毒剂、锐器盒、医疗垃圾袋、生活垃圾袋			
安全评估	12	1. 备齐用物携至床旁，核对患者。询问患者姓名，查看床头牌、手腕带与执行单是否一致 2. 了解患者病情、合作程度，解释操作目的、方法及如何配合，询问有无过敏史，是否大小便 3. 评估患者局部皮肤、血管情况 4. 环境安静、清洁、舒适 5. 与患者沟通时语言规范，态度和蔼	3 3 3 2 1	未核对扣3分 未核对床头牌、手腕带、患者各扣2分 核对患者姓名不规范扣2分 少评估1项扣1分 其余1项不合要求扣1分	
操作过程	60	1. 协助患者取舒适正确卧位 2. 将弯盘置于治疗车上层 3. 选择穿刺部位 4. 备胶布 5. 再次安全核对药物有效期、有无破损、有无杂质、颜色有无异常、有无浑浊等 6. 打开液体瓶盖并消毒，挂输液架上，自然晾干 7. 检查并打开输液器，将输液器插入液体袋内至根部 8. 排气一次成功（掌握首次排气液体不流出头皮针为原则） 9. 对光检查输液器内有无气泡 10. 将头皮针挂于输液架上（或放置于输液器包装内） 11. 在穿刺处点上方10～15cm处扎止血带 12. 以穿刺点为中心消毒皮肤2遍，直径>5cm，自然晾干 13. 再次核对患者、药物与执行单是否相符 14. 去掉针套，再次排气，关闭调节夹 15. 按静脉注射法穿刺 16. 成功后松止血带 17. 打开调节夹，用胶布固定头皮针 18. 合理调节输液速度 19. 撤止血带 20. 手消毒 21. 再次核对患者及药物并签名 22. 询问患者的感受，交代注意事项	1 1 2 1 5 2 2 3 2 1 2 5 3 3 10 2 2 5 1 1 4 2	未核对1次扣3分 核对内容不全少1项扣1分 核对患者姓名不规范扣2分 污染1次扣2分 药液浪费2分 操作面不洁扣2分 输液器内有气泡2分 输液器内有附壁气泡扣1分 消毒不规范扣2分 消毒后未待干扣5分 手持针头未水平或略朝下扣3分 穿刺角度不正确扣5分 每退针1次扣2分 穿刺失败50分 跨越无菌区1次扣2分 扎止血带时间>2min扣2分 反扎止血带扣2分 胶布固定不牢固扣1分 滴速不正确，每分钟相差5滴扣0.5分，最多扣2分 不看表调节滴速扣2分 输液器低于操作面以下扣1分 其余1项不合要求扣1分	
操作后	5	1. 整理床单位，爱护体贴患者 2. 物品处理正确 3. 洗手，记录	2 1 2	1项不合要求扣1分	
评价	5	1. 操作熟练、无菌、节力、滴注通畅 2. 观察、处理故障正确 3. 操作时间3min	2 1 2	操作不熟练扣4分 操作时间每延长30s扣1分	
理论提问	5	1. 根据哪些因素来调节输液速度 2. 输液过程中常见的输液反应有哪些 3. 静脉输液法的操作并发症有哪些	5	少1条扣1分	
合计	100				

理论提问

1. 根据哪些因素来调节输液速度？

答：根据病情、年龄、药物性质、治疗需要来调节输液滴速，如年老体弱、婴幼儿、心肺疾病的患者输入时滴速宜慢。脱水严重、心肺功能良好者，速度可快。利尿脱水药应快速输入。高渗盐水、含钾药、升压药等滴入速度宜慢。

2. 输液过程中常见的输液反应有哪些？

答：发热反应，循环负荷过重（肺水肿），静脉炎，空气栓塞。

3. 静脉输液法的操作并发症有哪些？

答：发热反应，急性肺水肿，静脉炎，空气栓塞，疼痛，导管堵塞，液体渗漏，穿刺失败。

（柳国芳　修　红）

九、使用 PDA 密闭式静脉输液技术操作考核评分标准

科室_____ 姓名_____ 考核人员_____ 考核日期：　年　月　日

项目	总分（分）	技术操作要求	标分（分）	评分标准	扣分（分）
仪表	5	仪表、着装符合护士礼仪规范	5	1项不合要求扣1分	
操作前准备	8	1. 洗手，戴口罩 2. 核对医嘱单、执行单、药物 3. 备齐用物，用物放置合理、有序，依次检查所备物品、药品，保证安全有效 （1）治疗车上层：执行单、PDA，治疗盘内放置安尔碘、棉签、一次性输液器2套、头皮针2个、药液、2ml注射器1个、盐酸肾上腺素1支、胶布 （2）治疗车下层：弯盘、止血带、网套、速干手消毒剂、锐器盒、医疗垃圾袋、生活垃圾袋	2 3 3	未核对扣3分 物品缺1件扣1分 其余1项不合要求扣1分	
安全评估	12	1. 备齐用物携至床旁，核对患者。询问患者姓名，查看床头牌、手腕带与执行单是否一致 2. 登录PDA护士站，点击"临床输液"，用PDA扫描患者的手腕带、输液贴条形码，核对无误 3. 了解患者病情、合作程度，解释操作目的、方法及如何配合，询问有无过敏史，是否大小便 4. 评估患者局部皮肤、血管情况 5. 环境安静、清洁、舒适，与患者沟通时语言规范，态度和蔼	3 3 2 3 1	未核对扣3分 未核对床头牌、手腕带、患者各扣2分 核对患者姓名不规范扣2分 少评估1项扣1分 其余1项不合要求扣1分	
操作过程	60	1. 协助患者取舒适正确卧位 2. 将弯盘置于治疗车上层 3. 选择穿刺部位 4. 备胶布 5. 再次安全核对药物有效期、有无破损、有无杂质、颜色有无异常、有无浑浊等	1 1 2 1 5	未核对1次扣3分 核对内容不全少1项扣1分 核对患者姓名不规范扣2分 污染1次扣2分 药液浪费扣2分 操作面不洁扣2分	

项目	总分（分）	技术操作要求	标分（分）	评分标准	扣分（分）
		6. 打开液体瓶盖并消毒，挂输液架上，自然晾干	2	输液器内有气泡扣2分	
		7. 检查并打开输液器，将输液器插入液体袋内至根部	2	输液器内有附壁气泡扣1分	
		8. 排气一次成功（掌握首次排气液体不流出头皮针为原则）	3	消毒不规范扣2分	
		9. 对光检查输液器内有无气泡	2	消毒后未待干扣5分	
		10. 将头皮针挂于输液架上（或放置于输液器包装内）	1	手持针头未水平或略朝下扣3分	
		11. 在穿刺处点上方6~8cm处扎止血带	2		
		12. 以穿刺点为中心消毒皮肤2遍，直径>5cm，自然晾干	5	穿刺角度不正确扣5分	
		13. 再次核对患者、药物与执行单是否相符	3	每退针1次扣2分	
		14. 去掉针套，再次排气，关闭调节夹	3	穿刺失败扣50分	
		15. 按静脉注射法穿刺	10	跨越无菌区1次扣2分	
		16. 成功后松止血带	2	扎止血带时间>2min扣2分	
		17. 打开调节夹，用胶布固定头皮针	2	反扎止血带扣2分	
		18. 合理调节输液速度	5	胶布固定不牢固扣1分	
		19. 撤止血带	1	滴速不正确，每分钟相差5滴扣0.5分，最多扣2分	
		20. 手消毒	1	不看表调节滴速扣2分	
		21. 再次核对患者及药物，用PDA扫描操作者姓名条形码，并在执行单上签全名及PDA执行时间	4	输液器低于操作面以下扣1分	
		22. 询问患者的感受，交代注意事项	2	其余1项不合要求扣1分	
操作后	5	1. 整理床单位，爱护体贴患者 2. 物品处理正确 3. 洗手，记录	2 1 2	1项不合要求扣1分	
评价	5	1. 操作熟练、无菌、节力、滴注通畅 2. 观察、处理故障正确 3. 操作时间3min	2 1 2	操作不熟练扣4分 操作时间每延长30s扣1分	
理论提问	5	1. 根据哪些因素来调节输液速度 2. 输液过程中常见的输液反应有哪些 3. 静脉输液法的操作并发症有哪些	5	少1条扣1分	
合计	100				

理论提问

1. 根据哪些因素来调节输液速度？

答：根据病情、年龄、药物性质、治疗需要来调节输液滴速，如年老体弱、婴幼儿、心肺疾病的患者输入时滴速宜慢。脱水严重、心肺功能良好者，速度可快。利尿脱水药应快速输入。高渗盐水、含钾药、升压药等滴入速度宜慢。

2. 输液过程中常见的输液反应有哪些？

答：发热反应，循环负荷过重（肺水肿），静脉炎，空气栓塞。

3. 静脉输液法的操作并发症有哪些？

答：发热反应，急性肺水肿，静脉炎，空气栓塞，疼痛，导管堵塞，液体渗漏，穿刺失败。

（柳国芳　修　红）

十、使用 PDA 更换输液技术操作考核评分标准

科室_____ 姓名_____ 考核人员_____ 考核日期：　年　月　日

项目	总分（分）	技术操作要求	标分（分）	评分标准	扣分（分）
仪表	5	仪表、着装符合护士礼仪规范	5	1 项不合要求扣 2 分	
操作前准备	8	1. 洗手，戴口罩 2. 核对医嘱单、执行单 3. 备齐用物，用物放置合理、有序，依次检查所备物品、药品，保证安全有效 （1）治疗车上层：执行单、PDA，治疗盘内放安尔碘、棉签、药液、盐酸肾上腺素 1 支、2ml 注射器 1 个 （2）治疗车下层：弯盘、速干手消毒剂、医疗垃圾袋、生活垃圾袋	2 3 3	未核对扣 3 分 物品缺 1 件扣 1 分 其余 1 项不合要求扣 1 分	
安全评估	12	1. 备齐用物携至床旁，核对患者。询问患者姓名，查看床头牌、手腕带与执行单是否一致 2. 了解患者病情、合作程度，解释操作目的、方法及如何配合，询问有无相关药物过敏史 3. 评估患者输注液体是否需要更换，输注液体与更换液体之间有无配伍禁忌 4. 患者输液部位有无外渗情况 5. 环境安静、清洁、舒适 6. 与患者沟通时语言规范，态度和蔼	3 3 2 2 1 1	未查对患者扣 3 分 未查对床头牌、手腕带、患者各扣 2 分 查对患者姓名不规范扣 2 分 其余 1 项不合要求扣 1 分	
操作过程	60	1. 登录 PDA 护士站，点击"临床输液" 2. 用 PDA 扫描患者的手腕带、输液贴条码，无误后，方可更换液体 3. 再次询问过敏史 4. 再次安全核对药物有效期、有无破损、有无杂质、颜色有无异常、有无浑浊等 5. 消毒瓶塞，挂输液架上，自然晾干 6. 关闭输液夹，取下空液体袋（瓶），拔出输液器 7. 将空液体袋（瓶）置于医疗垃圾袋内 8. 将输液器插入新液体袋（瓶）至根部 9. 检查空气是否排净 10. 打开输液夹 11. 合理调节输液速度，安全评估：一般成年人 40～60 滴/分，儿童 20～40 滴/分 12. 手消毒，用 PDA 扫描护士条形码并在执行单上签全名、签 PDA 执行时间 13. 协助患者取舒适卧位，将呼叫器放置于患者可及位置 14. 询问患者感受，观察液体滴注情况，有无不良反应	5 10 2 5 2 5 1 5 1 2 10 5 2 5	未查对 1 次扣 3 分 未询过敏史扣 1 分 药液浪费扣 2 分 操作面不洁扣 2 分 输液器内有气泡扣 2 分 输液器内有附壁气泡扣 1 分 消毒不规范扣 2 分 消毒后未待干扣 5 分 跨越无菌区 1 次扣 2 分 滴速不正确，每分钟相差 5 滴扣 0.5 分，最多扣 2 分 不看表调节滴速扣 2 分 输液器低于操作面以下扣 1 分 其余 1 项不符合要求扣 1 分	
操作后	5	1. 整理床单位，爱护体贴患者，交代注意事项 2. 用物处理正确 3. 洗手，正确记录	2 1 2	1 项不合要求扣 1 分	
评价	5	1. 动作熟练、无菌、节力、滴注通畅 2. 观察、处理故障正确 3. 穿刺部位正确	2 2 1	操作不熟练扣 4 分	

项目	总分（分）	技术操作要求	标分（分）	评分标准	扣分（分）
理论提问	5	PDA 使用注意事项有哪些	5	少1条扣1分	
合计	100				

理论提问

PDA 使用注意事项有哪些？

答：①开机，按键盘左下方的开机键开机。遇到无法正常开机的情况，如果 PDA 有电，请同时按下开机键、数字 1 键、数字 9 三个键开机。②使用 PDA 扫描时，垂直扫描条码可以提高扫描成功率，红外光束应避免接触眼睛。③使用 PDA 时，应遵循先扫描后操作的原则。执行医嘱时请使用本人工号牌。④采集标本时，先扫描手腕带，再扫描多个试管，最后扫描护士工号牌，执行后点击清屏可以扫描下一例患者。⑤ PDA 应及时清洁表面，清洁前一定要先关闭 PDA。⑥ 每班应提前为 PDA 充电，为下一班次做好准备工作。有 1/4 的电量时，应立即充电。设备充电区域必须远离碎屑、易燃物或化学物质，电池充满电的时间＜6h，当右侧的 LED 指示灯显示为稳定的琥珀色时为充电完毕。⑦ 应随时按键盘右侧背光灯，关闭屏幕背光，以达到省电的效果。

（柳国芳　修　红）

十一、药液配制技术操作考核评分标准

科室_____ 姓名_____ 考核人员_____ 考核日期：　　年　月　日

项目	总分（分）	技术操作要求	标分（分）	评分标准	扣分（分）
仪表	5	仪表、着装符合护士礼仪规范	5	1项不合要求扣2分	
操作前准备	8	1. 洗手，戴口罩 2. 核对医嘱单、执行单、输液贴及药物 3. 备齐用物，用物放置合理、有序，依次检查所备物品、药品，保证安全有效 （1）治疗车上层：执行单、输液贴，注射盘内放置安尔碘、棉签、注射器、液体、药物、砂轮 （2）治疗车下层：弯盘、速干手消毒剂、锐器盒、医疗垃圾袋、生活垃圾袋	2 3 3	未查对扣3分 物品准备每少1件扣1分 其余1项不合要求扣1分	
安全评估	24	1. 操作环境整洁、宽敞、明亮，30min 内停止清扫及无过多人员走动 2. 检查各种无菌物品名称、有效期、包装是否完整 3. 核对无菌溶液及药物的名称、浓度、有效期 4. 检查瓶口有无松动 5. 瓶身有无裂缝、袋装液体有无漏气、漏液 6. 对光检查无菌溶液有无变质、沉淀、变色、浑浊等	2 5 5 2 5 5	检查物品不规范扣2分 漏查1项扣5分 其余1项不合要求扣5分	

项目	总分 （分）	技术操作要求	标分 （分）	评分标准	扣分 （分）
操作过程	48	1. 将弯盘置于治疗车上层 2. 再次检查药物与执行单、输液贴是否一致 3. 检查并打开液体瓶盖，消毒瓶塞，自然晾干 4. 将所加药物的安瓿顶端的药液弹下（如为瓶装，按规范消毒瓶塞；如为粉剂，抽取溶媒融化药粉） 5. 用消毒后砂轮切割安瓿 6. 消毒砂轮锯过的安瓿部位，打开安瓿 7. 再次检查注射器外包装，正确取出注射器，抽动活塞 8. 正确抽吸药液 9. 再次核对执行单及药物 10. 将药液加入液体袋（瓶）内 11. 观察有无药物不良反应，如浑浊、沉淀、变色等 12. 再次核对执行单、输液贴、液体、安瓿或小瓶 13. 再次安全核对药液有效期、有无破损、有无杂质、颜色有无异常、有无浑浊等 14. 将输液贴粘贴在液体袋（或瓶）空白处 15. 在执行单上打"√"、签名、签时间（时间具体到分钟） 16. 针头及安瓿放置锐器盒内 17. 整理用物，洗手	1 3 2 2 1 2 3 3 3 1 5 3 10 2 2 3 2	未查对扣3分 查对不规范扣2分 污染1次扣2分 药液浪费扣2分 药液倒流扣2分 抽吸药液手法不正确扣2分 注射器针头污染未更换扣48分 消毒后未待干扣5分 其余1项不合要求扣1分	
操作后	5	1. 物品处理正确 2. 垃圾分类，锐器放置于锐器盒内	2 3	1项不合要求扣1分	
评价	5	1. 动作轻巧、准确，操作方法规范 2. 遵循无菌原则 3. 操作时间2min	2 1 2	操作不熟练扣4分 操作时间每延长30s扣1分	
理论提问	5	加药注意事项有哪些	5	少1条扣1分	
合计	100				

理论提问

加药注意事项有哪些？

答：①操作过程中严格执行查对制度和无菌技术原则。②抽吸药液最好根据药量选择注射器大小，药液最好不超过针筒的3/4。③配制瓶装药物时注意瓶内压力（强负压或强正压）要用相当的气压将瓶内药物吸出。④配制完毕不需将针头帽套上，应立即置于防刺容器中，防止针头刺伤。⑤禁止用液体药液代替溶媒，稀释粉剂药物。

（柳国芳　修　红）

十二、密闭式静脉输血技术操作考核评分标准

科室＿＿＿＿＿＿＿＿＿　姓名＿＿＿＿＿＿＿　考核人员＿＿＿＿＿＿＿　考核日期：　　年　月　日

项目	总分（分）	技术操作要求	标分（分）	评分标准	扣分（分）
仪表	5	仪表、着装符合护士礼仪规范	5	1项不合要求扣2分	
操作前准备	8	1. 洗手，戴口罩 2. 两名护士核对医嘱单、输血执行单、交叉配血单、血液，严格查对（查血液有效期、血液质量、血液的包装是否完整；核对床号、姓名、性别、登记号、住院号、血袋号、血型、血量、血品种、交叉配血试验结果） 3. 备齐用物，用物放置合理、有序，依次检查所备物品，保证安全有效 （1）治疗车上层：输血执行单、交叉配血单、常规静脉输液物品、一次性输血器2套、0.9%氯化钠注射液、血液制品、胶布 （2）治疗车下层：弯盘、止血带、血型标识牌、速干手消毒剂、锐器盒、医疗垃圾袋、生活垃圾袋	2 3 3	未核对扣3分 物品缺1件扣1分 核对少1项扣2分 其余1项不合要求扣1分	
安全评估	12	1. 备齐用物携至床旁，核对患者。询问患者姓名，查看床头牌、手腕带与执行单是否一致 2. 了解患者病情、合作程度，解释操作目的，了解患者血型、既往输血史及有无过敏；告知输血中可能发生的问题；询问是否大小便 3. 评估患者局部皮肤、血管情况 4. 环境安静、清洁、舒适 5. 与患者沟通时语言规范，态度和蔼	3 3 3 2 1	未核对扣3分 少评估1项扣1分 其余1项不合要求扣1分	
操作过程	60	1. 患者取舒适体位 2. 按密闭式静脉输液法建立静脉通道，输入少量生理盐水 3. 两名护士再次严格查对 4. 轻轻旋转血袋将血液摇匀 5. 打开血袋封口 6. 将血袋平放，关闭输液夹，将输血器针头缓慢、准确插入血袋内，挂于输液架上 7. 观察输血器针头插入血袋处，无血液漏出 8. 合理调节滴速，缓慢滴入，观察（安全评估：开始15min ≤20滴/分，无输血反应后，再根据患者情况及输注血液成分调节滴速） 9. 挂血型标识牌 10. 手消毒 11. 两名护士再次严格查对 12. 在输血执行单及交叉配血单上双签名 13. 输血过程中严密观察患者有无输血反应，并及时告知医师 14. 输血结束时，关闭输液夹，将血袋平放，拔出针头，更换生理盐水，使输血器中余血全部输入体内 15. 拔针，按压方法正确 16. 询问患者感受，观察有无输血反应	1 15 6 3 2 5 2 5 1 1 6 2 2 5 2 2	未核对1次扣3分 核对内容不少1项扣1分 核对患者姓名不规范扣2分 污染1次扣2分 操作面不洁扣2分 消毒不规范扣2分 跨越无菌区1次扣2分 胶布固定不牢固扣1分 血液沾湿床单扣5分 调节输血滴速错误扣3分 其余1项不合要求扣1分	
操作后	5	1. 患者卧位舒适 2. 处理用物方法正确，安全评估将血袋装入黄色塑料袋中送	1 2	1项不合要求扣2分	

续表

项目	总分（分）	技术操作要求	标分（分）	评分标准	扣分（分）
		回血库，放入冰箱冷藏保存 24h 备查 3. 洗手，记录	2		
评价	5	1. 输血顺利，患者安全 2. 操作熟练、轻稳、准确，严格核对，关心爱护患者；沟通有效 3. 操作时间 8min	2 1 2	1 项不合要求扣 2 分 操作时间每延长 30s 扣 1 分	
理论提问	5	1. 输血的注意事项是什么 2. 输血可导致哪些并发症 3. 输注血液及血液制品的速度有哪些要求 4. 血液成分制品分几类	5	少 1 条扣 1 分	
合计	100				

理论提问

1. 输血的注意事项是什么？

答：①输血前必须经两人核对无误后方可输入。②血液取回后勿振荡、加温，避免血液成分破坏引起不良反应。③输入两个以上供血者的血液时，在 2 份血液之间输入 0.9%氯化钠溶液，防止发生反应。④开始输血时速度宜慢，观察 15min，无不良反应后，将流速调至要求速度。⑤输血袋用后续低温保存 24h。

2. 输血可导致哪些并发症？

答：①非溶血性发热反应。②变态反应。③溶血反应。④循环负荷过重。⑤空气栓塞、微血管栓塞。⑥出血倾向。⑦枸橼酸钠中毒。⑧细菌污染反应。⑨低体温。⑩疾病传播等。

3. 输注血液及血液制品的速度有哪些要求？

答：①输注红细胞时要注意，从血库取出后 4h 内输注完毕。②输注血小板及血浆成分时，以患者能耐受的最快速度输注。③输注白蛋白时<2ml/min，紧急情况下可快速输注；输注浓缩凝血因子时应现取现用，输注速度 2～4ml/min。

4. 血液成分制品分几类？

答：常用的血液成分制品分为血细胞、血浆和血浆蛋白成分三大类。①血细胞成分有红细胞（红细胞制品有浓缩红细胞、洗涤红细胞、冷冻红细胞和去白细胞的红细胞）、白细胞和血小板。②血浆成分有新鲜冷冻血浆、冷冻血浆和冷沉淀三种。③血浆蛋白成分包括白蛋白制剂、免疫球蛋白及浓缩凝血因子。

（修　红　柳国芳）

十三、安全型静脉留置针穿刺技术操作考核评分标准（BD）

科室_____姓名_____考核人员_____考核日期：　　年　月　日

项目	总分（分）	技术操作要求	标分（分）	评分标准	扣分（分）
仪表	5	仪表、着装符合护士礼仪规范	5	1项不合要求扣2分	
操作前准备	8	1. 洗手，戴口罩 2. 核对医嘱单、执行单、药物 3. 备齐用物，用物放置合理、有序，依次检查所备物品、药品，保证安全有效 （1）治疗车上层：执行单，治疗盘内盛安尔碘、棉签、一次性输液器2套、头皮针2个、安全型静脉留置针2支、透明敷贴2贴、药液、盐酸肾上腺素1个、2ml注射器1个、胶布 （2）治疗车下层：弯盘、止血带、网套、速干手消毒剂、锐器盒、医疗垃圾袋、生活垃圾袋	2 3 3	未核对扣3分 物品缺1件扣1分 其余1项不合要求扣1分	
安全评估	12	1. 备齐用物携至床旁，核对患者。询问患者姓名，查看床头牌、手腕带与执行单是否一致 2. 了解患者病情、合作程度，解释操作目的、方法及如何配合，询问有无过敏史，是否大小便 3. 评估患者局部皮肤、血管情况 4. 环境安静、清洁、舒适 5. 与患者沟通时语言规范，态度和蔼	3 3 3 2 1	未核对扣3分 未核对床头牌、手腕带、患者各扣2分 核对患者姓名不规范扣2分 少评估1项扣1分 其余1项不合要求扣1分	
操作过程	60	1. 协助患者取舒适卧位 2. 将弯盘置于治疗车上层 3. 选择穿刺部位 4. 选择留置针型号、备胶布 5. 再次安全核对药物有效期、有无破损、有无杂质、颜色有无异常、有无浑浊等 6. 打开液体瓶盖并消毒，挂输液架上，自然晾干 7. 检查并打开输液器，将输液器插入液体袋内至根部 8. 排气一次成功（掌握首次排气液体不流出头皮针为原则），对光检查输液器内有无气泡 9. 将头皮针挂于输液架上（或放置于输液器包装内） 10. 在穿刺处上方8～10cm处扎止血带 11. 消毒注射部位，用安尔碘消毒2遍（顺时针、逆时针各1遍），直径>8cm，自然晾干 12. 打开透明敷贴 13. 留置针与头皮针连接，先将头皮针针尖插入肝素帽内，打开调节夹，使液体充满肝素帽内，将头皮针完全插入肝素帽，去除针套，针头朝下，排气 14. 检查穿刺针，旋转松动针芯，并将针头斜面朝上 15. 再次核对患者、执行单、药物、手腕带 16. 左手绷紧皮肤，右手持针，在血管上方以15°～30°直刺进针，见回血后降低角度，沿静脉走向再进针约2mm 17. 左手持留置针"Y"形接口，向前送管，将套管全部送入血管后右手缓慢后撤针芯 18. 松开止血带，打开调节夹	1 1 2 1 5 2 2 2 1 2 3 1 5 2 3 5 5 2	未核对1次扣3分 核对内容不全少1项扣1分 核对患者姓名不规范扣2分 污染1次扣2分 药液浪费扣2分 操作面不洁扣2分 输液器内有气泡扣2分 输液器内有附壁气泡扣1分 消毒不规范扣2分 消毒后未待干扣5分 未旋转松动针芯扣2分 手持留置针时，针头未水平或略朝下扣3分 穿刺角度不正确扣5分 见回血后未降低穿刺角度扣1分 每退针1次扣2分 穿刺失败扣50分 跨越无菌区1次扣2分 扎止血带时间>2min 扣2分 反扎止血带扣2分 透明敷贴未包裹留置针后座尾部扣2分 穿刺日期标签粘贴位置不	

项目	总分（分）	技术操作要求	标分（分）	评分标准	扣分（分）
		19. 用透明敷贴无张力固定	2	适宜扣1分	
		20. 记录穿刺日期、时间、签名并粘贴在白色隔离塞处	2	胶布粘在肝素帽上扣2分	
		21. 用胶布高举平台法固定留置针及头皮针	1	延长管未"U"形固定扣2分	
		22. 合理调节输液速度	2	肝素帽固定时压迫穿刺部位扣2分	
		23. 撤止血带	1	滴速不正确，每分钟相差5滴扣0.5分，最多扣2分	
		24. 手消毒	1	不看表调节滴速扣2分	
		25. 再次核对患者、执行单及药物，签名	4	输液器低于操作面以下扣1分	
		26. 询问患者的感受	2	其余1项不合要求扣1分	
操作后	5	1. 整理床铺，患者体位舒适，交代患者注意事项 2. 用物处理方法正确 3. 洗手，记录	2 1 2	1项不合要求扣1分	
评价	5	1. 无菌观念强，患者感觉无不适 2. 操作规范、熟练。穿刺一次成功 3. 操作时间10min	1 2 2	操作不熟练扣4分 操作时间每延长30s扣1分	
理论提问	5	1. 使用静脉留置针的目的是什么 2. 常用的封管液的种类及用法是什么 3. 静脉留置针操作并发症有哪些	5	少1条扣1分	
合计	100				

理论提问

1. 使用静脉留置针的目的是什么？

答：①为患者建立静脉通路，便于抢救。②减轻频繁穿刺给患者造成的痛苦，适用于长期输液患者。

2. 常用的封管液的种类及用法是什么？

答：①每次用无菌生理盐水5～10ml，每6～8小时封管1次。②稀释肝素溶液10～100U/ml（即250ml生理盐水加入1支肝素12 500U即100mg）用2～5ml，每12小时封管1次。

3. 静脉留置针操作并发症有哪些？

答：①静脉炎。②导管堵塞。③液体渗漏。④皮下血肿。⑤静脉血栓形成。

（柳国芳）

十四、Y形密闭式安全型静脉留置针穿刺技术操作考核评分标准（BD）

科室＿＿＿＿＿＿＿＿ 姓名＿＿＿＿＿＿ 考核人员＿＿＿＿＿＿ 考核日期： 年 月 日

项目	总分（分）	技术操作要求	标分（分）	评分标准	扣分（分）
仪表	5	仪表、着装符合护士礼仪规范	5	1项不合要求扣2分	
操作前准备	8	1. 洗手，戴口罩 2. 核对医嘱单、执行单 3. 备齐用物，用物放置合理、有序，依次检查所备物品、药品，保证安全有效 （1）治疗车上层：执行单、治疗盘内盛安尔碘、棉签、一次性输液器2套、头皮针2个、Y形安全型静脉留置针2个、透明敷贴2贴、药液、盐酸肾上腺素1支、2ml注射器1个、胶布 （2）治疗车下层：弯盘、止血带、网套、速干手消毒剂、锐器盒、医疗垃圾袋、生活垃圾袋	2 3 3	未核对扣3分 物品缺1件扣1分 其余1项不合要求扣1分	
安全评估	12	1. 备齐用物携至床旁，核对患者。询问患者姓名，查看床头牌、手腕带与执行单是否一致 2. 了解患者病情、合作程度，解释操作目的、方法及如何配合，询问有无过敏史，是否大小便 3. 评估患者局部皮肤、血管情况 4. 环境安静、清洁、舒适 5. 与患者沟通时语言规范，态度和蔼	3 3 3 2 1	未核对扣3分 未核对床头牌、手腕带、患者各扣2分 核对患者姓名不规范扣2分 少评估1项扣1分 其余1项不合要求扣1分	
操作过程	60	1. 协助患者取舒适卧位 2. 将弯盘置于治疗车上层 3. 选择穿刺部位 4. 选择留置针型号、备胶布 5. 再次安全核对药液有效期、有无破损、有无杂质、颜色有无异常、有无浑浊等 6. 打开液体瓶盖并消毒，挂输液架上，自然晾干 7. 检查并打开输液器，将输液器插入液体袋内至根部 8. 排气一次成功（掌握首次排气液体不流出头皮针为原则），对光检查输液器内有无气泡 9. 将头皮针挂于输液架上（或放置于输液器包装内） 10. 在穿刺处点上方8～10cm处扎止血带 11. 消毒注射部位，用安尔碘消毒2遍（顺时针、逆时针各1遍），直径＞8cm，自然晾干 12. 打开透明敷贴及肝素帽 13. 打开留置针外包装，将留置针Y形白色端帽换成肝素帽，先将头皮针针尖插入肝素帽内，打开调节夹，使液体充满肝素帽后，将头皮针完全插入肝素帽，去除针套，针头朝下，排气 14. 旋转松动针芯：多点面向下，左手示指、中指固定针翼，拇指和环指固定连接座，右手向右360°旋转针芯，调整针尖斜面朝左；用右手拇指、示指捏住双翼，多点面朝外 15. 再次核对患者、执行单、药物、手腕带 16. 进针：嘱患者握拳，左手绷紧皮肤，右手持针翼，在血管上方以15°～30°直刺进针，见回血后降低角度，沿静脉	1 1 2 1 5 2 2 2 1 3 3 1 5 2 3 5	未核对1次扣3分 核对内容不全少1项扣1分 核对患者姓名不规范扣2分 污染1次扣2分 药液浪费扣2分 操作面不洁扣2分 输液器内有气泡扣2分 输液器内有附壁气泡扣1分 消毒不规范扣2分 消毒后未待干扣5分 未旋转松动针芯扣2分 手持留置针时，针头未水平或略朝下扣3分 穿刺角度不正确扣5分 见回血后未降低穿刺角度扣1分 每退针1次扣2分 穿刺失败扣50分 跨越无菌区1次扣2分 扎止血带时间＞2min扣2分 反扎止血带扣2分	

续表

项目	总分 （分）	技术操作要求	标分 （分）	评分标准	扣分 （分）
		走向再进针约 2mm 17. 撤针芯：松开双翼，右手的示指、中指固定双翼或右手的拇指、示指捏紧、固定右翼，左手的示指、中指固定留置针尾部连接座，拇指和环指撤针芯 2～3mm 18. 送套管：左手绷紧皮肤，右手持单翼将导管与针芯一起全部送入血管 19. 拔出针芯：一手示指、中指固定双翼，另一手捏住护套尾部多点处持续不断的将针芯撤出，护套与肝素帽分离时阻力较大，加用拇指固定连接座 20. 松开止血带，打开输液器调节夹 21. 用透明敷贴无张力固定针翼 22. 记录穿刺日期、时间、签名并粘贴在白色隔离塞处 23. 留置针 Y 形接口朝外，胶布高举平台法固定留置针及头皮针 24. 合理调节输液速度 25. 撤止血带 26. 手消毒 27. 再次核对患者、执行单及药物，签名 28. 询问患者的感受，交代注意事项	3 2 2 2 1 1 1 2 1 1 3 2	留置针双翼多点面未紧贴皮肤扣 5 分 透明敷贴未包裹留置针后座尾部扣 2 分 穿刺日期标签粘贴位置不适宜扣 1 分 胶布粘在肝素帽上扣 2 分 延长管未"U"形固定扣 2 分 肝素帽固定时压迫穿刺部位扣 2 分 留置针"Y"形接口未朝外扣 1 分 滴速不正确，每分钟相差 5 滴扣 0.5 分，最多扣 2 分 不看表调节滴速扣 2 分 输液器低于操作面以下扣 1 分 其余 1 项不合要求扣 1 分	
操作后	5	1. 整理床铺，患者体位舒适 2. 用物处理方法正确 3. 洗手，记录	2 1 2	1 项不合要求扣 1 分	
评价	5	1. 无菌观念强，患者感觉无不适 2. 操作规范、熟练。穿刺一次成功 3. 操作时间 10min	1 2 2	操作不熟练扣 4 分 操作时间每延长 30s 扣 1 分	
理论提问	5	1. 使用静脉留置针的目的是什么 2. 常用的封管液的种类及用法有哪些 3. 静脉留置针操作并发症有哪些	5	少 1 条扣 1 分	
合计	100				

理论提问

1. 使用静脉留置针的目的是什么？

答：①为患者建立静脉通路，便于抢救。②减轻频繁穿刺给患者造成的痛苦，适用于长期输液患者。

2. 常用的封管液的种类及用法有哪些？

答：①无菌生理盐水每次用 5～10ml，每 6～8 小时封管 1 次。②稀释肝素溶液，10～100U/ml（即 250ml 生理盐水加入 1 支肝素 12 500U 即 100mg）用 2～5ml，每 12 小时封管 1 次。

3. 静脉留置针操作并发症有哪些？

答：①静脉炎。②导管堵塞。③液体渗漏。④皮下血肿。⑤静脉血栓形成。

（柳国芳）

十五、安全型静脉留置针穿刺技术操作考核评分标准（贝朗）

科室_____ 姓名_____ 考核人员_____ 考核日期： 年 月 日

项目	总分 （分）	技术操作要求	标分 （分）	评分标准	扣分 （分）
仪表	5	仪表、着装符合护士礼仪规范	5	1项不合要求扣2分	
操作前准备	8	1. 洗手，戴口罩 2. 核对医嘱单、执行单、药物 3. 备齐用物，用物放置合理、有序，依次检查所备物品、药品，保证安全有效 （1）治疗车上层：执行单，治疗盘内盛安尔碘、棉签、一次性输液器2套、头皮针2个、安全型静脉留置针2个、透明敷贴2贴、药液、盐酸肾上腺素1支、2ml注射器1个、胶布 （2）治疗车下层：弯盘、止血带、网套、速干手消毒剂、锐器盒、医疗垃圾袋、生活垃圾袋	2 3 3	未核对扣3分 物品缺1件扣1分 其余1项不合要求扣1分	
安全评估	12	1. 备齐用物携至床旁，核对患者。询问患者姓名，查看床头牌、手腕带与执行单是否一致 2. 了解患者病情、合作程度，解释操作目的、方法及如何配合，询问有无过敏史，是否大小便 3. 评估患者局部皮肤、血管情况 4. 环境安静、清洁、舒适 5. 与患者沟通时语言规范，态度和蔼	3 3 3 2 1	未核对扣3分 未核对床头牌、手腕带、患者各扣2分 核对患者姓名不规范扣2分 少评估1项扣1分 其余1项不合要求扣1分	
操作过程	60	1. 协助患者取舒适卧位 2. 将弯盘置于治疗车上层 3. 选择穿刺部位 4. 选择留置针型号、备胶布 5. 再次核对药物质量 6. 打开液体瓶盖并消毒，挂输液架上，自然晾干 7. 检查并打开输液器，将输液器插入液体袋内至根部 8. 排气一次成功（掌握首次排气液体不流出头皮针为原则），对光检查输液器内有无气泡 9. 将头皮针挂于输液架上（或放置于输液器包装内） 10. 在穿刺处点上方8~10cm处扎止血带 11. 消毒注射部位，用安尔碘消毒2遍（顺时针、逆时针各1遍），直径>8cm，自然晾干 12. 打开透明敷贴及肝素帽 13. 打开留置针外包装，用手抵住蝴蝶翼，正确取出留置针，去掉护针帽 14. 拇指和中指捏住回血腔，示指按住推送板 15. 再次核对患者、执行单 16. 进针：左手绷紧皮肤，右手持针，在血管上方以15°~30°直刺进针，进针速度宜慢，见到回血后降低角度至5°~10°，再进针2~5mm 17. 送套管：左手持续绷紧皮肤，右手单手送管（右手拇指、中指持住针座不动，示指抵住推送板送管） 18. 松止血带，贴无菌敷贴固定（敷贴覆盖留置针推送板上1/2处）	1 1 2 1 3 2 1 2 1 2 3 2 2 2 3 5 3 2	未核对1次扣3分 核对内容不全少1项扣1分 核对患者姓名不规范扣2分 污染1次扣2分 药液浪费扣2分 操作面不洁扣2分 输液器内有气泡扣2分 输液器内有附壁气泡扣1分 消毒不规范扣2分 消毒后未待干扣5分 未旋转松动针芯扣2分 手持留置针时，针头未水平或略朝下扣3分 穿刺角度不正确扣5分 见回血后未降低穿刺角度扣1分 血液外溢扣3分 每退针1次扣2分 穿刺失败扣60分 跨越无菌区1次扣2分 扎止血带时间>2min扣2分	

续表

项目	总分 （分）	技术操作要求	标分 （分）	评分标准	扣分 （分）
		19. 撤针芯："V"形手法撤出针芯（左手中指按压留置套管顶端前部血管，阻断血流，同时用示指按压导管后座，固定针座，将针芯从导管中拔除）并与肝素帽衔接	3	反扎止血带扣 2 分 敷贴未覆盖留置针推送板上 1/2 处扣 1 分 穿刺日期标签粘贴位置不	
		20. 消毒肝素帽，自然晾干，再次排气	2	适宜扣 1 分	
		21. 再次核对患者姓名、执行单、药物、手腕带	3	胶布粘在肝素帽上扣 2 分	
		22. 头皮针插入肝素帽内，打开调节夹	2	滴速不正确，每分钟相差	
		23. 记录穿刺日期、时间、签名并粘贴在针座上	1	5 滴扣 0.5 分，最多扣	
		24. 胶布固定头皮针	1	2 分	
		25. 合理调节输液速度	2		
		26. 撤止血带	1	不看表调节滴速扣 2 分	
		27. 手消毒	1	输液器低于操作面以下扣	
		28. 再次核对患者、执行单及药物，签名	4	1 分	
		29. 询问患者的感受，交代注意事项	2	其余 1 项不合要求扣 1 分	
操作后	5	1. 整理床铺，患者体位舒适 2. 用物处理方法正确 3. 洗手，记录	2 1 2	1 项不合要求扣 1 分	
评价	5	1. 无菌观念强，患者感觉无不适 2. 操作规范、熟练。穿刺一次成功 3. 操作时间 10min	1 2 2	操作不熟练扣 4 分 操作时间每延长 30s 扣 1 分	
理论提问	5	1. 使用静脉留置针的目的是什么 2. 常用的封管液的种类及用法是什么 3. 静脉留置针操作并发症有哪些	5	少 1 条扣 1 分	
合计	100				

理论提问

1. 使用静脉留置针的目的是什么？

答：①为患者建立静脉通路，便于抢救。②减轻频繁穿刺给患者造成的痛苦，适用于长期输液患者。

2. 常用的封管液的种类及用法是什么？

答：①无菌生理盐水每次用 5～10ml，每 6～8 小时封管 1 次。②稀释肝素溶液，10～100U/ml（即 250ml 生理盐水加入 1 支肝素 12 500U 即 100mg）用 2～5ml，每 12 小时封管 1 次。

3. 静脉留置针操作并发症有哪些？

答：①静脉炎。②导管堵塞。③液体渗漏。④皮下血肿。⑤静脉血栓形成。

（柳国芳）

十六、安全型静脉留置针穿刺技术操作考核评分标准（洁瑞）

科室＿＿＿＿＿＿＿＿＿＿ 姓名＿＿＿＿＿＿＿＿ 考核人员＿＿＿＿＿＿＿＿ 考核日期：　　　年　月　日

项目	总分（分）	技术操作要求	标分（分）	评分标准	扣分（分）
仪表	5	仪表、着装符合护士礼仪规范	5	1项不合要求扣2分	
操作前准备	8	1. 洗手，戴口罩 2. 核对医嘱单、执行单、药物 3. 备齐用物，用物放置合理、有序，依次检查所备物品、药品，保证安全有效 （1）治疗车上层：执行单，治疗盘内放置安尔碘、棉签、一次性输液器2套、头皮针2个、安全型静脉留置针2个、透明敷贴2贴、药液、盐酸肾上腺素1支、2ml注射器1个、胶布 （2）治疗车下层：弯盘、止血带、网套、速干手消毒剂、锐器盒、医疗垃圾袋、生活垃圾袋	2 3 3	未核对扣3分 物品缺1件扣1分 其余1项不合要求扣1分	
安全评估	12	1. 备齐用物携至床旁，核对患者。询问患者姓名，查看床头牌、手腕带与执行单是否一致 2. 了解患者病情、合作程度，解释操作目的、方法及如何配合，询问有无过敏史、是否大小便 3. 评估患者局部皮肤、血管情况 4. 环境安静、清洁、舒适 5. 与患者沟通时语言规范，态度和蔼	3 3 3 2 1	未核对扣3分 未核对床头牌、手腕带、患者各扣2分 核对患者姓名不规范扣2分 少评估1项扣1分 其余1项不合要求扣1分	
操作过程	60	1. 协助患者取舒适卧位 2. 将弯盘置于治疗车上层 3. 选择穿刺部位 4. 选择留置针型号、备胶布 5. 再次核对药物质量 6. 打开液体瓶盖并消毒，挂输液架上，自然晾干 7. 检查并打开输液器，将输液器插入液体袋内至根部 8. 排气一次成功（掌握首次排气液体不流出头皮针为原则）对光检查输液器内有无气泡 9. 将头皮针挂于输液架上（或放置于输液器包装内） 10. 在穿刺处点上方8～10cm处扎止血带 11. 消毒注射部位，用安尔碘消毒2遍（顺时针、逆时针各1遍），直径＞8cm，自然晾干 12. 打开透明敷贴 13. 打开留置针外包装，与头皮针连接，先将头皮针针尖插入肝素帽内，打开调节夹，使液体充满肝素帽后，将头皮针完全插入肝素帽，去除针套，针头朝下，排气 14. 检查穿刺针，旋转松动针芯，并将针头斜面朝上 15. 再次核对患者姓名，执行单、药物、手腕带 16. 左手绷紧皮肤，右手持针，穿刺点在消毒范围1/2或1/3处，以角度15°～30°直刺进针，见回血，降低角度5°～10°再进针少许约0.2cm，进针速度宜慢 17. 左手持留置针延长管根，向前送管，全部送入后，右手持针柄后退针芯向右旋转至卡槽处	1 1 2 2 3 2 1 2 1 2 3 1 5 2 3 5 5	未核对1次扣3分 核对内容不全少1项扣1分 核对患者姓名不规范扣2分 污染1次扣2分 药液浪费扣2分 操作面不洁扣2分 输液器内有气泡扣2分 输液器内有附壁气泡扣1分 消毒不规范扣2分 消毒后未待干扣5分 未旋转松动针芯扣2分 手持留置针时，针头未水平或略向下扣3分 穿刺角度不正确扣5分 见回血后未降低穿刺角度扣1分 每退针1次扣2分 穿刺失败50分 跨越无菌区1次扣2分 扎止血带时间＞2min扣2分 反扎止血带扣2分 透明敷贴未包裹留置针后座尾部扣2分 穿刺日期标签粘贴位置不	

续表

项目	总分 （分）	技术操作要求	标分 （分）	评分标准	扣分 （分）
		18. 拔出针芯	2	适宜扣 1 分	
		19. 松开止血带	1	胶布粘在肝素帽上扣 2 分	
		20. 打开输液器调节夹，调节滴速	2	延长管未 U 形固定扣 2 分	
		21. 用透明敷贴无张力固定	2	肝素帽固定时压迫穿刺部	
		22. 记录穿刺日期、时间、签名并粘贴在白色隔离塞处	2	位扣 2 分	
		23. 胶布高举平台法固定留置针及头皮针	3	滴速不正确，每分钟相差 5	
		24. 手消毒	1	滴扣 0.5 分，最多扣 2 分	
		25. 再次核对患者、执行单及药物，并签名	4	不看表调节滴速扣 2 分	
		26. 询问患者的感受，交代注意事项	2	输液器低于操作面以下扣	
				1 分	
				其余 1 项不合要求扣 1 分	
操作后	5	1. 整理床铺，患者体位舒适，交代患者注意事项 2. 用物处理方法正确 3. 洗手，记录	2 1 2	1 项不合要求扣 1 分	5
评价	5	1. 无菌观念强，患者感觉无不适 2. 操作规范、熟练。穿刺一次成功 3. 操作时间 10min	1 2 2	操作不熟练扣 4 分 操作时间每延长 30s 扣 1 分	5
理论提问	5	1. 使用静脉留置针的目的是什么 2. 常用的封管液的种类及用法是什么 3. 静脉留置针操作并发症有哪些	5	少 1 条扣 1 分	
合计	100				

理论提问

1. 使用静脉留置针的目的是什么？

答：①为患者建立静脉通路，便于抢救。②减轻频繁穿刺给患者造成的痛苦，适用于长期输液患者。

2. 常用的封管液的种类及用法是什么？

答：①无菌生理盐水每次用 5～10ml，每 6～8 小时封管 1 次。②稀释肝素溶液，10～100U/ml（即 250ml 生理盐水加入 1 支肝素 12 500U 即 100mg）用 2～5ml，每 12 小时封管 1 次。

3. 静脉留置针操作并发症有哪些？

答：①静脉炎。②导管堵塞。③液体渗漏。④皮下血肿。⑤静脉血栓形成。

（修　红　柳国芳）

十七、预充式导管冲洗器封管技术操作考核标准

科室　　　　　　　　　姓名　　　　　　　　考核人员　　　　　　　　考核日期：　　年　月　日

项目	总分（分）	技术操作要求	标分（分）	评分标准	扣分（分）
仪表	5	仪表、着装符合护士礼仪规范	5	1项不合要求扣2分	
操作前准备	8	1. 洗手，戴口罩 2. 核对医嘱单、执行单，检查冲洗器内的药液并安全评估：液体澄清、无浑浊、无沉淀 3. 备齐用物，用物放置合理、有序，依次检查所备物品，保证安全有效 （1）治疗车上层：执行单，注射盘内放置安尔碘、棉签、预充式导管冲洗器2个 （2）治疗车下层：弯盘、速干手消毒剂、锐器盒、医疗垃圾袋、生活垃圾袋	2 3 3	未查对扣3分 1项不合要求扣1分	
安全评估	12	1. 备齐用物携至床旁，核对患者。询问患者姓名，查看床头牌、手腕带与执行单是否一致 2. 了解患者病情，意识状态及合作程度，解释封管目的、方法及配合指导正确 3. 评估患者液体输注情况，检查留置针日期及有无外渗 4. 周围环境整洁，光线明亮 5. 与患者沟通时语言规范，态度和蔼	3 3 3 2 1	未核对扣3分 未查看床头牌、手腕带、患者各扣2分 查对患者姓名不规范扣2分 少评估1项扣1分 其余1项不合要求扣1分	
操作过程	60	1. 再次检查并核对冲洗器的有效日期 2. 依包装上白色撕裂带撕开包装，取出冲洗器 3. 向上推动芯杆，听到或感觉到"咔嗒"声后即停止。安全卡环启动 4. 拧开预充式冲洗器上的锥帽，手持冲洗器垂直排气 5. 关闭输液器开关，去除固定头皮针胶布，将冲洗器与输液接头或头皮针连接 6. 右手示指与中指夹住冲洗器 7. 将冲洗器针栓顶部置于右手大鱼际处，掌心向上，脉冲式冲管 8. 余1ml左右时，将留置针小夹子紧靠穿刺部位处 9. 夹闭小夹子 10. 左手固定留置针靠近肝素帽处，右手捏住头皮针针柄，边缓慢推注药液边拔针（带液拔针） 11. 将延长管U形固定，肝素帽高于留置针导管前段 12. 手消毒 13. 再次核对，签名 14. 询问患者的感受，交代注意事项	3 1 5 4 3 6 8 5 5 5 6 1 4 4	未核对1次扣3分 核对内容不全少1项扣1分 查对患者姓名不规范扣2分 污染1次扣2分 未询问患者感受扣2分 未评估扣2分 未U形固定扣3分 胶布固定不牢扣1分 肝素帽固定时，未高于留置针导管前段扣2分 其余1项不合要求扣1分	
操作后	5	1. 协助患者取舒适体位，整理床单位 2. 用物处理正确 3. 核对医嘱，洗手，记录	1 2 2	1项不合要求扣1分	
评价	5	1. 无菌概念强，患者无不适 2. 操作规范，熟练 3. 操作时间2min	2 1 2	操作不熟练扣4分 操作时间每延长30s扣1分	
理论提问	5	常用的封管液的种类及用法是什么	5	少1条扣1分	
合计	100				

理论提问

常用的封管液的种类及用法是什么？

答：①无菌生理盐水每次 5～10ml，每 6～8 小时封管 1 次。②稀释肝素溶液，10～100U/ml，用 2～5ml，每 12 小时封管 1 次。

（贾秀玲　修　红）

第 2 章　急救护理技术

第一节　氧气吸入技术操作考核评分标准

一、氧气桶法氧气吸入技术操作考核评分标准

科室＿＿＿＿＿＿＿＿＿　姓名＿＿＿＿＿＿＿　考核人员＿＿＿＿＿＿＿　考核日期：　　年　月　日

项目		总分（分）	技术操作要求	标分（分）	评分标准	扣分（分）
仪表		5	仪表、着装符合护士礼仪规范，戴手表	5	1项不合要求扣2分	
操作前准备		8	1. 洗手，戴口罩 2. 核对医嘱单、执行单 3. 备齐用物，用物放置合理、有序，依次检查所备物品，保证安全有效 （1）治疗车上层：执行单、氧气表1套、扳手、四防牌、治疗盘内放治疗碗2个（一个放纱布2块、管芯1根，另一个内盛无菌注射用水）、一次性双鼻道吸氧管、棉签、湿化瓶内盛适量无菌注射用水 （2）治疗车下层：弯盘、速干手消毒剂、医疗垃圾袋、生活垃圾袋	2 3 3	未核对扣3分 用物少1项扣1分 其余1项不合要求扣1分	
安全评估		12	1. 备齐用物携至床旁，核对患者。询问患者姓名，查看床头牌、手腕带与执行单是否一致 2. 了解患者病情、意识状态、自理能力、合作程度及心理反应情况，解释吸氧目的、方法及配合指导正确 3. 评估患者鼻腔黏膜、鼻腔通气情况 4. 评估环境安静、整洁，光线明亮 5. 评估查用氧是否安全 6. 与患者沟通时语言规范，态度和蔼	3 2 2 1 3 1	未核对扣3分 未核对床头牌、手腕带、患者各扣2分 查对患者姓名不规范扣2分 少评估1项扣1分 其余1项不合要求扣1分	
操作过程	吸氧	40	1. 协助患者取舒适卧位 2. 吹尘，装表 3. 接湿化瓶，氧气管 4. 用湿棉签清洁双侧鼻腔 5. 先关小流量表 6. 再打开大开关 7. 按需要正确调节氧气流量 8. 试氧气管道是否通畅（将氧气管头端置于治疗碗内，有气泡冒出）	1 3 3 2 3 3 3 3	未核对1次扣3分 核对内容不全少1项1分 核对患者姓名不规范扣2分 吹尘过响扣2分 氧气表安装不垂直扣2分 氧气管固定不牢扣2分 程序错误扣5分	

项目	总分（分）	技术操作要求	标分（分）	评分标准	扣分（分）
		9. 再次核对患者	3	其余 1 项不合要求扣 1 分	
		10. 将鼻导管插入患者双侧鼻腔	3		
		11. 将导管环绕患者耳部向下放置，调整合适松紧度	2		
		12. 挂四防牌，记录用氧时间、氧流量	2		
		13. 口述并操作：用氧中途需调节氧流量要先分离鼻导管	2		
		14. 手消毒	1		
		15. 再次核对，签名	4		
		16. 观察用氧效果，询问患者的感受	2		
停止吸氧	20	1. 向患者解释停止吸氧原因	3	关闭氧气表顺序不正确扣 5 分	
		2. 松解氧气导管，慢慢撤出鼻导管	3	未先拔管后关氧气表扣 5 分	
		3. 清洁患者鼻及面颊部	2	未放余氧扣 3 分	
		4. 将氧气管置于医疗垃圾袋内	2	其余 1 项不合要求扣 1 分	
		5. 关小流量表，关氧气表开关，开小流量表开关，放出余气，关小流量表	5		
		6. 卸表	2		
		7. 手消毒，签名，记录停氧时间	3		
操作后	5	1. 爱护体贴患者，整理床单位	2	1 项不合要求扣 1 分	
		2. 处理用物方法正确	1		
		3. 洗手，记录	2		
评价	5	1. 操作方法正确、熟练	2	操作时间每延长 30s 扣 1 分	
		2. 正确指导患者吸氧，患者无不适感觉	2	操作不熟练扣 3 分	
		3. 操作时间 4min	1		
理论提问	5	1. 鼻导管低流量给氧时氧浓度如何计算 2. 为患者吸氧时应注意哪些	5	少 1 条扣 1 分	
合计	100				

理论提问

1. 鼻导管低流量给氧时氧浓度如何计算？

答：氧浓度=21+4×氧流量。

2. 为患者吸氧时应注意哪些？

答：①患者吸氧过程中，需要调节氧流量时，应当先将患者鼻导管取下，调节好氧流量后，再与患者连接，停止吸氧时，先取下鼻导管，再关流量表。②持续吸氧的患者，应当保持管道通畅，必要时进行更换。③观察、评估患者吸氧效果。

（张楠楠　宋　文）

二、中心供氧法氧气吸入技术操作考核评分标准（一次性吸氧装置）

科室＿＿＿＿＿＿＿ 姓名＿＿＿＿＿＿ 考核人员＿＿＿＿＿＿ 考核日期： 年 月 日

项目	总分（分）	技术操作要求	标分（分）	评分标准	扣分（分）
仪表	5	仪表、着装符合护士礼仪规范，戴手表	5	1项不合要求扣2分	
操作前准备	8	1. 洗手、戴口罩 2. 核对医嘱单、执行单 3. 备齐用物，用物放置合理、有序，依次检查所备物品，保证安全有效 （1）治疗车上层：执行单、氧气表1套、四防牌、治疗盘内放治疗碗2个（一个放纱布2块，另一个内盛无菌注射用水）、棉签、一次性吸氧装置、日期标签 （2）治疗车下层：弯盘、速干手消毒剂、医疗垃圾袋，生活垃圾袋	2 3 3	未核对扣3分 其余1项不合要求扣1分	
安全评估	12	1. 备齐用物携至床旁，核对患者。询问患者姓名，查看床头牌、手腕带与执行单是否一致 2. 了解患者病情、意识状态、自理能力、合作程度及心理反应情况，解释吸氧目的、方法及配合指导正确 3. 评估：患者鼻腔黏膜、鼻腔通气情况 4. 评估：环境安静、整洁，光线明亮 5. 评估：用氧是否安全 6. 与患者沟通时语言规范，态度和蔼	3 2 2 1 3 1	未核对扣3分 未核对床头牌、手腕带、患者各扣2分 查对患者姓名不规范扣2分 少评估1项扣1分 其余1项不合要求扣1分	
操作过程	吸氧	40	1. 协助患者取舒适卧位 2. 安装氧气表 3. 连接一次性吸氧装置 4. 用湿棉签清洁双侧鼻腔 5. 按需要正确调节氧气流量 6. 试氧气管道是否通畅（将鼻导管头端置于治疗碗内，有气泡冒出） 7. 再次核对患者 8. 将鼻导管插入患者双侧鼻腔 9. 将导管环绕患者耳部向下放置，调整合适松紧度 10. 挂四防牌，记录用氧时间、氧流量 11. 湿化瓶上粘贴日期标签 12. 口述并操作：用氧中途需调节氧流量要先分离鼻导管 13. 手消毒 14. 再次核对，签名 15. 观察用氧效果，询问患者的感受	3 3 3 3 3 3 3 3 3 2 2 2 1 4 2	未核对1次扣3分 核对内容不全少1项扣1分 核对患者姓名不规范扣2分 氧气管固定不牢扣2分 程序错误扣5分 其余1项不合要求扣1分	
	停止吸氧	20	1. 向患者解释停止吸氧原因 2. 松解氧气导管，慢慢拔出鼻导管 3. 清洁患者鼻及面颊部 4. 将氧气管置于医疗垃圾袋内 5. 关流量表 6. 卸表 7. 手消毒，签名，记录停氧时间	3 3 2 2 2 5 3	关闭氧气表顺序不正确扣5分 未先拔管后关氧气表扣5分 未放余氧扣3分 其余1项不合要求扣1分	

项目	总分（分）	技术操作要求	标分（分）	评分标准	扣分（分）
操作后	5	1. 爱护体贴患者，整理床单位 2. 处理用物方法正确 3. 洗手，记录	2 1 2	1项不合要求扣1分	
评价	5	1. 操作方法正确、熟练 2. 正确指导患者吸氧，患者无不适感觉 3. 操作时间4min	2 2 1	操作时间每延长30s扣1分 操作不熟练扣3分	
理论提问	5	1. 在用氧过程中如何观察氧疗效果 2. 氧疗的副作用有哪些	5	少1条扣1分	
合计	100				

理论提问

1. 在用氧过程中如何观察氧疗效果？

答：主要根据患者的脉搏、血压、精神状态、皮肤颜色与湿度、呼吸方式等，如患者由烦躁不安变为安静、心率变慢、血压上升、呼吸平稳、皮肤红润温暖、发绀消失，说明缺氧症状改善。同时，还可测定动脉血气分析来判断。

2. 氧疗的副作用有哪些？

答：当氧浓度高于60%、持续时间超过24h，可能出现氧疗副作用。常见副作用：①氧中毒。②肺不张。③呼吸道分泌物干燥。④新生儿可见晶状体后纤维组织增生。⑤呼吸抑制。

（张楠楠）

第二节　电动洗胃技术操作考核评分标准

科室＿＿＿＿＿＿＿＿＿　姓名＿＿＿＿＿＿＿＿　考核人员＿＿＿＿＿＿＿　考核日期：　年　月　日

项目	总分（分）	技术操作要求	标分（分）	评分标准	扣分（分）
仪表	5	仪表、着装符合护士礼仪规范，戴手表	5	1项不合要求扣2分	
操作前准备	13	1. 洗手，戴口罩 2. 核对医嘱单、执行单 3. 备齐用物，用物放置合理、有序，依次检查所备物品，保证安全有效 （1）治疗车上层：听诊器、冲洗胃管2根、一次性围裙、治疗盘内牙垫2个、治疗巾1块、一次性手套2副、液状石蜡、灌注器、水温计、纱布或卫生纸、治疗碗内盛温开水、一次性治疗碗1个、压舌板。必要时备开口器、舌钳、一次性尿垫	2 3 3	未核对1次扣3分 未拧紧过滤器瓶盖扣3分 未测试3个管腔是否通畅扣5分 洗胃机管道连接不正确扣5分 洗胃液温度不正确扣2分 洗胃液量不正确扣2分 其余1项不合要求扣1分	

续表

项目	总分 （分）	技术操作要求	标分 （分）	评分标准	扣分 （分）
		（2）治疗车下层：弯盘、水桶 2 只（分别盛洗胃液、污水）、医疗垃圾袋、生活垃圾袋		物品缺 1 项扣 1 分	
		4. 另备：洗胃机 1 台。配好的洗胃液（量 10 000～20 000ml，温度 25～38℃）	2		
		5. 评估并准备洗胃机：连接洗胃机各管道，拧紧过滤器瓶盖，接通洗胃机电源，打开开关。测试 3 个管腔是否通畅、负压是否正常，测试洗胃机运转是否正常	3		
安全评估	12	1. 备齐用物携至床旁，核对患者。询问患者姓名，查看床头牌、手腕带与执行单是否一致	3	未核对扣 3 分 未核对床头牌、手腕带、患者各扣 2 分 核对患者姓名不规范扣 2 分 少评估 1 项扣 1 分 其余 1 项不合要求扣 1 分	
		2. 了解患者病情、年龄、意识状态、自理能力、合作程度及心理反应情况，指导患者配合	3		
		3. 评估患者口唇及口腔黏膜有无炎症、损伤、疾病及有无活动性义齿，是否建立静脉通路及心电血压监测	3		
		4. 评估：环境安静、整洁，光线明亮，温度适宜	2		
		5. 与患者沟通时语言规范，态度和蔼	1		
操作过程	55	1. 协助患者取平卧位，头偏向术者或左侧卧位	1	体位摆放不正确扣 3 分 洗胃机按错键扣 10 分 测量长度不正确扣 2 分 其余 1 项不合要求扣 1 分	
		2. 患者枕下垫一次性尿垫。颌下铺治疗巾或戴一次性围裙	2		
		3. 将弯盘、纱布（或卫生纸）置于患者口角旁	1		
		4. 取出活动性义齿及口腔内异物	1		
		5. 口腔内放置牙垫并固定（或他人帮助）	1		
		6. 核对并打开灌注器包装置于治疗盘内	1		
		7. 术者戴一次性手套	1		
		8. 核对并打开冲洗胃管，验证是否通畅	2		
		9. 液状石蜡润滑冲洗胃管前端，润滑长度为 10～15cm	1		
		10. 测量冲洗胃管的长度（从前发际至剑突下的长度），必要时以胶布粘贴做标记，相当于 45～55cm	2		
		11. 再次核对患者与执行单	3		
		12. 左手托住胃管，右手持住胃管前端，缓缓插入，到咽喉部时（大约 15cm）（口述：清醒患者嘱做吞咽动作，然后将胃管插至所需长度。昏迷患者轻抬患者的头部下颌尽量靠近胸骨病，增加咽喉壁的弧度。插管过程中，随时观察患者的病情变化）	5		
		13. 插入所需长度后，与牙垫一起固定	1		
		14. 验证胃管是否在胃中（3 种方法）：①将胃管开口端置于温水碗内，无气泡溢出。②用灌注器向胃内注入 20ml 空气，能闻及气过水声。③抽吸，有胃液吸出	5		
		15. 用灌注器抽吸胃内容物置于治疗碗内，必要时送检	1		
		16. 再次检查洗胃机各管道连接是否正确	5		
		17. 将冲洗胃管与洗胃机连接	5		
		18. 洗胃			
		（1）手控洗胃法：第 1 步，按压洗胃机"手吸"键，吸液指示灯亮。第 2 步，按压"手冲"键，冲液指示灯亮，将洗胃液冲入胃内，每次 300～500ml，重复几次，直至洗出液澄清无味为止	2		
		（2）全自动洗胃法：按压"自控"键，冲洗自动控制，吸液与冲液指示灯交替闪亮，开始洗胃，直至洗出液澄清无味为止	2		

项目	总分（分）	技术操作要求	标分（分）	评分标准	扣分（分）
		19. 洗胃过程中，密切观察患者病情、生命体征变化，观察洗胃液出入量的平衡，洗出液的颜色、气味、性状、量。如患者呕吐要防止窒息	2		
		20. 冲洗完毕，分离冲洗胃管，根据医嘱自冲洗胃管内注入所需药物	1		
		21. 洗胃完毕，将胃管与洗胃机分离，嘱患者侧卧轻压患者腹部，将多余的胃液排出，折叠冲洗胃管末端并迅速拔出	1		
		22. 协助清醒患者漱口	1		
		23. 擦净患者面颊部分泌物及呕吐物	1		
		24. 手消毒	1		
		25. 核对并签名	4		
		26. 询问患者感受	2		
操作后	5	1. 整理床单位，帮助患者取舒适卧位 2. 整理用物，消毒措施、方法正确 3. 洗手，记录（洗胃液的量，洗出液的量、颜色、性状、气味）	2 2 1	1项不合要求扣1分	
评价	5	1. 操作顺序正确、熟练，抢救有效 2. 动作轻巧，患者无特殊不适 3. 操作时间 15min	2 1 2	操作不熟练扣2分 操作时间每延长 30s 扣 1 分	
理论提问	5	1. 洗胃的适应证有哪些 2. 洗胃的注意事项有哪些 3. 洗胃的并发症有哪些	5	少1条扣1分	
合计	100				

理论提问

1. 洗胃的适应证有哪些？

答：①解毒、清除胃内毒物或刺激物，避免毒物吸收，利用不同灌洗液进行中和解毒。②减轻胃黏膜水肿，幽门梗阻患者能将胃内滞留食物洗出，同时给予温生理盐水冲洗，可减轻胃黏膜水肿和炎症。③作为手术或检查前的准备。

2. 洗胃的注意事项有哪些？

答：①操作过程中关爱患者，动作轻柔，与患者有效的沟通，保护患者隐私。②中毒物质不明确时，选用温开水或生理盐水洗胃，待物质性质明确后采用对抗剂洗胃。吞服强酸强碱等腐蚀性药物禁忌洗胃，口服牛奶、蛋清，遵医嘱给药。③幽门梗阻患者洗胃需记录胃内潴留量，洗胃宜在饭后4～6h或空腹进行。④消化道溃疡、食管梗塞、食管静脉曲张、胃癌一般不做洗胃。⑤洗胃过程中随时观察患者病情变化，洗胃完毕记录灌洗液的名称、液量和洗出液的颜色、性状、液量、气味及患者的一般情况。

3. 洗胃的并发症有哪些？

答：①急性胃扩张。②上消化道出血。③窒息。④咽喉、食管黏膜损伤水肿。⑤吸入性肺炎。⑥虚脱及寒冷反应。⑦胃穿孔。

（张文燕　王素花）

第三节　电除颤技术操作考核评分标准

科室＿＿＿＿＿＿＿＿＿＿　姓名＿＿＿＿＿＿＿＿　考核人员＿＿＿＿＿＿＿＿　考核日期：　　年　月　日

项目	总分（分）	技术操作要求	标分（分）	评分标准	扣分（分）
仪表	5	仪表、着装符合护士礼仪规范，戴手表、手套	5	1 项不合要求扣 2 分	
操作前准备	5	1. 物品准备：纱布 5 块、弯盘、导电糊或生理盐水纱布 2 块、手电筒、血压计、听诊器、速干手消毒剂 2. 安全评估：检查除颤仪处于完好备用状态，电量充足，电极板完好	2 3	物品少 1 件扣 1 分 1 项不合要求扣 1 分	
安全评估	10	1. 安全评估：确保现场环境安全 2. 发现患者病情变化或心电监护示室颤波 3. 判断患者反应：轻拍患者肩部，大声呼叫患者"您还好吗？" 4. 如判断患者无反应时，立即启动急救反应系统并获取除颤仪 5. 判断呼吸及颈动脉搏动（同时）：注视或观测胸部运动，检查呼吸是否缺失或异常。使用近侧 2 个或 3 个手指找到气管，将手指滑到气管和颈侧肌肉之间的沟内，感触脉搏。同时判断 5～10s 6. 如无呼吸或呼吸异常，并没有明确感触到脉搏，记录抢救时间 7. 立即将患者去枕平卧于硬板床，解衣领、松腰带，双上肢位于躯体两侧，立即进行心脏按压（至少 2 次后口述：由他人进行徒手心肺复苏）	1 1 1 1 2 1 3	拍打部位不正确扣 1 分 未呼叫患者扣 1 分 判断时间不正确扣 1 分 找颈动脉部位不正确每次扣 2 分 未打开被子扣 1 分 未记录时间扣 1 分 未做心脏按压扣 2 分 其余 1 项不合要求扣 1 分	
操作过程	60	1. 将用物携至床旁 2. 开启除颤仪 3. 安全评估：患者身上无金属物质，电极片避开除颤部位，检查有无心脏起搏器及通信设施干扰 4. 左臂外展，用纱布擦干患者除颤部位皮肤 5. 将除颤电极板均匀涂抹导电糊 6. 确定除颤仪设置为"非同步方式" 7. 选择能量，一般成人单向波电击除颤 360J，双向波 200J 8. 安放电极板：电极板分别放置于右锁骨中线的正下方和左腋中线第 5、6 肋 9. 将电极板贴紧胸壁，压力适当 10. 再次观察心电示波为室颤波 11. 口述："请旁人离开" 12. 充电，安全评估并确认所有人已离开 13. 放电：双手拇指同时按压放电按钮，电击除颤，监测心电示波转为窦性心律 14. 放下电极板，将除颤仪按钮旋至监护模式 15. 立即进行 5 个循环的 CPR 16. 查看心电示波，再次判断呼吸及颈动脉搏动（同时），判	1 1 4 2 2 5 5 3 1 3 3 3 3 2 15 3	除颤部位暴露不充分扣 2 分 电极板放置位置错误扣 5 分 双电极板对搓扣 5 分 未确定周围人员直接或间接与患者接触扣 5 分 操作者身体与患者接触扣 5 分 从启动用手控除颤电极板至第 1 次除颤完毕，全过程超过 20s 扣 3 分 除颤后未评估患者心电示波扣 3 分 除颤 1 次不成功扣 10 分（如第 1 次除颤未成功，按压 5 个循环后再次给予除颤）	

项目	总分（分）	技术操作要求	标分（分）	评分标准	扣分（分）
		断 5~10s，安全评估：患者转为窦性心律，除颤成功，记录时间；若仍为室颤波，准备再次除颤，观察并口述：瞳孔缩小，角膜湿润，口唇，面色，皮肤，甲床色泽转红润，测上肢收缩压在 60mmHg 以上，观察病情变化		按压速率、部位不准确分别扣 5 分 未观察局部皮肤有无灼伤扣 2 分	
		17. 擦净患者身上的导电糊，观察局部皮肤有无灼伤，协助患者穿衣并安慰清醒患者	2	只口述未观察患者皮肤有无灼伤扣 1 分	
		18. 关闭除颤仪，擦净电极板导电糊，充电备位	2	其余 1 项不合要求扣 2 分	
操作后	5	1. 协助患者取舒适体位，整理床单位	2	未洗手扣 2 分	
		2. 整理用物，清洁、消毒除颤仪备用	1	其余 1 项不合要求扣 1 分	
		3. 脱手套、洗手，记录并做好交接班	2		
评价	10	1. 操作动作迅速、手法熟练，有效抢救成功	5	无急救意识扣 5 分	
		2. 患者皮肤完整，无烧伤。床单位整洁	3	操作时间每延长 30s 扣 1 分	
		3. 操作时间 5min	2		
理论提问	5	1. 电除颤的适应证、目的有哪些 2. 电除颤的注意事项有哪些	5	少 1 条扣 1 分	
合计	100				

理论提问

1. 电除颤的适应证、目的有哪些?

答：适应证包括室颤、室扑、无脉性室速以及药物难以转复的房颤、室上速。

目的包括纠正室性、房性心律失常。

2. 电除颤的注意事项有哪些?

答：①如室颤为细颤，除颤前可遵医嘱给予肾上腺素，使之转为粗颤再进行电除颤。②电击时，任何人不得接触患者及病床，以免触电。③进行心电图示波监视，观察生命体征及肢体活动情况。

（修 红 柳国芳）

第四节 心肺复苏技术操作考核评分标准

一、单人徒手心肺复苏技术操作考核评分标准（便携面罩）

科室＿＿＿＿＿＿＿＿＿ 姓名＿＿＿＿＿＿＿ 考核人员＿＿＿＿＿＿＿ 考核日期：＿＿ 年 ＿＿ 月 ＿＿ 日

项目	总分（分）	技术操作要求	标分（分）	评分标准	扣分（分）
仪表	5	仪表、着装符合护士礼仪规范，戴手表	5	1 项不合要求扣 2 分	

项目	总分（分）	技术操作要求	标分（分）	评分标准	扣分（分）
操作前准备	5	1. 物品准备：胸外按压板、便携面罩、纱布 2 块、弯盘、听诊器、血压计、手电筒 2. 依次检查所有物品保证在备用状态	3 2	物品少 1 件扣 1 分 1 项不合要求扣 1 分	
安全评估	10	1. 评估环境，确保现场安全 2. 判断患者反应：轻拍患者肩部，大声呼叫患者"您还好吗？" 3. 如判断患者无反应时，立即启动急救反应系统并获取 AED/除颤仪 4. 判断呼吸及颈动脉搏动（同时）：注视或观测胸部运动，检查呼吸是否缺失或异常。使用近侧 2 个或 3 个手指找到气管，将手指滑到气管和颈侧肌肉之间的沟内，感触脉搏。同时判断 5～10s 5. 如无呼吸或呼吸异常，并没有明确感触到脉搏，立即记录抢救时间（具体到分钟），行胸外心脏按压	2 2 2 3 1	拍打部位不正确扣 1 分 未呼叫患者扣 1 分 判断时间不正确扣 1 分 找颈动脉部位不正确每次扣 2 分 未打开被子扣 1 分 未记录时间扣 1 分 其余 1 项不合要求扣 1 分	
操作过程 — 胸外按压	25	1. 抢救者位于患者一侧 2. 去枕，确保患者仰卧在坚固的平坦的表面上（如为软床，背部垫按压板） 3. 解开患者衣服，暴露胸部，松解腰带 4. 定位：将一只手的掌根放在患者胸骨下半部上，另一只手的掌根置于第一只手上，双手掌根重叠，手指不触及胸壁。手臂与胸骨垂直，使肩、肘、腕关节成一直线 5. 深度：两肘伸直，快速、用力按压，按压深度至少 5cm，但应避免超过 6cm，按压同时观察面色 6. 回弹：每次按压后确保胸壁完全回弹，但手掌不离开胸壁 7. 频率：以 100～120 次/分的平稳方式按压，不因任何原因停止按压 10s 以上[30 次/（15～18 秒）] 8. 复苏方法：胸外按压与人工呼吸比例为按压：通气=30：2	1 3 2 5 3 3 3 5	未卧于硬板床扣 1 分 未去枕扣 1 分 双手不平行扣 1 分 双肘未伸直扣 2 分 按压部位不准确扣 5 分 按压深度不足，每个循环扣 2 分 回弹不足，每个循环扣 2 分 速率不合乎要求，每个循环扣 1 分 手掌离开按压部位每个循环扣 2 分 未观察面色每个循环扣 1 分 动作过猛扣 2 分 按压中断时间超过 10s 扣 2 分 胸外按压与人工呼吸比例错误，每个循环扣 2 分 其余 1 项不合要求扣 1 分	
操作过程 — 开放气道	15	1. 检查并取下活动性义齿 2. 将患者头偏向一侧，用纱布裹以救护者右手示指、中指，清除口鼻腔分泌物（评估无分泌物时可不做此步骤） 3. 将患者头部置于中立位 4. 开放气道 （1）仰头提颏法：抢救者一手小鱼际置于患者前额，用力向后压使其头部后仰，另一手示指、中指置于患者的下颌骨下方，提起下颌，将颏部向前上抬起 （2）推举下颌法（疑有颈椎损伤者）：抢救者双手置患者头部两侧，双肘置于患者仰卧的平面上，双手示指、中指、环指放在患者下颌角下方，提起下颌，使下颌前移，如果双唇紧闭，用拇指推开下唇，使嘴张开	1 3 1 10	未清除分泌物扣 2 分 清除分泌物不到位扣 1 分 清除分泌物时，头未偏向一侧扣 1 分 开放气道手法不正确每次扣 2 分 头后仰程度（额与耳连线应垂直于地面）不够每次扣 2 分 其余 1 项不合要求扣 1 分	

项目		总分（分）	技术操作要求	标分（分）	评分标准	扣分（分）
	口对面罩人工呼吸	15	1. 以患者鼻梁作参照，把面罩放于患者面部 2. 用靠近患者头顶的手，将拇指和示指放在面罩的边缘，将另一只手的拇指放在面罩下缘，用力按住面罩的边缘，使面罩密封于面部，其余手指放在下颌骨缘，进行提颏，开放气道 3. 口对防护面罩吹气，使胸部隆起，吹气同时观察胸部有无起伏 4. 每次吹气时间 1s 5. 吹气完毕，使胸廓自行回缩将气体排出 6. 注意观察胸部复原情况 7. 连续吹气 2 次，取下面罩	1 2 4 2 2 2 2	按压面罩手法不正确扣 2 分 通气无效 1 次扣 2 分 吹气量不足 1 次扣 1 分 通气量过大 1 次扣 1 分 吹气时间不足或过长每次扣 1 分 吹气后，未观察胸廓起伏每次扣 1 分 其余 1 项不合要求扣 1 分	
	判断	5	1. 反复操作 5 个循环后再次同时判断颈动脉搏动及呼吸 5～10s，如颈动脉搏动及自主呼吸恢复；口述：复苏成功，记录时间（具体到分钟） 2. 观察并口述：瞳孔缩小，角膜湿润，口唇、面色、皮肤、甲床色泽转红润，测上肢收缩压在 60mmHg 以上，观察病情变化，进行进一步生命支持 3. 口述：如未恢复，继续以上操作 5 个循环后再判断。复苏团队到达后，每 2 分钟交换角色 1 次。AED/除颤仪到达根据心律除颤	2 2 1	找颈动脉位置不正确扣 2 分 判断时间不正确扣 1 分 未记录抢救成功时间扣 1 分 观察瞳孔不规范扣 1 分 观察甲床不规范扣 1 分 其余 1 项不合要求扣 1 分	
操作后		5	1. 安置患者：垫枕，整理衣裤，取合适卧位 2. 整理用物 3. 洗手，记录	2 1 2	1 项不合要求扣 2 分	
评价		10	1. 动作迅速，操作熟练，急救意识强 2. 定位准确、手法正确，抢救有效 3. 爱伤观念强 4. 操作时间 150s	3 3 2 2	操作不熟练扣 3 分 无急救意识扣 5 分 操作时间每延长 30s 扣 1 分	
理论提问		5	1. 心肺复苏的目的是什么 2. 心肺复苏的注意事项有哪些 3. 心肺复苏的有效指征有哪些	5	少 1 条扣 1 分	
合计		100				

理论提问

1. 心肺复苏的目的是什么？

答：当患者呼吸、心搏停止时，立即进行人工呼吸和胸外按压，以维持呼吸和循环功能。

2. 心肺复苏的注意事项有哪些？

答：①人工呼吸时送气量不宜过大，以免引起患者胃部胀气。②胸外按压时要确保足够的频率及深度，尽可能不中断胸外按压，每次胸外按压后要让胸廓充分的回弹，以保证心脏得到充分的血液回流。③胸外按压时肩、肘、腕在一条直线上，并与患者身体长轴垂直。按压时，手掌掌根不能离开胸壁。

3. 心肺复苏的有效指征有哪些？

答：①能触及大动脉搏动。②自主呼吸恢复。③散大的瞳孔缩小，角膜湿润。④颜面、口唇、甲床色泽转红润。⑤上肢收缩压在 60mmHg 以上。

（柳国芳　修　红）

二、单人徒手心肺复苏技术操作考核评分标准

科室＿＿＿＿＿＿＿　姓名＿＿＿＿＿＿＿　考核人员＿＿＿＿＿＿＿　考核日期：　　年　月　日

项目		总分（分）	技术操作要求	标分（分）	评分标准	扣分（分）
仪表		5	仪表、着装符合护士礼仪规范，戴手表	5	1 项不合要求扣 1 分	
操作前准备		5	1. 物品准备：胸外按压板，纱布 2 块，弯盘，听诊器，血压计，手电筒	3	物品少 1 件扣 1 分 1 项不合要求扣 1 分	
			2. 依次检查所有物品保证在备用状态	2		
安全评估		10	1. 评估环境，确保现场安全	2	拍打部位不正确扣 1 分	
			2. 判断患者反应：轻拍患者肩部，大声呼叫患者"您还好吗？"	2	未呼叫患者扣 1 分	
			3. 如判断患者无反应时，立即启动急救反应系统并获取 AED/除颤仪	2	判断时间不正确扣 1 分 颈动脉部位不正确，每次扣 2 分	
			4. 判断呼吸及颈动脉搏动（同时）：注视或观测胸部运动，检查呼吸是否缺失或异常。使用近侧 2 个或 3 个手指找到气管，将手指滑到气管和颈侧肌肉之间的沟内，感触脉搏。同时判断 5～10s	3	未打开被子扣 1 分 未记录时间扣 1 分 其余 1 项不合要求扣 1 分	
			5. 如无呼吸或呼吸异常，并没有明确感触到脉搏，立即记录抢救时间（具体到分钟），行胸外心脏按压	1		
操作过程	胸外按压	25	1. 抢救者位于患者一侧	1	未卧于硬板床扣 1 分	
			2. 去枕，确保患者仰卧在坚固的平坦的表面上（如为软床，背部垫按压板）	3	未去枕扣 1 分 双手不平行扣 1 分	
			3. 解开患者衣服，暴露胸部，松解腰带	2	双肘未伸直扣 2 分	
			4. 定位：将一只手的掌根放在患者胸骨下半部上，另一只手的掌根置于第一只手上，双手掌根重叠，手指不触及胸壁。手臂与胸骨垂直，使肩、肘、腕关节成一直线	5	按压部位不准扣 5 分 按压深度不足，每个循环扣 2 分 回弹不足每个循环扣 2 分	
			5. 深度：两肘伸直，快速、用力按压，按压深度至少 5cm，但应避免超过 6cm，按压同时观察面色	3	速率不合乎要求，每个循环扣 1 分	
			6. 回弹：每次按压后确保胸壁完全回弹，但手掌不离开胸壁	3	手掌离开按压部位每个循环扣 2 分	
			7. 频率：以 100～120 次/分的平稳方式按压，不因任何原因停止按压 10s 以上[30 次/（15～18 秒）]	3	未观察面色每个循环扣 1 分 动作过猛扣 2 分	
			8. 复苏方法：胸外按压与人工呼吸比例为按压：通气=30：2	5	按压中断时间超过 10s 扣 2 分 胸外按压与人工呼吸比例错误，每个循环扣 2 分 其余 1 项不合要求扣 1 分	
	开放气道	15	1. 检查并取下活动性义齿	1	未清除口鼻分泌物扣 3 分	
			2. 将患者头偏向一侧，用纱布裹以救护者右手示指、中指，清除口鼻腔分泌物（评估无分泌物时可不做此步骤）	2	清除分泌物不到位扣 1 分 头未偏向一侧扣 1 分	
			3. 纱布 1～2 层覆盖于患者口部	1	纱布覆盖过多扣 1 分	
			4. 将患者头部置于中立位	1	开放气道手法不正确扣 2 分	

项目	总分（分）	技术操作要求	标分（分）	评分标准	扣分（分）
		5. 开放气道 （1）仰头提颏法：抢救者一手小鱼际置于患者前额，用力向后压使其头部后仰，另一手示指、中指置于患者的下颌骨下方，提起下颌，将颏部向前上抬起 （2）推举下颌法（疑有颈椎损伤者）：抢救者双手置患者头部两侧，双肘置于患者仰卧的平面上，双手示指、中指、环指放在患者下颌角下方，提起下颌，使下颌前移，如果双唇紧闭，用拇指推开下唇，使嘴张开	10	头后仰程度（颏与耳连线应垂直于地面）不够扣5分 未开放气道扣10分 其余1项不合要求扣1分	
口对口人工呼吸	15	1. 抢救者一手捏紧患者鼻孔 2. 双唇包住患者口唇吹气，使胸部隆起，吹气同时观察胸部有无起伏 3. 吹气毕，松开捏鼻孔的手。抢救者头稍抬起，侧转换气 4. 同时注意观察胸部复原情况 5. 每次吹气时间1s 6. 连续吹气2次	1 6 2 2 2 2	通气无效1次扣2分 吹气量不足1次扣1分 未观察胸廓起伏每次扣1分 吹气时间不足或过长每次扣1分 其余1项不合要求扣1分	
判断	5	1. 反复操作5个循环后再次同时判断颈动脉搏动及呼吸5～10s，如颈动脉搏动及自主呼吸恢复。口述：复苏成功，记录时间（时间具体到分钟） 2. 观察并口述：瞳孔缩小、角膜湿润、口唇、面色、皮肤、甲床色泽转红润，测上肢收缩压在60mmHg以上，观察病情变化，进行进一步生命支持 3. 口述：如未恢复，继续以上操作5个循环后再判断。复苏团队到达后，每2分钟交换角色1次。AED/除颤仪到达根据心律除颤	2 2 1	颈动脉位置不正确扣2分 判断时间不正确扣1分 未记录抢救成功时间扣1分 观察瞳孔不规范扣1分 观察甲床不规范扣1分 其余1项不合要求扣1分	
操作后	5	1. 安置患者：垫枕，整理衣裤，取合适卧位 2. 整理用物 3. 洗手，记录	2 1 2	1项不合要求扣2分	
评价	10	1. 动作迅速，操作熟练，急救意识强 2. 定位准确、手法正确，抢救有效 3. 爱伤观念强 4. 操作时间150s	3 3 2 2	操作不熟练扣3分 急救意识差扣5分 操作时间每延长30s扣1分	
理论提问	5	1. 心肺复苏的目的是什么 2. 心肺复苏的注意事项有哪些 3. 心肺复苏的有效指征有哪些	5	少1条扣1分	
合计	100				

理论提问

1. 心肺复苏的目的是什么？

答：当患者呼吸、心搏停止时，立即进行人工呼吸和胸外按压，以维持呼吸和循环功能。

2. 心肺复苏的注意事项有哪些？

答：①人工呼吸时送气量不宜过大，以免引起患者胃部胀气。②胸外按压时要确保足够的频率及深度，尽可能不中断胸外按压，每次胸外按压后要让胸廓充分的回弹，以保证心脏得到充分的血液回流。③胸外按压时肩、肘、腕在一条直线上，并与患者身体长轴垂直。按压时，手掌掌根不能离开胸壁。

3. 心肺复苏的有效指征有哪些？

答：①能触及大动脉搏动。②自主呼吸恢复。③散大的瞳孔缩小，角膜湿润。④颜面、口唇、甲床色泽转红润。⑤上肢收缩压在 60mmHg 以上。

（修　红　柳国芳）

三、双人心肺复苏技术操作考核评分标准

科室＿＿＿＿＿＿　姓名＿＿＿＿＿＿　考核人员＿＿＿＿＿＿　考核日期：　　年　月　日

项目		总分（分）	技术操作要求	标分（分）	评分标准	扣分（分）
仪表		5	仪表、着装符合护士礼仪规范，戴手表	5	1 项不合要求扣 1 分	
操作前准备		5	1. 物品准备：胸外按压板、纱布 2 块、弯盘、听诊器、血压计、手电筒、性能良好的简易呼吸器（包括加压面罩、氧气管、储氧袋，各部件连接正确、气囊无漏气、4 个部件、5 个阀门检查性能良好）、吸氧面罩、一次性手套 2 副、口咽通气道	3	物品少 1 件扣 1 分 1 项不合要求扣 1 分	
			2. 依次检查所有物品保证在备用状态	2		
安全评估		10	护士 A 1. 评估环境确保现场安全 2. 判断患者反应：轻拍患者肩部，大声呼叫患者"您还好吗？" 3. 如判断患者无反应时，立即启动急救反应系统并获取 AED/除颤仪 4. 判断呼吸及颈动脉搏动（同时）：注视或观测胸部运动，检查呼吸是否缺失或异常。使用近侧 2 个或 3 个手指找到气管，将手指滑到气管和颈侧肌肉之间的沟内，感触脉搏，同时判断 5～10s 5. 如无呼吸或呼吸异常，并没有明确感触到脉搏，立即记录时间（具体到分钟），行胸外心脏按压	2 2 2 3 1	拍打部位不正确扣 1 分 未呼叫患者扣 1 分 判断时间不正确扣 1 分 找颈动脉部位不正确扣 2 分 未打开被子扣 1 分 未记录时间扣 1 分 其余 1 项不合要求扣 1 分	
操作过程	胸外按压	25	护士 A 1. 抢救者位于患者一侧 2. 去枕，确保患者仰卧在坚固的平坦的表面上（如为软床，背部垫按压板） 3. 解开患者衣服，暴露胸部，松解腰带 4. 定位：将一只手的掌根放在患者胸骨下半部上，另一只手的掌根置于第一只手上，双手掌根重叠，手指不触及胸壁。手臂与胸骨垂直，使肩、肘、腕关节成一直线 5. 深度：两肘伸直，快速、用力按压，按压深度至少 5cm，但应避免超过 6cm，按压同时观察面色 6. 回弹：每次按压后确保胸壁完全回弹，但手掌不离开胸壁 7. 频率：以 100～120 次/分的平稳方式按压，不因任何原因停止按压 10s 以上[30 次/（15～18 秒）] 8. 复苏方法：胸外按压与人工呼吸比例为按压：通气=30：2	1 3 2 5 3 3 3 5	未卧于硬板床扣 1 分 未去枕扣 1 分 双手不平行扣 1 分 双肘未伸直扣 2 分 按压部位不准确扣 5 分 按压深度不足，每个循环扣 2 分 回弹不足每个循环扣 2 分 速率不合乎要求，每个循环扣 1 分 手掌离开按压部位每个循环扣 2 分 未观察面色每个循环扣 1 分 动作过猛扣 2 分 按压中断时间超过 10s 扣 2 分 胸外按压与人工呼吸比例错误，每个循环扣 2 分 其余 1 项不合要求扣 1 分	

项目	总分（分）	技术操作要求	标分（分）	评分标准	扣分（分）
开放气道、气囊辅助呼吸	30	护士 B 1. 戴手套，检查并取下活动性义齿 2. 清理呼吸道：将患者头偏向一侧，用纱布裹以救护者右手示指、中指，清除口鼻腔分泌物（评估无分泌物时可不做此步骤），脱手套，洗手 3. 将简易呼吸囊连接氧气，调节流量 8～10L/min 4. 将患者头部置于中立位 5. 戴手套 6. 推举下颌法打开气道 （1）操作者站与患者头部正上方 （2）双手中指、环指、小指分别置于患者的下颌角下方并用双手提起患者下颌，使患者头后仰，处于过伸位（面向急救者），打开气道，使气管与口腔成一直线（必要时口咽通气道） （3）用左手中指、环指、小指提下颌，固定头部位置，使头保持后仰，右手持简易呼吸器，以患者鼻梁为参照，将面罩紧扣于患者口鼻部，用左手的拇指和示指固定面罩两边成"C"形，并将面罩边缘压住患者面部，使用其余手指提起下颌（3个手指成"E"形），成"EC"钳技术开放气道，使面罩紧贴患者面部 （4）人工呼吸：用另一只手挤压气囊给于人工呼吸 7. 每次挤压持续 1s 8. 送气量以见到胸廓起伏为宜，为 500～600ml 9. 挤压同时：观察患者胸廓起伏，观察胃区有无膨胀 10. 观察患者是否处于正常的换气状态，呼吸有无改善，神志有无转清楚，血氧饱和度、面色、口唇、甲床、末梢循环情况有无改善 11. 胸外按压与人工呼吸比例为按压：通气=30：2，注意鼓励按压者进行有效按压，保证足够的按压速率及深度，让胸廓完全回弹	2 2 1 1 1 2 2 5 3 3 2 2 2 2	评估有分泌物未清除扣2分 清除分泌物不到位扣1分 头未偏向一侧扣1分 开放气道手法不正确扣2分 面罩压在患者眼部扣3分 通气无效 1 次扣2分 通气不足每次扣1分 频率不正确扣5分 其余 1 项不合要求扣2分	
判断	5	1. 反复操作 5 个循环后再次同时判断颈动脉搏动及呼吸 5～10s，如颈动脉搏动及自主呼吸恢复。口述：复苏成功，记录时间（时间具体到分钟） 2. 观察并口述：瞳孔缩小，角膜湿润、口唇、面色、皮肤、甲床色泽转红润，测上肢收缩压在 60mmHg 以上，观察病情变化，进行进一步生命支持 3. 口述：如未恢复，交换角色，继续以上操作 5 个循环后再判断。复苏过程中每 2 分钟交换角色一次。AED/除颤仪到达根据心律除颤 4. 护士 B 脱手套，洗手	2 1 1 1	颈动脉位置不正确扣2分 判断时间不争正确扣1分 未记录抢救成功时间扣1分 观察瞳孔不规范扣1分 观察甲床不规范扣1分 其余 1 项不合要求扣1分	
操作后	5	1. 安置患者：垫枕，整理衣裤，取合适卧位 2. 整理用物 3. 洗手，记录	2 1 2	1 项不合要求扣2分	
评价	10	1. 动作迅速，操作熟练，急救意识强 2. 定位准确、手法正确，抢救有效 3. 爱伤观念强 4. 操作时间 150s	3 3 2 2	操作不熟练扣3分 急救意识差扣5分 操作时间每延长 30s 扣1分	

项目	总分 （分）	技术操作要求	标分 （分）	评分标准	扣分 （分）
理论提问	5	1. 心肺复苏的目的是什么 2. 心肺复苏的注意事项有哪些 3. 心肺复苏的有效指征有哪些 4. 使用简易呼吸器的注意事项有哪些	5	少1条扣1分	
合计	100				

理论提问

1. 心肺复苏的目的是什么？

答：当患者呼吸、心搏停止时，立即进行人工呼吸和胸外按压，以维持呼吸和循环功能。

2. 心肺复苏的注意事项有哪些？

答：①人工呼吸时送气量不宜过大，以免引起患者胃部胀气。②胸外按压时要确保足够的频率及深度，尽可能不中断胸外按压，每次胸外按压后要让胸廓充分的回弹，以保证心脏得到充分的血液回流。③胸外按压时肩、肘、腕在一条直线上，并与患者身体长轴垂直。按压时，手掌掌根不能离开胸壁。

3. 心肺复苏的有效指征有哪些？

答：①能触及大动脉搏动。②自主呼吸恢复。③散大的瞳孔缩小，角膜湿润。④颜面、口唇、甲床色泽转红润。⑤上肢收缩压在 60mmHg 以上。

4. 使用简易呼吸器的注意事项有哪些？

答：①呼吸囊要定时检查、测试、维修和保养。②挤压呼吸囊时，压力不可过大，亦不可时快时慢，以免损伤肺组织，造成呼吸中枢紊乱，影响呼吸功能恢复。③"EC"手法固定面罩，保证有效通气。④辅助呼吸过程中注意观察患者的面色及呼吸恢复情况。发现患者有自主呼吸时，应按患者的呼吸动作加以辅助，与自主呼吸同步。

（修　红　柳国芳）

第五节　心电监护技术操作考核评分标准

科室＿＿＿＿＿＿＿＿　姓名＿＿＿＿＿＿＿考核人员＿＿＿＿＿＿＿考核日期：　　年　月　日

项目	总分 （分）	技术操作要求	标分 （分）	评分标准	扣分 （分）
仪表	5	仪表、着装符合护士礼仪规范，戴手表	5	1项不合要求扣2分	
操作前准备	8	1. 洗手、戴口罩 2. 核对医嘱单、执行单	2 3	未核对扣3分 物品少1件扣1分	

项目		总分（分）	技术操作要求	标分（分）	评分标准	扣分（分）
			3. 备齐用物，用物放置合理、有序，依次检查所备物品及仪器，保证安全有效 （1）治疗车上层：执行单、心电监护仪（包括电源线、导联线、血压监测导线及袖带、血氧饱和度导线及探头）、治疗碗2个（分别放置干纱布1～2块、电极膜3～5个） （2）治疗车下层：弯盘、电插板、速干手消毒剂、医疗垃圾袋、生活垃圾袋	3	其余1项不合要求扣1分	
安全评估		12	1. 备齐用物携至床旁，核对患者。询问患者姓名，查看床头牌、手腕带与执行单是否一致	3	未核对扣3分	
			2. 了解患者病情、意识状态、合作情况及心理反应，向患者解释操作目的、方法，询问患者是否大小便	2	未核对床头牌、手腕带、患者各扣2分	
			3. 评估：患者胸前皮肤有无皮疹、伤口、破溃，是否安装心脏起搏器。检查上肢皮肤情况及肢体活动情况及有无静脉输液。评估患者末梢循环情况、有无灰指甲、有无涂抹指甲油	3	核对患者姓名不规范扣2分 少评估1项扣1分 其余1项不合要求扣1分	
			4. 评估：环境安静、温度适宜，无电磁波干扰，保护患者的隐私	3		
			5. 与患者沟通时语言规范，态度和蔼	1		
操作过程	监护	50	1. 协助患者取舒适体位	2	未核对1次扣3分	
			2. 接电源线	1	核对内容不全少1项扣1分	
			3. 打开电源开关	1		
			4. 选择电极膜粘贴位置，纱布清洁局部皮肤	3	核对患者姓名不规范扣2分	
			5. 导联线与电极膜连接	1		
			6. 再次核对患者	3	选择导联不正确1处扣2分	
			7. 粘贴电极膜 （1）三导联位置：R，右锁骨中点下缘。L，左锁骨中点下缘。V，左腋前线第6肋间 （2）五导联位置：RA，右锁骨中点下缘。LA，左锁骨中点下缘。RL，右锁骨中线剑突水平处。LL，左锁骨中线剑突水平处。V，胸骨左缘第4肋间	5	电极膜粘贴位置错误1处扣2分 电极贴膜未彻底撕掉保护膜扣1分	
			8. 电极膜与皮肤表面接触良好，导联线固定牢固，为患者系好衣扣	2	血压袖带过紧或过松扣2分	
			9. 将袖带平整无折地缠于上臂中部，松紧以放入一手指为宜	3	血氧探头位置不正确扣2分	
			10. 下缘距肘窝处2～3cm（袖带上"▼或Φ"标识置于肱动脉搏动最明显处）	2	参数调节不正确每项扣2分	
			11. 将血氧饱和度探头光源处对准患者指甲夹在指端，使感应区对准指甲，接触良好，松紧适宜	2	过度暴露患者扣2分 导联线打折扣2分	
			12. 调整心电、血压参数 （1）选择P波显示良好的导联（一般为Ⅱ导） （2）调整心电图波形大小，振幅>0.5mV （3）血压设定手动或自动模式，自动模式选择测量间隔时间	2 2 2	其余1项不合要求扣1分	
			13. 根据病情或医嘱设定报警范围 （1）心率报警上下限，一般为患者基础心率的±20% （2）调整血压报警上下限，一般为患者基础血压的±20% （3）调整血氧饱和度的报警低限，一般设定为90% （4）调整呼吸报警上下限，一般高限设定为30次/分，低限设定为8次/分	2 2 2 2		

续表

项目	总分（分）	技术操作要求	标分（分）	评分标准	扣分（分）
		（5）确定心电监护各项报警处于开启状态，调整报警音量	2		
		14. 观察心电监护运行情况	2		
		15. 手消毒	2		
		16. 再次核对患者，签名	3		
		17. 询问患者感受并交代注意事项	2		
停监护	10	1. 核对患者，向患者解释目的	3	未核对扣 3 分 其余 1 项不合要求扣 1 分	
		2. 遮挡患者，注意保暖	1		
		3. 关机	1		
		4. 将电极膜与导联线分离	1		
		5. 将患者电极膜取下置于弯盘内，将弯盘置于治疗车下层	1		
		6. 用纱布擦净皮肤，观察皮肤情况，协助患者穿衣	1		
		7. 取下袖带及血氧探头，检查肢体有无肿胀，皮肤压伤情况	1		
		8. 拔除电源线	1		
操作后	5	1. 协助患者取舒适卧位，整理床单位	1	1 项不合要求扣 1 分	
		2. 操作规范熟练，方法正确，安全	2		
		3. 正确处理物品，洗手，记录并执行签字	2		
评价	5	1. 动作轻巧、准确，操作方法规范	1	操作不熟练扣 2 分 操作时间每延长 30s 扣1 分	
		2. 熟悉机器性能，常见故障及其排除方法正确	2		
		3. 操作时间 5min	2		
理论提问	5	1. 心电监护的注意事项是什么 2. 心电监护目的是什么	5	少 1 条扣 1 分	
合计	100				

理论提问

1. 心电监护的注意事项是什么？

答：①观察心率、心律波形，发现异常及时报告医师。②患者更换体位时，妥善保护导联线。③注意保暖。

2. 心电监护目的是什么？

答：监测患者心律、心率、血压、血氧饱和度及呼吸的变化，提供病情信息。

（柳国芳）

第六节　心电图机使用技术操作考核评分标准

科室＿＿＿＿＿＿　姓名＿＿＿＿＿＿　考核人员＿＿＿＿＿＿　考核日期：　　年　月　日

项目	总分（分）	技术操作要求	标分（分）	评分标准	扣分（分）
仪表	5	仪表、着装符合护士礼仪规范，戴手表	5	1 项不合要求扣 2 分	

续表

项目	总分（分）	技术操作要求	标分（分）	评分标准	扣分（分）
操作前准备	8	1. 洗手，戴口罩 2. 核对医嘱单、执行单 3. 备齐用物，用物放置合理、有序，依次检查所备物品及仪器，保证安全有效 （1）治疗车上层：执行单、心电图装置1套、治疗碗内备生理盐水棉球 （2）治疗车下层：弯盘、速干手消毒剂、医疗垃圾袋、生活垃圾袋	2 3 3	未核对扣3分 其余1项不合要求扣1分	
安全评估	12	1. 备齐用物携至床旁，核对患者。询问患者姓名，查看床头牌、手腕带与执行单是否一致 2. 了解患者病情、合作程度，解释操作目的、方法及如何配合 3. 评估：患者局部皮肤情况，有无电磁干扰情况 4. 评估：环境安静、清洁、舒适 5. 与患者沟通时语言规范，态度和蔼	3 3 3 2 1	未核对扣3分 未查对床头牌、手腕带、患者各扣2分 查对患者姓名不规范扣2分 其余1项不合要求扣1分	
操作过程	60	1. 协助患者取舒适体位 2. 摘掉手表及佩戴金属的物品 3. 接好心电图机电源线 4. 暴露患者双腕部及双踝部，在连接电极的皮肤上涂生理盐水 5. 连接肢体导连线 RA——右上肢 LA——左上肢 LL——左下肢 RL——右下肢 6. 暴露胸前导联，在连接电极的皮肤上涂生理盐水，连接吸球 V_1——胸骨右缘第4肋间 V_2——胸骨左缘第4肋间 V_3~V_2与V_4连线中点 V_4——左锁骨中线第5肋间 V_5——左腋前线与V_4平行处 V_6——左腋中线与V_4平行处 7. 打开工作开关，按下抗干扰键（Emg/Hum） 8. 调节设置使热笔居中 9. 按Start键，走纸、走动1MV键，打标准电压 10. 按Check键，查看振幅，符合要求，即按动导联选择，按顺序记录各导联心电图。每个导联记录完整波形3~4个 11. 做心电图完毕，核实标准电压，各开关与旋钮恢复原位，关掉电源，整理导联线 12. 手消毒 13. 再次核对，签名 14. 询问患者感受	2 2 2 3 10 10 5 3 3 10 3 1 4 2	未查对扣3分 查对不规范扣2分 核对内容不全少1项扣1分 床旁摆放其他电器及穿行的电源线扣1分 电极位置放置不准确1处扣2分 基线不稳扣2分 未打标准电压扣2分 其余1项不合要求扣1分	
操作后	5	1. 协助患者穿衣盖被，整理床单位，爱护体贴患者 2. 按顺序标记各导联，写明患者姓名、性别、年龄、日期及记录时间具体到分钟并做好粘贴 3. 导联线放置、心电图机充电方法正确	2 2 1	导联标记错，每个导联扣2分 1项不合要求扣1分	

续表

项目	总分（分）	技术操作要求	标分（分）	评分标准	扣分（分）
评价	5	1. 操作规范、熟练 2. 熟悉正常心电图各波、段、间期的意义及时间、波形（方向）、振幅 3. 操作时间 3min	2 1 2	操作不熟练扣 2 分 操作时间每延长 30s 扣 1 分	
理论提问	5	1. 做心电图时的注意事项有哪些 2. 做心电图的目的是什么 3. 标准双极导联的电极位置及正负极连接方式是怎样的	5	少 1 条扣 1 分	
合计	100				

理论提问

1. 做心电图时的注意事项有哪些？

答：①检查时保持情绪平稳，不可以讲话且应保持固定姿势，以免影响检查。②诊床的宽度不应窄于 80cm，以免肢体紧张而引起肌电干扰，如果诊床的一侧靠墙，则必须确定墙内无电线穿过。③金属性物品，如手表、皮带扣、拉链、裙钩、纽扣等勿与患者接触。④身体表面保持干爽，因为潮湿易导致干扰。⑤寒冷季节应注意保暖，避免腹肌颤抖造成干扰。⑥丝袜、裤袜可能引起导电不良，检查前应先脱掉。⑦检查前 1h 无吸烟，以及未喝咖啡、浓茶等刺激性饮料。禁止在检查前做运动。

2. 做心电图的目的是什么？

答：①记录心脏搏动的电位变化，以判断心脏的状态。②用于心律失常、心肌梗死、心绞痛等心脏疾病的诊断依据。③用于电解质紊乱、药物副作用的判断依据。

3. 标准双极导联的电极位置及正负极连接方式是怎样的？

答：Ⅰ导联，左臂（正极）右臂（负极）。Ⅱ导联，左腿（正极）右臂（负极）。Ⅲ导联，左腿（正极）左臂（负极）。

（张文燕）

第七节　辅助呼吸技术操作考核评分标准

一、简易呼吸器使用技术操作考核评分标准

科室＿＿＿＿＿＿＿＿＿＿　姓名＿＿＿＿＿＿＿　考核人员＿＿＿＿＿＿＿　考核日期：　　年　月　日

项目	总分（分）	技术操作要求	标分（分）	评分标准	扣分（分）
仪表	5	仪表、着装符合护士礼仪规范，戴手表	5	1 项不合要求扣 2 分	

项目	总分（分）	技术操作要求	标分（分）	评分标准	扣分（分）
操作前准备	8	1. 洗手，戴口罩 2. 备齐用物，用物放置合理、有序，依次检查所备物品，保证安全有效 （1）治疗车上层：性能良好的简易呼吸器，包括加压面罩、氧气管、储氧袋，各部件连接正确、气囊无漏气（4个部件，5个阀门检查性能良好），吸氧四方牌，治疗盘内备纱布2块、吸氧面罩、一次性手套2副、口咽通气道 （2）治疗车下层：速干手消毒剂、弯盘、医疗垃圾袋、生活垃圾袋	2 6	1项不合要求扣1分	
安全评估	12	1. 评估环境，确保现场安全 2. 判断患者反应：轻拍患者肩部，大声呼叫患者"您还好吗？" 3. 启动应急反应系统并获取AED/除颤仪：如判断患者无反应时 4. 判断呼吸及颈动脉搏动（同时）：注视或观测胸部运动，检查呼吸是否缺失或异常。使用近侧2个或3个手指找到气管，将手指滑到气管和颈侧肌肉之间的沟内，感触脉搏。同时判断5～10s 5. 触及颈动脉搏动 6. 无呼吸或呼吸异常，立即记录抢救时间（具体到分钟），行简易呼吸器辅助呼吸	2 2 2 2 2 2	拍打部位不正确扣1分 未呼叫患者扣1分 判断时间不正确扣1分 找颈动脉部位不正确每次扣2分 未打开被子扣1分 未记录时间扣1分 其余1项不合要求扣1分	
操作过程 应用简易呼吸器	50	1. 移开床头桌30cm，移开床体距墙面40cm，取下床头 2. 将患者去枕，平卧硬板床 3. 解开患者衣服，暴露胸部，松解腰带 4. 戴手套，检查并取出活动性义齿 5. 将患者头偏向一侧，用纱布裹以救护者右手示指、中指，清除口鼻腔分泌物，脱手套，洗手 6. 头复位，取中立位 7. 将简易呼吸囊连接氧气，调节流量8～10L/min，戴手套 8. 推举下颌法打开气道 （1）操作者站于患者头部正上方 （2）双手中指、环指、小指分别置于患者的下颌角下方并用双手提起患者下颌，使患者头后仰，处于过伸位（面向急救者），打开气道，使气管与口腔成一直线（必要时置口咽通气道） （3）用左手中指、环指、小指提下颌，固定头部位置，使头保持仰位，右手持简易呼吸器，以患者鼻梁为参照，将面罩紧扣于患者口鼻部，用左手的拇指和示指固定面罩两边成"C"形，并将面罩边缘压住患者面部，使用其余手指提起下颌（3个手指成"E"形），成"EC"钳技术开放道，使面罩紧贴患者面部 （4）人工呼吸：用另一只手挤压气囊给予人工呼吸 9. 呼吸频率：成人10～12次/分（5～6s给气1次）。儿童及婴儿12～20次/分（3～5s给气1次），有规律的反复挤压呼吸囊 10. 每次挤压持续1s 11. 送气量以见到胸廓起伏为宜，为500～600ml 12. 挤压同时安全评估并观察判断通气情况：胸廓起伏；胃区无膨隆；口唇、面部颜色；患者血氧饱和度；呼气时面罩内是否有雾气；单向阀工作状态	2 2 2 2 2 1 2 2 5 5 2 5 2 3 5	面罩压在患者眼部扣3分 通气无效1次扣2分 110～120s有效次数小于20次或者大于24次，扣5分 频率不正确扣5分 其余1项不合要求扣2分	

续表

项目	总分 （分）	技术操作要求	标分 （分）	评分标准	扣分 （分）
		13. 观察患者是否处于正常的换气状态，呼吸有无改善，神志有无转清楚	3		
		14. 辅助通气 110～120s，有效次数 20～24 次/分	5		
停用	10	1. 患者呼吸恢复正常后，将简易呼吸器置于治疗车下层，再次判断患者呼吸及颈动脉搏动，记录成功时间。观察并口述：瞳孔缩小，角膜湿润，口唇、面色、皮肤、甲床色泽转红润，测上肢收缩压在 60mmHg 以上，观察病情变化	2	1 项不合要求扣 1 分	
		2. 头复位，用纱布清洁患者口鼻及面部，脱手套	2		
		3. 垫枕，遵医嘱给予面罩吸氧	2		
		4. 手消毒，执行单签字，记录吸氧时间	2		
		5. 安慰清醒患者，询问患者感受，交代注意事项	2		
操作后	5	1. 协助患者取舒适卧位，整理床单位	2	1 项不合要求扣 1 分	
		2. 正确处理物品	1		
		3. 洗手，记录	2		
评价	5	1. 动作迅速、准确，急救意识强	2	操作不熟练扣 3 分 急救意识差扣 5 分 操作时间每延长 30s扣 1 分	
		2. 操作方法规范，手法正确	1		
		3. 操作时间 5min	2		
理论提问	5	1. 使用简易呼吸器的目的是什么 2. 使用简易呼吸器的适应证有哪些 3. 使用简易呼吸器的注意事项有哪些	5	少 1 条扣 1 分	
合计	100				

理论提问

1. 使用简易呼吸器的目的是什么？

答：①辅助通气，改善缺氧症状。②用于呼吸复苏。

2. 使用简易呼吸器的适应证有哪些？

答：适用于各种原因所致的呼吸停止或呼吸衰竭的抢救及麻醉期间的呼吸管理。

3. 使用简易呼吸器的注意事项有哪些？

答：①呼吸囊要定时检查、测试、维修和保养。②挤压呼吸囊时，压力不可过大，亦不可时快时慢，以免损伤肺组织，造成呼吸中枢紊乱，影响呼吸功能恢复。③"EC"手法固定面罩，保证有效通气。④辅助呼吸过程中注意观察患者的面色及呼吸恢复情况。发现患者有自主呼吸时，应按患者的呼吸动作加以辅助，与自主呼吸同步。

（柳国芳）

二、经口腔明视气管内插管技术操作考核评分标准

科室＿＿＿＿＿＿＿＿＿＿＿　姓名＿＿＿＿＿＿＿　考核人员＿＿＿＿＿＿＿＿　考核日期：　　年　月　日

项目		总分（分）	技术操作要求	标分（分）	评分标准	扣分（分）
仪表		5	仪表、着装符合护士礼仪规范，戴手表	5	1项不合要求扣2分	
操作前准备		8	1. 洗手，戴口罩 2. 备齐用物，用物放置合理、有序，依次检查所备物品，保证安全有效 （1）治疗车上层：处于备用状态性能良好的简易呼吸器1套（呼吸囊、呼吸活瓣、面罩、固定带、衔接管）、记录单、听诊器、寸带或胶布、导丝；治疗盘内备麻醉喉镜1套、纱布3块、无菌手套、20ml注射器、气管导管2根、牙垫、吸痰管、无菌生理盐水及必要药品、麻醉喷雾器等 （2）治疗车下层：弯盘、速干手消毒剂、医疗垃圾袋、生活垃圾袋 另备：吸引器、氧气装置、呼吸机	2 6	1项不合要求扣1分	
安全评估		12	1. 将用物协至床旁，核对患者 2. 了解患者病情、意识情况、呼吸状态及患者年龄、性别 3. 评估：患者头颈部活动度及张口度、有无活动性义齿、口腔及口腔黏膜情况，有无气管狭窄、移位 4. 与家属签署知情同意书	2 3 4 3	1项不合要求扣1分	
操作过程	插管	50	1. 患者去枕平卧硬板床，松解衣领、腰带，头偏向一侧，取出活动性义齿，清除患者口鼻腔分泌物 2. 将患者头恢复仰卧位，仰头抬颏法，畅通气道 3. 将治疗盘置于床旁桌上 4. 操作者站于患者头侧 5. 打开生理盐水瓶、牙垫、注射器、气管导管，并将气管导管置于生理盐水瓶内，验证是否漏气后将气体全部抽出，可插入导丝备用 6. 戴手套后安装喉镜，以备用气束 7. 打开气道：托下颌法，抢救者双肘置患者头部两侧，持双手示指、中指、环指放在患者下颌角后方，向上或向后抬起下颌，使患者头后仰，或应用软枕使患者头位垫高10cm，肩背部紧靠病床（使口、咽、喉三轴线基本重叠于一条轴线上） 8. 术者双手将患者下颌向前、向上托起以使口张开 9. 用右手拇指推开患者下唇及下颌，示指抵住上门齿，交叉法分开双唇 10. 术者左手持喉镜由右口角入口内，将舌推向左侧后缓慢推进，可见到悬雍垂（第1个标志），继续推进看到会厌（第2个标志） 11. 看到会厌后，弯镜片置于会厌谷（会厌与舌根交界处）并将喉镜向前上方提起，显露声门。必要时可于舌根部、喉头、声门喷洒局麻药，或者由助手轻柔向下或侧方压迫甲状软骨，会使声门暴露更明显。切忌以上切齿为杠杆支点，将喉镜柄向后旋而损伤上切齿 12. 插管时，右手以握毛笔状持气管导管的中、上段，由口右角进入口腔，将导管前端对准声门后，轻柔地插入声门，直至套囊完全进入声门	5 2 1 1 5 1 5 3 3 3 2 2	操作方法不规范扣5分 操作过程有漏气扣3分 通气无效1次扣2分 喉镜进入时以齿或下颌为支点撬开扣5分 插管固定不牢扣2分 其余1项不合要求扣2分	

项目	总分（分）	技术操作要求	标分（分）	评分标准	扣分（分）
		13. 左手固定喉镜与导管，右手退出导丝，再使导管插入气管内，深度为 4～5cm（成人），导管尖端至中切牙的距离为成年男性 22～25cm，成年女性 21～24cm，儿童 2～12cm	4		
		14. 用注射器向气管导管的气囊内注气 5～10ml，以不漏气为准	1		
		15. 确认导管已准确插入气管：①压胸壁，听导管口有气流声。②将简易呼吸器与导管连接，听双肺呼吸音对称。③如用透明导管时，吸气时管壁清亮，呼气时管壁可见"白雾"样变化	3		
		16. 检查导管在气管内后，即可置牙垫与磨牙间，然后退出喉镜	1		
		17. 将喉镜置于治疗车下层	1		
		18. 用长胶布或寸带妥善固定气管导与牙垫	1		
		19. 用吸痰管向气管导管内试吸分泌物，了解呼吸道通畅情况	1		
		20. 将呼吸器再次与导管连接，再次确认导管插入是否正确	2		
		21. 连接呼吸机	1		
		22. 脱手套，手消毒，记录	1		
		23. 评估：观察患者呼吸改善及病情变化情况	1		
拔管	10	1. 核对患者，向患者及家属解释操作目的、方法，取得配合	2	1 项不合要求扣 1 分	
		2. 戴手套	1		
		3. 根据患者病情，正确吸痰后，松开胶布与固定带，抽空导管气囊内的气体	2		
		4. 缓慢拔出导管后，立即吸痰	2		
		5. 用纱布清洁患者口鼻及面部，脱手套	1		
		6. 手消毒，签名	1		
		7. 询问患者感受，交代注意事项	1		
操作后	5	1. 协助患者取舒适卧位，整理床单位	1	1 项不合要求扣 1 分	
		2. 正确处理物品	2		
		3. 洗手，记录	2		
评价	5	1. 动作迅速，操作熟练，急救意识强，有爱伤观念	2	操作不熟练扣 3 分	
		2. 定位准确、手法正确，抢救有效	1	无急救意识扣 5 分	
		3. 操作时间 4min	2	操作时间每延长 30s 扣 1 分	
理论提问	5	1. 气管内插管的注意事项有哪些 2. 气管内插管的适应证有哪些 3. 气管内插管的禁忌证有哪些 4. 气管插管的并发症是什么	5	少 1 条扣 1 分	
合计	100				

理论提问

1. 气管内插管的注意事项有哪些?

答：①气管导管的选择应按患者年龄、性别、身材大小等决定。②插管时喉头应暴露良好，视野清楚，操作轻柔，防止损伤。③导管插入气管后，应检查两肺呼吸音是否正常，防止误入支气管，然后固定导管，防止滑脱，并同时吸引气管内分泌物，检查导管是否通畅，有无扭曲。④气管导管套囊内充气要适度，充气后维持气囊压在 25～30cmH$_2$O。

2. 气管内插管的适应证有哪些?

答：①呼吸功能不全或呼吸困难综合征，需行人工加压给氧和辅助呼吸者。②呼吸、心搏骤停行心肺脑复苏者。③呼吸道分泌物不能自行咳出，需行气管内吸引者。④各种全麻或静脉手术者。⑤颌面部、颈部等部位大手术，呼吸道难以保持通畅者。⑥婴幼儿气管切开前需行气管插管定位者。⑦新生儿窒息的复苏。

3. 气管插管的禁忌证有哪些?

答：①喉水肿。②急性喉炎。③喉头黏膜下血肿。但当气管插管作为抢救患者生命所必须采取的抢救措施时，均无绝对禁忌证存在。

4. 气管插管并发症是什么?

答：①声门损伤。②气管插管脱出。

（修　红）

三、经口气管内插管固定技术操作考核评分标准

科室_____　　姓名_____　考核人员_____　考核日期：　　年　月　日

项目	总分（分）	技术操作要求	标分（分）	评分标准	扣分（分）
仪表	5	护士着装规范，服装整洁，戴手表	5	1项不合要求扣2分	
操作前准备	8	1. 洗手，戴口罩	2	1项不合要求扣1分	
		2. 核对医嘱单、执行单	3		
		3. 备齐用物，用物放置合理、有序，依次检查所备物品，保证安全有效	3		
		（1）治疗车上层：牙垫2个、150cm带1根、气囊压力检测表、医用胶带、纱布1块、手套1副			
		（2）治疗车下层：弯盘、速干手消毒剂、医疗垃圾袋、生活垃圾袋			
安全评估	12	1. 备齐用物携至床旁，查对患者，解释操作目的、方法，了解有无此操作经历以便取得配合	3	未查对扣3分 未核对扣3分	
		2. 评估患者病情，了解患者意识状态、自理能力、合作程度及心理反应情况，指导患者配合	3	未核对床头牌、手腕带、患者各扣1分	
		3. 安全评估：查看插管深度以及气囊充盈度、口周皮肤	4	核对患者姓名不规范扣2分	
		4. 安全评估：环境安静、整洁，光线明亮	1	其余1项不合要求扣1分	
		5. 与患者沟通时语言规范，态度和蔼	1		
操作过程	60	1. 协助患者取仰卧位	3	未查对扣3分	
		2. 撕胶布置盘边，两条约40cm	1	查对患者姓名不规范扣2分	
		3. 用压力表监测气囊压力是否正确（安全评估：气囊压力正常值为25～30cmH$_2$O）	5	少查对1项扣1分	
		4. 确认患者的插管深度与护理记录一致	2	未口述避开破损皮肤扣2分	
		5. 将牙垫从患者一侧口角放入，由第三者协助固定气管插管与牙垫	2	未评估气囊压力正常范围扣2分	
		6. 擦净面颊	1		
		7. 将1条胶布的一端粘贴于气管插管一侧颧骨面颊部，沿口	10	固定不牢扣2分	

项目	总分（分）	技术操作要求	标分（分）	评分标准	扣分（分）
		角自下而上先缠绕 1 周气管插管后，再缠绕牙垫与气管插管 2 周，将另一端粘贴于同侧口角下方面颊部（口述：避开破损皮肤及粘连嘴唇）		程序错误扣 5 分 胶布长度不合适扣 2 分 寸带长度不合适扣 2 分 未询问患者感受扣 5 分 其余 1 项不合要求扣 1 分	
		8. 将另一条胶布缠绕牙垫与气管插管 2 周后同法固定	10		
		9. 固定时注意暴露气囊，利于观察气囊状态	2		
		10. 取寸带从患者颈下穿出，分别在牙垫与气管插管上端与下端各打一活结，从两侧颧骨经耳郭上绕头后打结，注意所打的结避开耳后与枕后	10		
		11. 松紧以面颊部伸入 1 指为宜	3		
		12. 检查固定是否牢固	5		
		13. 并再次核对气管插管深度	3		
		14. 询问患者感受（安全评估：再次查看患者是否安全、插管固定妥善）	3		
操作后	5	1. 协助患者取舒适卧位，整理床单位 2. 正确处理物品 3. 洗手，记录	2 1 2	1 项不合要求扣 1 分	
评价	5	1. 动作迅速，操作熟练，有爱伤观念 2. 手法正确，固定牢固安全美观 3. 操作时间 5min	2 1 2	操作不熟练扣 3 分 固定不牢固 5 分 操作时间每延长 30s 扣 1 分	
理论提问	5	1. 气管内插管气囊压力正常范围是多少 2. 气管内插管固定时的注意事项有哪些	5	少 1 条扣 1 分	
合计	100				

理论提问

1. 气管内插管气囊压力正常范围是多少?

答：正常范围是 2.45～2.94kPa（25～30cmH$_2$O，0.098kPa=1cmH$_2$O）。

2. 气管内插管固定时的注意事项有哪些?

答：①动作轻柔，防止气管插管的脱出。②固定的前后均需观察气管插管的深度。③粘贴时胶布不要粘到嘴唇，每日更换 1～2 次，浸湿或污染时应随时更换。④局部有破损皮肤时，应剪一小块敷料覆盖在伤口上，然后再粘贴胶布并延伸至完好皮肤处。⑤固定的胶布及寸带必须干净、整洁。⑥此项操作需两人配合完成。

（张　璐）

四、经口气管内插管固定技术操作考核评分标准（固定器固定法）

科室＿＿＿＿＿＿＿＿＿＿　姓名＿＿＿＿＿＿＿＿　考核人员＿＿＿＿＿＿＿＿　考核日期：　　年　月　日

项目	总分（分）	技术操作要求	标分（分）	评分标准	扣分（分）
仪表	5	护士着装规范，服装整洁，戴手表	5	1项不合要求扣2分	
操作前准备	8	1. 洗手，戴口罩 2. 核对医嘱单、执行单 3. 备齐用物，用物放置合理、有序，依次检查所备物品，保证安全有效 （1）治疗车上层：气管插管固定器2个、气囊压力检测表、手套1副、纱布1块 （2）治疗车下层：速干手消毒剂、弯盘、医疗垃圾袋、生活垃圾袋	2 3 3	1项不合要求扣1分	
安全评估	12	1. 备齐用物携至床旁，核对患者。询问患者姓名，查看床头牌、手腕带与执行单是否一致 2. 解释患者病情，解释操作目的、方法，了解患者自理能力、合作程度及心理反应情况，指导患者配合 3. 评估插管长度以及气囊充盈度，口周皮肤 4. 评估环境安静、整洁，光线明亮 5. 与患者沟通时语言规范，态度和蔼	3 3 4 1 1	未查对患者扣3分 未查对床头牌、手腕带各扣2分 查对患者姓名不规范扣2分 其余1项不合要求扣1分	
操作过程	60	1. 协助患者取仰卧位 2. 选择良好的固定器，打开放于治疗盘内 3. 用压力表监测气囊压力是否正确（安全评估：气囊压力正常值为25～30cmH₂O） 4. 确认患者的插管深度是否与护理记录一致 5. 由第三者协助固定气管插管 6. 护士右手持固定器，"U"形筒口向左 7. 从口腔右侧向左推进，使固定盘靠近 8. 使固定器靠近口唇 9. 气管导管套入"U"形筒中 10. 拉紧固定带 11. 将固定带从枕后拉紧粘贴 12. 擦净面颊 13. 检查固定是否牢固 14. 询问患者感受（安全评估：再次查看患者是否安全、插管固定妥善）	3 5 5 3 2 4 4 5 6 6 6 2 5 4	未查对扣3分 查对患者姓名不规范扣2分 少查对1项扣1分 未口述避开破损皮肤扣2分 未评估气囊压力正常范围扣2分 固定不牢扣5分 程序错误扣5分 未询问患者感受扣5分 其余1项不合要求扣1分	
操作后	5	1. 协助患者取舒适卧位，整理床单位 2. 正确处理物品 3. 洗手，记录	2 1 2	1项不合要求扣1分	
评价	5	1. 动作迅速，操作熟练，有爱伤观念 2. 手法正确，固定牢固安全美观 3. 操作时间5min	1 2 2	操作不熟练扣3分 固定不牢扣5分 操作时间每延长30s扣1分	
理论提问	5	1. 气管内插管气囊压力正常范围是多少 2. 气管内插管固定时的注意事项有哪些	5	少1条扣1分	
合计	100				

理论提问

1. 气管内插管气囊压力正常范围是多少?

答: 正常范围是 $2.45 \sim 2.94kPa$ ($25 \sim 30cmH_2O$, $0.098kPa=1cmH_2O$)。

2. 气管内插管固定时的注意事项有哪些?

答: ①动作轻柔, 防止气管插管的脱出。②固定的前后均需观察气管插管的深度。③粘贴时胶布不要粘到嘴唇, 每日更换 $1 \sim 2$ 次, 浸湿或污染时应随时更换。④局部有破损皮肤时, 应剪一小块敷料覆盖在伤口上, 然后再粘贴胶布并延伸至完好皮肤处。⑤固定的胶布及寸带必须干净, 整洁。⑥此项操作需两人配合完成。

(张文燕)

五、人工呼吸机应用技术操作考核评分标准

科室_____　姓名_____　考核人员_____　考核日期:　　年　月　日

项目		总分(分)	技术操作要求	标分(分)	评分标准	扣分(分)
仪表		5	仪表、着装符合护士礼仪规范, 戴手表	5	1 项不合要求扣 2 分	
操作前准备		8	1. 洗手, 戴口罩	2	未核对扣 3 分	
			2. 核对医嘱单、执行单	3	其余 1 项不合要求扣 1 分	
			3. 备齐用物, 用物放置合理、有序, 依次检查所备物品及仪器, 保证安全有效	3		
			(1) 治疗车上层: 执行单、听诊器、无菌注射用水 500ml、用氧四防牌, 治疗盘内置呼吸机管路 1 套、湿化罐			
			(2) 治疗车下层: 电插板、模拟肺、速干手消毒剂、医疗垃圾袋、生活垃圾袋			
			(3) 安全评估: 呼吸机 1 台, 处于完好备用状态			
安全评估		12	1. 备齐用物携至床旁, 核对患者, 询问患者姓名, 查看床头牌、手腕带与执行单是否一致	3	未核对扣 3 分	
			2. 了解病情, 观察患者意识、呼吸、缺氧程度、配合程度及心理反应。向患者及其家属解释操作目的	2	未查对床头牌、患者手腕带、患者各扣 2 分	
			3. 评估: 患者有无自主呼吸、呼吸型态、呼吸频率、人工气道是否通畅、固定妥善	3	查对患者姓名不规范扣 2 分	
			4. 了解患者的年龄、体重、血气分析情况。与医师沟通, 记录所需设置的工作模式和参数	1	其余 1 项不合要求扣 1 分	
			5. 评估用氧装置是否安全, 周围环境安静、整洁, 光线明亮	2		
			6. 与家属沟通时态度和蔼	1		
操作过程	应用呼吸机	55	1. 协助患者取舒适安全卧位, 询问患者感受	1	管道连接错误扣 5 分	
			2. 将模拟肺置于床旁	1	开机顺序有误扣 2 分	
			3. 按装呼吸机湿化罐于湿化加温器上	1	呼吸机参数设定错误, 每次扣 2 分	
			4. 连接呼吸机管道	3	漏观察 1 个显示窗扣 1 分	
			5. 将呼吸机管道与模拟肺相连	1	其余 1 项不合要求扣 1 分	
			6. 应用支架将呼吸管路支撑架起	1		
			7. 连接氧气管道	1		
			8. 接电源 (包括压缩机、主机、湿化罐的电源)	1		

项目	总分（分）	技术操作要求	标分（分）	评分标准	扣分（分）
		9. 依顺序打开呼吸机开关：压缩机、主机、湿化罐	2		
		10. 选择成人或儿童应用开关	1		
		11. 根据之前的评估内容调节工作模式及参数（边做边口述）			
		（1）工作模式的选择：①一般无自主呼吸选用压力控制通气（PC），容量控制通气（VC），容量控制通气+Sigh（叹息样呼吸）。②有自主呼吸选用 SIMV，SIMV+PS（同步间歇指令性通气加压力支持），CPAP（持续气道内正压通气），MAN（自主呼吸）	2		
		（2）呼吸频率选择：成人 12～20 次/分，小儿 20～25 次/分，婴幼儿 25～30 次/分，新生儿 30～40 次/分	2		
		（3）潮气量：成人 8～10ml/kg，儿童 5～6ml/kg	2		
		（4）分钟通气量的上下限为所设置分钟通气量数值的±2L/min	2		
		（5）吸呼比为 1:（1.5～2）	2		
		（6）气道压力报警上限：一般为 30～40cmH$_2$O	2		
		（7）压力设置（仅在应用压力支持或压力控制时此参数才可设置）：一般成人 12～20cmH$_2$O，阻塞性通气功能障碍者 20～30cmH$_2$O，小儿 8～20cmH$_2$O，PEEP（呼吸末正压）根据病情可用到 20cmH$_2$O，一般为 3～5cmH$_2$O	2		
		（8）触发灵敏度：一般为-2cmH$_2$O	2		
		（9）吸氧浓度：一般为 40%～50%，上、下限的设置为所设置参数的±10%	2		
		（10）将湿化罐上的温度调节到所需的温度，32～36℃	2		
		12. 检查呼吸机管道，连接是否紧密，检查呼吸机运转情况。观察模拟肺显示的潮气量数值是否相等	2		
		13. 再次核对患者	3		
		14. 将呼吸机与患者紧密连接。观察显示窗的各项参数是否正常（边观察边口述各显示窗观察的内容）	5		
		15. 及时处理各种报警原因	1		
		16. 安全评估：患者生命体征	1		
		17. 听诊双肺呼吸音是否一致	1		
		18. 安全评估：观察呼吸机与患者呼吸是否同步	1		
		19. 安全评估：检查呼吸机管道连接是否正确、紧密，注意储水瓶处于管道的最低位置，防止积水倒流	2		
		20. 手消毒，再次核对，签名	3		
		21. 询问患者感受	1		
		22. 口述：①密切观察患者的病情及呼吸机的运转、报警情况，根据病情及血气值及时调整呼吸机参数。②每 4 小时测量 1 次气囊压力并做好记录。③随时评估呼吸机的使用条件，定期更换呼吸机管路	2		
停用呼吸机	5	1. 查对患者，向患者解释	1	1 项不合要求扣 1 分	
		2. 呼吸机管道与患者分离后接模拟肺，根据患者病情选择适宜的吸氧方式	1		
		3. 关湿化罐、主机、压缩机开关	1		
		4. 将呼吸机各项工作参数调至最低值	1		
		5. 切断压缩机，主机，湿化罐电源，分离呼吸机氧气接头。分离呼吸机管道和湿化罐，撤湿化罐，模拟肺	1		

项目	总分（分）	技术操作要求	标分（分）	评分标准	扣分（分）
操作后	5	1. 协助患者取舒适卧位，整理床单位 2. 正确处理用物 3. 洗手，记录	2 1 2		
评价	5	1. 熟悉呼吸机的性能，操作熟练 2. 熟练进行呼吸机故障的排除 3. 操作时间6min	2 2 1	操作不熟练扣2分 操作时间每延长30s 扣1分	
理论提问	5	1. 机械通气的目的是什么 2. 呼吸机常见报警的原因和处理有哪些 3. 机械通气可引起哪些并发症	5	少1条扣1分	
合计	100				

理论提问

1. 机械通气的目的是什么?

答：①纠正急性呼吸性酸中毒。②纠正低氧血症。③降低呼吸功耗，缓解呼吸肌疲劳。④防止肺不张。⑤为安全使用镇静和肌松剂提供通气保障。⑥稳定胸壁。

2. 呼吸机常见报警的原因和处理有哪些?

常见报警	原因	处理
气道压力过低	管路漏气。气管导管套囊破裂或充气不足。气道压力下限设置不当	接好管路。套囊适当充气或更换导管。重新设置气道压下限
气道压力过高	痰多。通气管路扭曲。胸肺顺应性降低。人机对抗	吸痰。调整管路的位置。对症处理
气源报警	氧气压力过低。压缩机不工作	对症处理
TV或MV过低	管路漏气。机械通气不足。自主呼吸减弱	对因处理。增加机械通气量
TV或MV过高	自主呼吸增强。报警限调节不当	调整设置参数及报警限
吸入氧浓度过低	氧电池耗竭。氧气压力过低	更换氧电池，增加氧压
窒息报警	自主呼吸停止。触发灵敏度调节不当	对症处理

3. 机械通气可引起哪些并发症?

答：①呼吸机相关性肺炎（VAP）。②肺不张。③呼吸道堵塞。④通气不足。⑤呼吸机依赖。⑥腹胀。

（王　慧　高　站）

六、置口咽通气道技术操作考核评分标准

科室_____ 姓名_____ 考核人员_____ 考核日期：　　年　月　日

项目	总分（分）	技术操作要求	标分（分）	评分标准	扣分（分）
仪表	5	仪表、着装符合护士礼仪规范，戴手表	5	1项不合要求扣2分	
操作前准备	8	1. 洗手，戴口罩 2. 核对医嘱 3. 按需要备齐物品：用物放置合理、有序，依次检查所备物品，保证安全有效 （1）治疗车上层：口咽通气道、手套2副、纱布2块、胶布。必要时备压舌板、舌钳、开口器 （2）治疗车下层：弯盘、速干手消毒剂、医疗垃圾袋、生活垃圾袋	2 3 3	未查对扣3分 1项不合要求扣1分	
安全评估	12	1. 备齐用物携至床旁，核对患者。询问患者姓名，查看床头牌、手腕带与执行单是否一致 2. 了解患者病情、意识状态、合作情况及心理反应。向患者解释操作的目的、方法，指导患者配合 3. 评估患者口腔分泌物情况、张口度、有无活动性义齿、口腔及黏膜情况 4. 评估：周围环境整洁，光线明亮 5. 与患者沟通时语言规范，态度和蔼	3 3 3 2 1	未核对扣3分 未查对床头牌、手腕带、患者各扣2分 查对患者姓名不规范扣2分 少评估1项扣1分 其余1项不合要求扣1分	
操作过程	60	1. 协助患者取平卧位 2. 备好2条胶布 3. 戴手套，必要时清理口腔内的分泌物 4. 患者头后仰 5. 嘱患者张嘴（安全评估：对意识障碍、牙关紧闭、抽搐躁动者，用开口器将牙关打开，压舌板从臼齿处放入，抵住舌） 6. 右手持通气道，通气道的咽弯曲部面朝向腭部插入口腔 7. 当通气道前端接近口咽后壁时，将通气道旋转180°，旋转成正位后，口咽通气道的末端距门齿约2cm 8. 用双手托下颌，使舌离开咽后壁 9. 用双手的拇指向下推送口咽通气道，至口咽通气道的翼缘到达唇部的上方 10. 口咽通气道的咽弯曲段位于舌根后 11. 评估口腔，以防舌或唇夹于牙和口咽通气道之间 12. 脱手套，用胶布交叉将通气道固定于面颊两侧 13. 手消毒，核对，签名 14. 询问患者感受，交代注意事项	3 2 2 2 5 5 8 4 6 5 6 4 4 4	未核对1次扣3分 核对内容不全少1项扣1分 查对患者姓名不规范扣2分 未口述扣5分 放置方法不正确扣20分 未固定扣5分 固定不正确扣3分 未询问患者感受扣2分 其余1项不合要求扣1分	
操作后	5	1. 协助患者取舒适卧位 2. 正确处理用物 3. 核对医嘱，洗手，记录	1 2 2	1项不合要求扣1分	
评价	5	1. 动作迅速、准确，舌后坠改善 2. 操作方法规范，手法正确 3. 操作时间2min	2 1 2	操作不熟练扣4分 操作时间每延长30s扣1分	
理论提问	5	口咽通气道的适应证是什么	5	少1条扣1分	
合计	100				

理论提问

口咽通气道的适应证是什么?

答:①舌后坠导致的上呼吸道堵塞者。②有癫痫大发作或阵发抽搐者。③带有经口气管内插管者可于气管插管旁插入口咽气道,以防咬闭气管插管而发生部分梗阻。

(贾秀玲)

第八节 各种吸痰技术操作考核评分标准

一、经口/鼻吸痰技术操作考核评分标准(中心负压装置)

科室_____ 姓名_____ 考核人员_____ 考核日期: 年 月 日

项目	总分 (分)	技术操作要求	标分 (分)	评分标准	扣分 (分)
仪表	5	仪表、着装符合护士礼仪规范,戴手表	5	1项不合要求扣2分	
操作前准备	8	1. 洗手,戴口罩 2. 核对医嘱单、执行单 3. 备齐用物,用物放置合理、有序,依次检查所备物品,保证安全有效 (1)治疗车上层:执行单、吸痰连接管、治疗盘内备生理盐水500ml 1瓶(注明冲管用和开启时间)、型号适宜的一次性无菌吸痰包数根(吸痰包内有吸痰管、治疗巾、一次性手套、如无吸痰包,用物需另备)、治疗碗内放纱布1块、手电筒、听诊器、中心负压表 (2)治疗车下层:消毒瓶(内盛1:1000含氯消毒液,用于浸泡吸痰连接管头端)、痰液引流瓶(内盛少量水放置1片500mg的含氯消毒片)、速干手消毒剂、医疗垃圾袋、生活垃圾袋	2 3 3	未核对扣3分 1项不合要求扣1分	
安全评估	12	1. 备齐用物携至床旁,核对患者,询问患者姓名,查看床头牌、手腕带与执行单是否一致 2. 了解患者病情及有无咳痰,痰量、性状、颜色情况,向患者解释吸痰的目的 3. 听诊双肺呼吸音 4. 评估:询问患者是否做过(口)鼻腔手术,有无(口)鼻腔疾病(有无活动性义齿),应用手电筒观察局部黏膜情况,了解患者配合程度及心理反应 5. 观察并口述生命体征和氧饱和度 6. 观察吸氧情况并将氧气调至 5L/min 7. 评估:环境整洁,安静,光线明亮 8. 与患者沟通语言规范,态度和蔼	3 1 1 2 1 2 1 1	未核对扣3分 未查对床头牌、手腕带、患者各扣2分 查对患者姓名不规范扣2分 其余1项不合要求扣1分	
操作过程	60	1. 协助患者取安全舒适卧位,将患者头偏向操作者一侧 2. 悬挂消毒瓶和痰液引流瓶,妥善固定 3. 连接中心负压装置(吸痰连接管) 4. 调节负压(0.02~0.04MPa)	3 2 2 2	未核对1次扣3分 核对内容不全少1项扣1分 查对患者姓名不规范扣2分	

项目	总分（分）	技术操作要求	标分（分）	评分标准	扣分（分）
		5. 检查吸痰连接管道是否通畅，确认连接紧密后，将吸痰连接管头端放入消毒瓶内（勿浸入液面以下）	1	污染1次扣5分 吸痰时，无菌与有菌概念不清每次扣2分 吸痰操作方法不规范扣5分 吸痰时未观察扣5分 未与患者交流扣5分 一次吸痰时间＞15s扣5分 沾湿床单、盖被或工作面不洁1次扣2分 未观察口（鼻）腔黏膜扣2分 其余1项不合要求扣1分	
		6. 打开生理盐水500ml瓶塞	2		
		7. 打开吸痰管包，取出治疗巾，铺治疗巾于患者胸前，戴无菌手套	3		
		8. 左手持吸痰管外包装，右手取吸痰管并盘绕在手中，左手把吸痰管包装袋扔入黑色垃圾袋中并取出吸痰连接管	5		
		9. 将吸痰连接管与吸痰管连接	2		
		10. 试吸：左手折闭吸痰管根部，右手持吸痰管在生理盐水中湿润并试吸，观察负压大小及是否通畅	3		
		11. 再次核对患者	3		
		12. 再次观察生命体征和氧饱和度情况	3		
		13. 吸痰管轻轻插入口（鼻）腔，插管深度适宜，放开负压，吸痰时轻轻左右旋转吸痰管上提吸痰，避免反复提插	5		
		14. 吸痰过程中观察患者痰液情况（量、颜色、性状）、血氧饱和度、生命体征变化，与患者有交流	5		
		15. 吸痰结束，脱下右手手套并将吸痰管包裹扔进医疗垃圾袋内	2		
		16. 用消毒液冲洗吸痰连接管（如需再次吸痰，应重新更换吸痰包）	2		
		17. 关闭负压，将吸痰连接管头端浸泡至消毒瓶内	2		
		18. 用纱布擦净口（鼻部）分泌物。观察口（鼻）腔黏膜有无损伤，撤一次性治疗巾	3		
		19. 消毒手，核对患者并询问患者感受，观察生命体征及氧饱和度情况，呼吸是否通畅	3		
		20. 听诊双肺呼吸音，告知患者痰液情况及注意事项	3		
		21. 根据病情调节氧流量	2		
		22. 签名	2		
操作后	5	1. 协助患者取舒适卧位，整理床单位、盖被 2. 整理用物，按垃圾分类处理用物正确 3. 洗手，记录吸痰效果及痰液性状、颜色、量	2 1 2		
评价	5	1. 患者体征及痰液清理情况良好，无特殊不适 2. 操作熟练，方法正确，节力、有效 3. 操作时间6min	2 2 1	操作不熟练扣2分 操作时间每延长30s扣1分	
理论提问	5	1. 吸痰时应观察什么 2. 如何为昏迷患者吸痰 3. 经口、鼻吸痰时，应对患者评估哪些事项	5	少1条扣1分	
合计	100				

理论提问

1. 吸痰时应观察什么？

答：吸痰过程中注意观察患者吸痰前后呼吸情况变化，患者有无缺氧表现，吸出痰液的颜色、性状、量及黏稠度并观察气道和口腔黏膜有无损伤等。

2. 如何为昏迷患者吸痰?

答:对昏迷患者可以使用压舌板或者口咽气道帮助其张口,吸痰方法同清醒患者,吸痰毕,取出压舌板或口咽气道。

3. 经口、鼻吸痰时,应对患者评估哪些事项?

答:①了解患者的意识状态、生命体征、吸氧流量。②患者呼吸道分泌物的量、黏稠度、部位。③对清醒患者应当进行解释,取得患者配合。

(王 慧 高 站)

二、经口/鼻吸痰技术操作考核评分标准(电动吸引器)

科室_____ 姓名_____ 考核人员_____ 考核日期: 年 月 日

项目	总分(分)	技术操作要求	标分(分)	评分标准	扣分(分)
仪表	5	仪表、着装符合护士礼仪规范,戴手表	5	1项不合要求扣1分	
操作前准备	8	1. 洗手、戴口罩 2. 核对医嘱单、执行单 3. 备齐用物,用物放置合理、有序,依次检查所备物品,保证安全有效 (1)治疗车上层:执行单、吸痰连接管、治疗盘内备生理盐水500ml 1瓶(注明冲管用和开启时间)、型号适宜的一次性无菌吸痰包数根(吸痰包内有吸痰管、治疗巾、一次性手套,如无吸痰包,用物需另备)、治疗碗内放纱布1块、手电筒、听诊器 (2)治疗车下层:消毒瓶(内盛1:1000含氯消毒液,用于浸泡吸痰连接管头端)、速干手消毒剂、医疗垃圾袋、生活垃圾袋 (3)另备电动吸引器1台	2 3 3	未核对扣3分 其余1项不合要求扣1分	
安全评估	12	1. 备齐用物携至床旁,电动吸引器置于床旁,核对患者,询问患者姓名,查看床头牌、手腕带与执行单是否一致 2. 了解患者病情及有无咳痰,痰量、性状、颜色情况,向患者解释吸痰的目的 3. 听诊双肺呼吸音 4. 评估患者是否做过(口)鼻腔手术,有无(口)鼻腔疾患(有无活动性义齿),应用手电筒观察局部黏膜情况,了解患者配合程度及心理反应 5. 观察并口述生命体征和氧饱和度 6. 观察吸氧情况并将氧气调至5L/min 7. 评估环境整洁,安静,光线明亮 8. 与患者沟通时语言规范,态度和蔼	3 1 1 2 1 2 1 1	未核对扣3分 未核对床头牌、患者手腕带、患者各扣2分 查对患者姓名不规范扣2分	
操作过程	60	1. 协助患者取安全舒适卧位,将患者头偏向操作者一侧 2. 连接负压吸引器电源,悬挂消毒瓶,妥善固定 3. 连接吸痰连接管 4. 打开负压吸引器开关,调节负压(0.02~0.04MPa) 5. 检查吸痰连接管道是否通畅,确认连接紧密后,将吸痰连	3 2 2 2 1	未核对1次扣3分 核对内容不少1项扣1分 查对患者姓名不规范扣2分	

项目	总分 （分）	技术操作要求	标分 （分）	评分标准	扣分 （分）
		接管头端放入消毒瓶内（勿浸入液面以下）		污染1次扣5分	
		6. 打开生理盐水500ml瓶塞	2	吸痰时，无菌与有菌概念	
		7. 打开吸痰管包，取出治疗巾，铺治疗巾于患者胸前，戴无菌手套	3	不清每次扣2分	
		8. 左手持吸痰管外包装，右手取吸痰管并盘绕在手中，左手把吸痰管包装袋扔入黑色垃圾袋中并取出吸痰连接管	5	吸痰操作方法不规范扣5分	
		9. 将吸痰连接管与吸痰管连接	2	吸痰时未观察扣5分	
		10. 试吸：左手折闭吸痰管根部，右手持吸痰管在生理盐水中湿润并试吸，观察负压大小及是否通畅	3	未与患者交流扣5分 1次吸痰时间>15s扣5分 沾湿床单、被褥或工作面	
		11. 再次核对患者	3	不洁1次扣2分	
		12. 再次观察生命体征和氧饱和度情况	3	未观察口（鼻）腔黏膜扣	
		13. 吸痰管轻轻插入鼻（口）腔，插管深度适宜，放开负压，吸痰时轻轻左右旋转吸痰管上提吸痰，避免反复提插	5	2分 其余1项不合要求扣1分	
		14. 吸痰过程中观察患者痰液情况（量、颜色、性状）、血氧饱和度、生命体征变化，与患者有交流	5		
		15. 吸痰结束，脱下右手手套并将吸痰管包裹扔进医疗垃圾袋内	2		
		16. 用消毒液冲洗吸痰连接管（如需再次吸痰，应重新更换吸痰包）	2		
		17. 关闭负压，将吸痰连接管头端浸泡至消毒瓶内	2		
		18. 用纱布擦净口周（鼻部）分泌物。观察口（鼻）腔黏膜有无损伤，撤一次性治疗巾	3		
		19. 洗手，核对患者并询问患者感受，观察生命体征及氧饱和度情况、呼吸是否通畅	3		
		20. 听诊双肺呼吸音，告知患者痰液情况及注意事项	3		
		21. 根据病情调节氧流量	2		
		22. 签名	2		
操作后	5	1. 协助患者取舒适卧位，整理床单位、盖被 2. 整理用物，按垃圾分类处理用物正确 3. 洗手，记录吸痰效果及痰液性状、颜色、量	2 1 2		
评价	5	1. 患者体征及痰液清理情况良好，无特殊不适 2. 操作熟练，方法正确、节力、有效 3. 操作时间6min	2 2 1	操作不熟练扣2分 操作时间每延长30s扣1分	
理论提问	5	1. 吸痰过程中有哪些注意事项 2. 经口、鼻吸痰时吸痰管插入途径是什么	5	少1条扣1分	
合计	100				

理论提问

1. 吸痰过程中有哪些注意事项？

答：①吸痰前，检查电动吸引器性能是否良好，连接是否正确。②严格执行无菌操作，每吸痰1次应更换吸痰管，用物每24小时更换1次。③吸痰动作轻柔，防止呼吸道黏膜损伤。④痰液黏稠时，可配合叩击、蒸汽吸入、雾化吸入，提高吸痰效果。⑤储液瓶内吸出液应及时倾倒，不得超过2/3。⑥每次吸痰时间<15s，连续吸引总时间<3min，以免造成缺氧。

⑦吸痰过程中当患者出现剧烈咳嗽时，应停止吸引。

2. 经口、鼻吸痰时吸痰管插入途径是什么？

答：①经口腔吸痰时，由口腔前庭→颊部→咽部，吸气管内分泌物。②经鼻腔吸痰时，由鼻腔前庭→下鼻道→鼻后孔→咽部→气管（20～25cm）。

（王 慧）

三、使用呼吸机患者（经气管插管/气管切开）吸痰技术操作考核评分标准（中心负压装置）

科室_____ 姓名_____ 考核人员_____ 考核日期： 年 月 日

项目	总分（分）	技术操作要求	标分（分）	评分标准	扣分（分）
仪表	5	仪表、着装符合护士礼仪规范，戴手表	5	1项不合要求扣2分	
操作前准备	8	1. 洗手，戴口罩 2. 核对医嘱单、执行单 3. 备齐用物，用物放置合理、有序，依次检查所备物品，保证安全有效 （1）治疗车上层：执行单、吸痰连接管、治疗盘内备生理盐水250ml 1袋（注明湿化用和开启时间）、20ml 空针内已抽取湿化液（标签注明湿化液和抽取时间），型号适宜的一次性无菌吸痰包数根（吸痰包内有吸痰管、治疗巾、一次性手套，如无吸痰包，用物需自备）、治疗碗内放纱布 1块、手电筒、听诊器、中心负压表 （2）治疗车下层：消毒瓶（内盛1∶1000 含氯消毒液，用于浸泡吸痰连接管头端）、痰液引流瓶（内盛少量水放置 1 片500mg 的含氯消毒片）、速干手消毒剂、医疗垃圾袋、生活垃圾袋	2 3 3	未核对扣3分 其余1项不合要求扣1分	
安全评估	12	1. 备齐用物携至床旁，核对患者，查看床头牌、手腕带与执行单是否一致 2. 了解患者病情及痰量、性状、颜色情况，向患者解释吸痰的目的 3. 听诊双肺呼吸音 4. 评估气管插管（气管切开）是否固定妥善，是否通畅，呼吸机管道连接是否紧密 5. 观察并口述生命体征和氧饱和度 6. 观察呼吸机运转情况，确认吸氧浓度并调节纯氧2min 7. 评估环境整洁，安静，光线明亮 8. 与患者沟通语言规范，态度和蔼	3 1 1 2 1 2 1 1	未核对扣3分 未查对床头牌、手腕带、患者各扣2分 查对患者姓名不规范扣2分	
操作过程	60	1. 协助患者取安全舒适卧位 2. 悬挂消毒瓶和痰液引流瓶，妥善固定 3. 连接中心负压装置（吸痰连接管） 4. 调节负压（0.02～0.04MPa） 5. 检查吸痰连接管道是否通畅，确认连接紧密后，将吸痰连接管头端放入消毒瓶内（勿浸入液面以下）	3 2 2 2 1	未核对1次扣3分 核对内容不全，少1项扣1分 查对患者姓名不规范扣2分 污染1次扣5分	

项目	总分 （分）	技术操作要求	标分 （分）	评分标准	扣分 （分）
		6. 打开吸痰管包，取出治疗巾，铺治疗巾于患者胸前，右手戴无菌手套	3	分离呼吸机管道手法不正确扣3分	
		7. 左手持吸痰管外包装，右手取吸痰管并盘绕在手中，左手把吸痰管包装袋扔入黑色垃圾袋中并取出吸痰连接管	5	吸痰时，无菌与有菌概念不清，每次扣2分	
		8. 将吸痰连接管与吸痰管连接，观察负压是否通畅	2	吸痰操作方法不规范扣5分	
		9. 再次核对患者	3		
		10. 再次观察生命体征和氧饱和度情况	2	吸痰时未观察扣5分	
		11. 右手持吸痰管，左手分离呼吸机管道（接口处放在治疗巾上）	3	未与患者交流扣5分	
		12. 左手控制负压，右手将吸痰管轻轻插入气管插管/气管切开，插管深度适宜，放开负压，吸痰时轻轻左右旋转吸痰管上提吸痰，避免反复提插	5	一次吸痰时间>15s扣5分 沾湿床单位、盖被或工作面不洁1次扣2分	
		13. 吸痰过程中观察患者痰液情况（量、颜色、性状）、血氧饱和度、生命体征变化，与患者有交流	5	其余1项不合要求扣1分	
		14. 吸痰结束，立即连接呼吸机管道，脱下右手手套并将吸痰管包裹扔进医疗垃圾袋内	2		
		15. 如患者痰液黏稠不易吸引时，可在吸痰前滴入适量的湿化液进行湿化后再吸痰	1		
		16. 再调节纯氧2min	2		
		17. 用消毒液冲洗吸痰连接管（如需再次吸痰，应重新更换吸痰包）	2		
		18. 关闭负压，将吸痰连接管头端浸泡至消毒瓶内	2		
		19. 用纱布擦净人工气道周围的分泌物，撤一次性治疗巾	3		
		20. 消毒手，核对患者	3		
		21. 听诊双肺呼吸音，告知患者痰液情况	2		
		22. 观察患者感受，观察生命体征及氧饱和度情况，观察呼吸是否通畅，观察气管插管（气管切开）是否固定妥善，呼吸机运转情况。呼吸机管道紧密连接	2		
		23. 确认呼吸机氧浓度恢复至原来浓度	2		
		24. 签名	1		
操作后	5	1. 协助患者取舒适卧位，整理床单位、盖被 2. 整理用物，按垃圾分类处理用物正确 3. 洗手，记录吸痰效果及痰液性状、颜色、量	2 1 2		
评价	5	1. 患者体征及痰液清理情况良好，无特殊不适 2. 操作熟练，方法正确、节力、有效 3. 操作时间6min	2 2 1	操作不熟练扣2分 操作时间每延长30s扣1分	
理论提问	5	1. 吸痰的注意事项有哪些 2. 吸痰的并发症有哪些	5	少1条扣1分	
合计	100				

注：呼吸机100%纯氧可自动恢复到初始设定值，1次为2min

理论提问

1. 吸痰的注意事项有哪些？

答：①操作动作应轻柔、准确、快速，每次吸痰时间不超过15s，连续吸痰不得超过3次，吸痰间隔予以纯氧吸入。②注意吸痰管插入是否顺利，遇到阻力时应分析原因，不可粗暴盲插。③吸痰管最大外径不能超过气管套管内径的 1/2，负压不可过大，进吸痰管时不可给予负压，以免损伤患者气道。④注意保持呼吸机接头不被污染，戴无菌手套持吸痰管的手不被污染。⑤冲洗水瓶应分别注明吸引气管插管、口鼻腔之用，不能混用。⑥吸痰过程中应当密切观察患者的病情变化，如有心率、血压、呼吸、血氧饱和度的明显改变时，应当立即停止吸痰，立即接呼吸机通气并给予纯氧吸入。

2. 吸痰的并发症有哪些?

答：①低氧血症。②呼吸道黏膜损伤。③心律失常。④气道痉挛。

（王 慧）

四、使用呼吸机患者（经气管插管/气管切开）吸痰技术操作考核评分标准（电动吸引器）

科室_____ 姓名_____ 考核人员_____ 考核日期： 年 月 日

项目	总分（分）	技术操作要求	标分（分）	评分标准	扣分（分）
仪表	5	仪表、着装符合护士礼仪规范，戴手表	5	1项不合要求扣2分	
操作前准备	8	1. 洗手、戴口罩 2. 核对医嘱单、执行单 3. 备齐用物，用物放置合理、有序，依次检查所备物品，保证安全有效 （1）治疗车上层：执行单、吸痰连接管、治疗盘内备生理盐水250ml 1袋（注明湿化用和开启时间）、20ml 空针内已抽取湿化液（标签注明湿化液和抽取时间），型号适宜的一次性无菌吸痰包数根（吸痰包内有吸痰管、治疗巾、一次性手套，如无吸痰包，用物需另备）、治疗碗内放纱布 1块、手电筒、听诊器 （2）治疗车下层：消毒瓶（内盛1∶1000 含氯消毒液，用于浸泡吸痰连接管头端）、速干手消毒剂、医疗垃圾袋、生活垃圾袋 （3）另备电动吸引器 1台	2 3 3	未核对扣3分 其余1项不合要求扣1分	
安全评估	12	1. 备齐用物携至床旁，电动吸引器置于床旁，核对患者，查看床头牌、手腕带与执行单是否一致 2. 了解患者病情，以及痰量、性状、颜色情况，向患者解释吸痰的目的 3. 听诊双肺呼吸音 4. 评估：气管插管（气管切开）是否固定妥善，是否通畅，呼吸机管道连接是否紧密 5. 观察并口述生命体征和氧饱和度 6. 观察呼吸机运转情况，确认吸氧浓度，并调节纯氧 2min 7. 评估：环境整洁、安静，光线明亮 8. 与患者沟通时语言规范，态度和蔼	3 1 1 2 1 2 1 1	未核对扣3分 未查对床头牌、手腕带、患者各扣2分 查对患者姓名不规范扣2分	

续表

项目	总分（分）	技术操作要求	标分（分）	评分标准	扣分（分）
操作过程	60	1. 协助患者取安全舒适卧位 2. 连接负压吸引器电源，悬挂消毒瓶，妥善固定 3. 连接吸痰连接管 4. 打开负压吸引器开关，调节负压（0.02～0.04MPa） 5. 检查吸痰连接管道是否通畅，确认连接紧密后，将吸痰连接管头端放入消毒瓶内（勿浸入液面以下） 6. 打开吸痰包，取出治疗巾，铺治疗巾于患者胸前，右手戴无菌手套 7. 左手持吸痰管外包装，右手取吸痰管并盘绕在手中，左手把吸痰管包装袋扔入黑色垃圾袋中并取出吸痰连接管 8. 将吸痰连接管与吸痰管接，观察负压是否通畅 9. 再次核对患者 10. 再次观察生命体征和氧饱和度情况 11. 右手持吸痰管，左手分离呼吸机管道（接口处放在治疗巾上） 12. 左手控制负压，右手将吸痰管轻轻插入气管插管/气管切开，插管深度适宜，放开负压，吸痰时轻轻左右旋转吸痰管上提吸痰，避免反复提插 13. 吸痰过程中观察患者痰液情况（量、颜色、性状）、血氧饱和度、生命体征变化，与患者有交流 14. 吸痰结束，立即连接呼吸机管道，脱下右手手套并将吸痰管包裹扔进医疗垃圾袋内 15. 如患者痰液黏稠不易吸引时，可在吸痰前滴入适量的湿化液进行湿化后再吸痰 16. 再调节纯氧 2min 17. 用消毒液冲洗吸痰连接管（如需再次吸痰，应重新更换吸痰包） 18. 关闭负压，将吸痰连接管头端浸泡至消毒瓶内 19. 用纱布擦净人工气道周围的分泌物，撤一次性治疗巾 20. 消毒手，核对患者 21. 听诊双肺呼吸音，告知患者痰液情况 22. 观察患者感受，观察生命体征及氧饱和度情况，观察呼吸是否通畅，观察气管插管（气管切开）是否固定妥善，呼吸机运转情况。呼吸机管道紧密连接 23. 确认呼吸机氧浓度恢复至原来浓度 24. 签名	2 2 1 3 2 1 3 5 3 2 2 5 5 2 2 2 1 2 2 3 2 3 3 2	未核对1次扣3分 核对内容不全少1项扣1分 查对患者姓名不规范扣2分 污染1次扣5分 分离呼吸机管道手法不正确扣3分 吸痰时，无菌与有菌概念不清每次扣2分 吸痰操作方法不规范扣5分 吸痰时未观察扣5分 未与患者交流扣5分 1次吸痰时间＞15s扣5分 沾湿床单、盖被或工作面不洁1次扣2分 其余1项不合要求扣1分	
操作后	5	1. 协助患者取舒适卧位，整理床单位、盖被 2. 整理用物，按垃圾分类处理用物正确 3. 洗手，记录吸痰效果，以及痰液性状、颜色、量	2 1 2		
评价	5	1. 患者体征及痰液清理情况良好，无特殊不适 2. 操作熟练，方法正确、节力、有效 3. 操作时间 6min	2 2 1	操作不熟练扣2分 操作时间每延长30s扣1分	
理论提问	5	1. 吸痰的目的是什么 2. 吸痰管如何选择	5	少1条扣1分	
合计	100				

注：呼吸机100%纯氧可自动恢复到初始设定值，1次为2min

理论提问

1. 吸痰的目的是什么？

答：①保持呼吸道通畅，防止痰液及痰痂等异物堵塞气道。②防止气道内分泌物蓄积于肺内，而发生肺不张或肺部感染。③观察痰液的颜色、性状及量，有助于判断肺部感染的程度。④留取痰液做细菌学培养及药敏实验，指导临床选用抗生素。

2. 吸痰管如何选择？

答：成人选择 12～14 号吸痰管。儿童选择 8～12 号吸痰管。新生儿常选用 6～8 号吸痰管。原则上，建立人工气道的患者，选择吸痰管的外径小于气管插管/气管切开套管内径的 1/2。

（王　慧）

第九节　有创动脉血压监测加采血技术考核评分标准

科室_____姓名_____考核人员_____考核日期：　　年　　月　　日

项目	总分（分）	技术操作要求	标分（分）	评分标准	扣分（分）
仪表	5	仪表、着装符合护士礼仪规范	5	1项不合要求扣2分	
操作前准备	8	1. 洗手，戴口罩 2. 核对医嘱单、执行单 3. 备齐用物，用物放置合理、有序，依次检查所备物品，保证安全有效 （1）治疗车上层：治疗盘内放酒精、棉签、5ml空针5个、心电监护仪（包括电源线、地线、监测导线）、压力换能器、生理盐水250ml、加压输液袋、无菌治疗巾、无菌治疗碗、分隔膜接头1个、医嘱单、贴有检验条码的试管、执行单、PDA （2）治疗车下层：弯盘、电插板、速干手消毒剂、医疗垃圾袋、生活垃圾袋	2 3 3	未核对扣3分 物品准备不全缺1项扣1分 其余1项不合要求扣1分	
安全评估	12	1. 备齐用物携至床旁，核对患者，询问患者姓名，查看床头牌、手腕带与执行单是否一致 2. 解释操作目的、方法，评估患者的病情、意识、合作程度，询问有无此操作的经历。判断患者是否处于安静状态。询问患者是否大小便 3. 判断患者动脉穿刺置管位置及通畅度；查看有创动脉穿刺处皮肤情况，有无外渗、红肿及硬结 4. 周围环境安静、整洁、光线明亮 5. 与患者或家属沟通语言规范，态度和蔼	3 3 3 2 1	未核对扣3分 未核对床头牌、手腕带、患者各扣2分 核对患者姓名不规范扣2分 少评估1项扣1分 其余1项不合要求扣1分	
监测过程	30	1. 调节室温，股动脉置管者需遮挡患者 2. 协助患者取平卧位并询问患者感受 3. 打开监护仪电源开关，导线与监护仪相连，选择压力监测"ABP" 4. 手消毒，铺无菌巾	1 1 2 2	1项不合要求扣1分 未更改标名扣1分 未手消毒扣1分 工作面不洁扣1分 加压袋压力不正确扣2分	

续表

项目	总分（分）	技术操作要求	标分（分）	评分标准	扣分（分）
		5. 生理盐水用加压输液袋包裹，挂于输液架上，调整加压袋压力在 300mmHg	2	未更换分隔膜接头扣 2 分 未核对 1 次扣 3 分 查对患者姓名不规范扣 2 分 未安全评估管路是否通畅、有无气泡扣 1 分 换能器排气后有气泡扣 10 分 换能器高度不正确扣 1 分 测量动脉血压值不准确扣 5 分 未设置上下限扣 2 分 其余 1 项不合要求扣 1 分	
		6. 取出无菌换能器，连接配好的生理盐水，进行排气，使整个压力组套充满生理盐水，近动脉端三通侧端肝素帽拧下，更换分隔膜接头	2		
		7. 将换能器、导线与心电监护仪紧密连接	2		
		8. 再次核对患者	3		
		9. 将换能器连接动脉置管，试冲管路，安全评估管路是否通畅、有无气泡	2		
		10. 调整换能器高度与心脏同一水平（腋中线，第 4 肋间）	2		
		11. 调整三通方向，使动脉端关闭，换能器与大气相通，按监测仪上压力归零键	2		
		12. 观察屏幕上显示压力限值为"0"并不再闪动，表示 0 点调整完毕	2		
		13. 调整三通方向，使换能器端与动脉相通，开始测量压力	2		
		14. 治疗巾包裹换能器	2		
		15. 根据监测仪显示动脉血压的数值和波形，选择最佳标尺	1		
		16. 根据测量结果设置动脉压报警上下限	2		
采血过程	30	1. PDA 扫码患者手腕带及检验条码	3	未使用 PDA 扣 3 分 消毒不规范扣 3 分 操作过程中未与患者交流扣 2 分 操作过程每污染 1 次扣 2 分 管路中有血迹扣 1 分 有血迹残留扣 1 分 未查对扣 3 分 查对不规范扣 1 分 未及时送检扣 2 分 其余 1 项不合要求扣 1 分	
		2. 暴露分隔膜接头处，取两根棉签蘸取酒精，饱和至 1/2，用力擦拭分隔膜接头处大于 15s，待干	4		
		3. 打开注射器外包装，将近动脉端三通调至注射器与患者相通，将近患者端的管路内的冲洗生理盐水抽取干净，3～5ml	3		
		4. 取另一个注射器抽取检查所需的血量，注入试管内	2		
		5. 取第 3 个注射器，将近动脉端三通调至注射器与换能器相通，抽取适量生理盐水冲洗	2		
		6. 将近动脉端三通调至注射器与患者相通，用生理盐水将管路中的血液冲洗干净（安全评估：用尽量少的生理盐水反复冲洗，保证压力传感器密闭管路中无血渍残留，避免导管堵塞）	3		
		7. 将近动脉端三通调至动脉端与换能器相通	2		
		8. 用酒精棉签擦净分隔膜接头处残留的血渍	2		
		9. 调整近换能器端三通方向，使换能器端与动脉相通，开始测量压力	4		
		10. 再次核对患者姓名及床头牌、手腕带，PDA 扫描操作者姓名条形码，在执行单上签名、签时间	3		
		11. 血标本及时送检	2		
操作后	5	1. 协助患者取舒适卧位，整理床单位 2. 正确处理物品 3. 洗手，记录	1 2 2	1 项不合要求扣 1 分	
评价	5	1. 动作沉着、迅速、手法熟练 2. 严格无菌操作，无气栓 3. 熟悉机器性能，常见故障及其排除方法正确	2 2 1	1 项不合要求扣 1 分	
理论提问	5	1. 动脉冲洗系统维护注意事项是什么 2. 有创动脉血压监测护理要点有哪些	5	少 1 条扣 1 分	
合计	100				

理论提问

1. 动脉冲洗系统维护注意事项是什么？

答：①密切观察并保持加压输液袋压力符合要求（300mmHg 以上），可保持每小时 2～4ml 的速度持续冲洗测压管路，防止动脉血栓形成。②保持管道通畅，管道内有回血时及时检查管路衔接处有无松动并进行手动快速冲洗。③配制的冲洗生理盐水每 24 小时更换 1 次。

2. 有创动脉血压监测护理要点有哪些？

答：①妥善固定套管针及管路，防止穿刺导管脱出、管道打折、扭曲。②当数值或波形发生异常变化时，除观察病情变化外，注意压力传感器是否与心脏保持同一水平，必要时重新调试零点，并检查导管内有无回血、阻塞。③当患者体位变动时，应重新调试"0"点，以保证所测结果准确。④进行抽血和冲管时，要严防空气进入导管内。一旦发现气泡，要立即用注射器将其抽出，以防空气进入动脉引起空气栓塞。⑤ 密切观察穿刺肢体远端血供情况并记录。⑥严禁从动脉测压管道输液。⑦穿刺部位每日消毒 1 次，更换敷料并观察局部情况。置管 7d 后应拔除测压管道，更换部位重新穿刺。⑧指导患者穿刺部位肢体不要弯曲，以免因穿刺针打折而影响测量准确性。

（高祀龙　程华伟）

第十节　中心静脉压（CVP）监测技术操作考核评分标准

科室＿＿＿＿＿＿＿　姓名＿＿＿＿＿＿＿　考核人员＿＿＿＿＿＿＿　考核日期：　　年　月　日

项目	总分（分）	技术操作要求	标分（分）	评分标准	扣分（分）
仪表	5	仪表、着装符合护士礼仪规范，戴手表	5	1 项不合要求扣 2 分	
操作前准备	8	1. 洗手、戴口罩 2. 核对医嘱单、执行单 3. 备齐用物，用物放置合理、有序，依次检查所备物品，保证安全有效 （1）治疗车上层：心电监护仪（包括电源线、地线、监测导线）、换能器、三通 2 个（换能器上自带 1 个）、无菌生理盐水或静脉输液 1 袋、无菌治疗巾、无菌治疗碗、医嘱执行单 （2）治疗车下层：弯盘、速干手消毒剂、电插板、医疗垃圾袋、生活垃圾袋。必要时备剪刀	2 3 3	未核对扣 3 分 其余 1 项不合要求扣 2 分	
安全评估	12	1. 携执行单至床边，查对患者，解释操作目的、方法及注意事项 2. 了解患者病情、意识、心理状态及合作情况，询问有无此操作的经历 3. 评估：患者是否处于安静状态。判断患者深静脉置管位置及通畅度 4. 协助患者大小便	3 2 3 1	未核对扣 3 分 其余 1 项不合要求扣 1 分	

项目	总分 （分）	技术操作要求	标分 （分）	评分标准	扣分 （分）
		5. 评估：周围环境安静、整洁，光线明亮	2		
		6. 与患者或家属沟通时语言规范，态度和蔼	1		
操作过程	55	1. 携用物置床旁，查对患者，再次说明目的，取得配合	3	未核对 1 次扣 3 分	
		2. 调节室温，遮挡患者	2	核对内容不全少 1 项扣	
		3. 协助患者取平卧位并询问患者感受	3	1 分	
		4. 打开监护仪电源开关，导线与监护相连	2	查对患者姓名不规范扣	
		5. 调出有创压显示通道	2	2 分	
		6. 铺好无菌巾	1	没调零扣 5 分	
		7. 打开换能器包装，将换能器与监护导线相连	2	测量 CVP 值不准确扣 5 分	
		8. 再次核对患者	3	操作过程每污染 1 次扣	
		9. 检查并打开无菌生理盐水，消毒挂好，排气后接于三通一侧	5	2 分	
		10. 打开备用三通，连接于换能器后端	2	工作面不洁扣 2 分	
		11. 将输液器调节夹，调节三通方向，排空换能器及三通内气体，备用	3	消毒不规范扣 2 分 操作过程中未与患者交流	
		12. 将深静脉夹毕，输液器关闭，将三通前端与深静脉相连，检查输液是否通畅，连接紧密	5	扣 3 分 其余 1 项不合要求扣 1 分	
		13. 将换能器置于心脏同一水平（腋中线第 4 肋间）调节三通方向	5		
		14. 将换能器与大气相通，调零	5		
		15. 调节三通方向，暂停静脉输液，观察监护仪上显示数据。取一个相对稳定的数值作为中心静脉压并记录	5		
		16. 调节三通，使之处于持续输液状态	2		
		17. 手消毒，再次核对，签名	3		
		18. 询问患者感受，交代注意事项	2		
操作后	5	1. 协助患者取舒适卧位，整理床单位	2	1 项不合要求扣 1 分	
		2. 正确处理物品	1		
		3. 洗手，记录	2		
评价	10	1. 动作沉着、迅速，手法熟练	3	1 项不合要求扣 1 分	
		2. 操作过程中保持无菌，无气栓，操作方法正确，安全	3		
		3. 熟悉机器性能，常见故障及其排除方法正确	2		
		4. 操作时间 10min	2		
理论提问	5	1. 中心静脉压的定义及正常值是多少 2. 测定中心静脉压的临床意义有哪些	5	少 1 条扣 1 分	
合计	100				

理论提问

1. 中心静脉压的定义及正常值是多少？

答：中心静脉压是指血液流经右心房及上、下腔静脉的压力，正常值为 5～12cmH$_2$O。

2. 测定中心静脉压的临床意义有哪些？

答：中心静脉压与血压同时监测，比较其动态变化，更有意义。①中心静脉压下降，血压低下，提示有效血容量不足。②中心静脉压升高，血压低下，提示心功能不全。③中心静脉压升高，血压正常，提示容量负荷过重。④中心静脉压进行性升高，血压进行性降低，提示严重心功能不全或心脏压塞。

（程华伟）

第十一节　控制补液技术操作考核评分标准

一、微量注射泵使用技术操作考核评分标准

科室＿＿＿＿＿＿＿＿＿　姓名＿＿＿＿＿＿＿　考核人员＿＿＿＿＿＿＿　考核日期：　　年　　月　　日

项目	总分（分）	技术操作要求	标分（分）	评分标准	扣分（分）
仪表	5	仪表、着装符合护士礼仪规范，戴手表	5	1 项不合要求扣 2 分	
操作前准备	8	1. 洗手，戴口罩 2. 核对医嘱单、执行单、药物 3. 备齐用物，用物放置合理、有序，依次检查所备物品、药品，保证安全有效 （1）治疗车上层：执行单，治疗盘内放置安尔碘、棉签、生理盐水、药液、60ml 注射器 2 个、静脉延长管 2 根、头皮针 2 个、盐酸肾上腺素 1 支、2ml 注射器 1 个、胶布 （2）治疗车下层：弯盘、速干手消毒剂、止血带、微量注射泵、锐器盒、医疗垃圾袋、生活垃圾袋	2 3 3	未核对扣 3 分 用物准备缺 1 项扣 1 分 其余 1 项不合要求扣 1 分	
安全评估	12	1. 备齐用物携至床旁，核对患者。询问患者姓名，查看床头牌、手腕带与执行单是否一致 2. 了解患者病情、合作程度，解释操作目的、方法及如何配合，询问患者是否大小便 3. 评估：患者输液处局部皮肤及血管情况 4. 评估：环境安静、清洁、舒适 5. 与患者沟通时语言规范，态度和蔼	3 3 3 2 1	未核对扣 3 分 未核对床头牌、手腕带、患者各扣 2 分 核对患者姓名不规范扣 2 分 未询问患者是否大小便扣 1 分 其余 1 项不合要求扣 1 分	
操作过程	60	1. 协助患者取舒适体位 2. 将微量注射泵安装在输液架上，接通电源 3. 将弯盘置于治疗车上层 4. 备胶布 5. 检查药物，消毒瓶塞，抽吸药液，将注明药物名称、剂量和泵入速度的标签贴在注射器上 6. 连接静脉延长管，头皮针，排气 7. 将抽取药物的注射器放入注射泵凹槽内，固定 8. 打开微量注射泵电源开关 9. 遵医嘱调整每小时注射量及其他需要设置的参数 10. 按 "Stop" 键 11. 再次核对患者与执行单 12. 静脉穿刺或正确连接患者已建好的静脉通路 13. 按 "Start" 键，观察注射是否通畅及患者的反应 14. 胶布固定 15. 手消毒	2 2 1 1 5 5 3 2 8 2 3 5 3 2 1	未核对 1 次扣 3 分 核对内容不全少 1 项扣 1 分 核对患者姓名不规范扣 2 分 机器安装不正确扣 2 分 机器固定不牢固扣 5 分 消毒不规范扣 2 分 操作面不洁扣 2 分 污染 1 次扣 2 分 药液浪费扣 2 分 输液器内有气泡扣 2 分 胶布固定不牢固扣 1 分 未胶布固定扣 2 分 标识缺 1 项扣 1 分 使用机器程序错误扣 10 分	

续表

项目	总分（分）	技术操作要求	标分（分）	评分标准	扣分（分）
		16. 核对并在输液单上签名、签时间	4	未告知患者注意事项扣2分	
		17. 询问患者感受，告知患者注意事项	2	其余1项不合要求扣1分	
		18. 注射完毕			
		（1）再次核对后，说明目的	3		
		（2）按"Stop"键	1		
		（3）除去胶布，用无菌干棉签按压穿刺点，拔除针头，分离头皮针（如为留置针，按规范封管）	3		
		（4）切断电源	2		
操作后	5	1. 协助患者取安全舒适卧位，整理床单位	1	爱伤观念缺乏扣3分	
		2. 垃圾分类正确，清洁整理机器备用	2	未记录扣1分	
		3. 洗手，记录	2	未处理用物扣2分	
评价	5	1. 操作规范、熟练、无菌观念强	2	操作不熟练扣4分	
		2. 熟悉机器性能，熟悉常见故障及排除方法	1	操作时间每延长30s扣1分	
		3. 操作时间4min	2		
理论提问	5	1. 使用微量泵的目的是什么	5	少1条扣1分	
		2. 使用微量泵的注意事项是什么			
合计	100				

理论提问

1. 使用微量泵的目的是什么？

答：准确控制输液速度，使药物速度均匀、用量准确并安全地进入患者体内发生作用。

2. 使用微量泵的注意事项是什么？

答：①正确设定输液速度及其他必需参数，防止设定错误延误治疗。②护士随时查看微量泵的工作状态，及时排除报警、故障，防止液体输入失控。③注意观察穿刺部位皮肤情况，防止发生液体外渗，出现外渗及时给予相应处理。

（张文燕）

二、微量输液泵使用技术操作考核评分标准

科室_____ 姓名_____ 考核人员_____ 考核日期： 年 月 日

项目	总分（分）	技术操作要求	标分（分）	评分标准	扣分（分）
仪表	5	仪表、着装符合护士礼仪规范，戴手表	5	1项不合要求扣2分	
操作前准备	8	1. 洗手，戴口罩	2	未核对扣3分	
		2. 核对医嘱单、执行单、药物	3	物品缺1件扣1分	
		3. 备齐用物，用物放置合理、有序，依次检查所备物品，保证安全有效	3	其余1项不合要求扣1分	
		（1）治疗车上层：执行单，治疗盘内放置安尔碘、棉签、一次性输液器2套、头皮针2个、药液、盐酸肾上腺素1支、			

项目	总分（分）	技术操作要求	标分（分）	评分标准	扣分（分）
		2ml 注射器 1 个、胶布 （2）治疗车下层：弯盘、速干手消毒剂、止血带、网套、输液泵、锐器盒、医疗垃圾袋、生活垃圾袋			
安全评估	12	1. 备齐用物携至床旁，核对患者。询问患者姓名，查看床头牌、手腕带与执行单是否一致 2. 了解患者病情、合作程度，解释操作目的、方法及如何配合，询问患者是否大小便 3. 评估：患者输液处局部皮肤及血管情况 4. 评估：环境安静、清洁、舒适 5. 与患者沟通时语言规范，态度和蔼	3 3 3 2 1	未核对扣 3 分 未核对床头牌、手腕带、患者各扣 2 分 核对患者姓名不规范扣 2 分 其余 1 项不合要求扣 1 分	
操作过程	60	1. 协助患者取安全舒适卧位 2. 将输液泵安装在输液架上，接通电源 3. 将弯盘置于治疗车上层 4. 备胶布 5. 再次核对药液质量 6. 消毒瓶塞，挂输液架上 7. 检查并打开输液器，插入液体瓶内。排气一次成功 8. 将头皮针妥善放置 9. 将输液泵流量探头安装在输液器滴壶上 10. 将输液器管路准确地安装在输液泵上，关闭泵门 11. 打开输液泵开关，输液泵自动检测，检测完成后，出现速度调节屏幕，根据医嘱设置输液速度（1～999ml/h），设置输入液体总量 12. 再次核对患者 13. 静脉穿刺或正确连接患者已建好的静脉通路，打开调节夹 14. 按输液泵"Start"键开始输液 15. 观察输液情况是否正常 16. 口述：如更改输液速度先按"Stop"键停止输液，调节速度后按"Start"键开始输液 17. 消毒手 18. 再次核对，签字 19. 询问患者感受，交代注意事项 20. 停止输液时 （1）再次核对后，说明目的 （2）按"Stop"键，关闭调节夹，正确拔针处理用物 （3）关闭电源，打开阀门，取下输液器，分离流量探测器与输液器滴壶	2 2 1 1 3 3 5 2 2 2 6 3 5 1 2 2 3 1 4 2 3 2 3	未核对 1 次扣 3 分 核对内容不全少 1 项扣 1 分 核对患者姓名不规范扣 2 分 输液泵固定不牢靠扣 2 分 未接电源扣 3 分 违反无菌原则每处扣 2 分 连接错误扣 3 分 输液器内有气泡扣 2 分 输液器内有附壁气泡扣 1 分 程序错误扣 2 分 设置错误扣 5 分 胶布固定不牢固扣 1 分 输液器低于操作面以下扣 1 分 其余 1 项不合要求扣 1 分	
操作后	5	1. 协助患者取安全舒适卧位，整理床单位 2. 垃圾分类正确，清洁整理机器备用 3. 洗手，记录	1 2 2	爱伤观念缺乏扣 2 分 未记录扣 2 分 未处理用物扣 2 分	
评价	5	1. 操作规范、熟练，无菌观念强 2. 熟悉机器性能，熟悉常见故障及排除方法 3. 操作时间 4min	2 1 2	操作不熟练扣 4 分 操作时间每延长 30s 扣 1 分	
理论提问	5	1. 输液泵使用的注意事项是什么 2. 使用输量泵的目的是什么	5	少 1 条扣 1 分	
合计	100				

理论提问

1. 输液泵使用的注意事项是什么？

答：准确控制输液速度，使药物速度均匀、用量准确并安全地进入患者体内发生作用。

2. 使用输量泵的目的是什么？

答：①正确设定输液速度及其他必需参数，防止设定错误延误治疗。②护士随时查看输液泵的工作状态，及时排除报警、故障，防止液体输入失控。③注意观察穿刺部位皮肤情况，防止发生液体外渗，出现外渗及时给予相应处理。

（柳国芳）

第 3 章　专科护理技术及各种导管护理技术

第一节　更换引流袋技术操作考核评分标准

科室_____姓名_____考核人员_____考核日期：　　年　月　日

项目	总分（分）	技术操作要求	标分（分）	评分标准	扣分（分）
仪表	5	仪表、着装符合护士礼仪规范	5	1 项不合要求扣 2 分	
操作前准备	8	1. 洗手，戴口罩 2. 核对医嘱单、执行单 3. 备齐用物，用物放置合理、有序，依次检查所备物品，保证安全有效 （1）治疗车上层：治疗盘内备安尔碘、棉签、一次性引流袋 2 个、血管钳 1 把、一次性手套 2 副、治疗巾、日期标签 （2）治疗车下层：弯盘、速干手消毒剂、医疗垃圾袋、生活垃圾袋	2 3 3	未核对扣 3 分 其余 1 项不合要求扣 1 分	
安全评估	12	1. 备齐用物携至床旁，核对患者。询问患者姓名、查看床头牌、手腕带与执行单是否一致 2. 解释操作目的、方法。了解患者病情、自理能力、合作程度及心理反应情况 3. 查看患者引流管及引流袋时间，了解引流管引流情况 4. 环境安静、整洁，光线明亮，调节室温适宜，保护患者隐私 5. 与患者沟通时语言规范，态度和蔼	3 3 3 2 1	未核对扣 3 分 未核对床头牌、患者手腕带、患者各扣 2 分 核对患者姓名不规范扣 2 分 少评估 1 项扣 1 分 其余 1 项不合要求扣 1 分	
操作过程	60	1. 协助患者取舒适卧位 2. 暴露引流管接口处 3. 引流管下铺一次性治疗巾 4. 打开无菌引流袋外包装，拧紧出口处（评估：保证出口处于关闭状态），保持接头处无菌 5. 戴一次性手套 6. 用血管钳夹住导管管腔末端 7. 分离导管与引流袋 8. 用手套包裹将污引流袋放到医疗垃圾袋内 9. 戴一次性手套 10. 旋转式消毒导管末端切面及外周 11. 将无菌引流袋接头与导管连接 12. 松开止血钳	2 2 2 5 2 3 3 5 2 5 5 2	未核对 1 次扣 3 分 核对内容不全少 1 项扣 1 分 查对患者姓名不规范扣 2 分 未评估引流袋出口是否关闭扣 2 分 污染 1 次扣 2 分 沾湿床单扣 2 分 其余 1 处不合要求扣 1 分	

项目	总分 （分）	技术操作要求	标分 （分）	评分标准	扣分 （分）
		13. 观察引流是否通畅及引流液性状	5		
		14. 安置引流袋	3		
		15. 撤一次性治疗巾，脱手套	3		
		16. 标签注明更换日期及时间并贴在引流袋上	3		
		17. 消毒手	1		
		18. 再次核对并签名	4		
		19. 询问患者感受，向患者及其家属讲解引流袋的使用及携带方法	3		
操作后	5	1. 协助患者取舒适卧位，整理床单位 2. 用物处理正确 3. 洗手，记录引流液量及性状	2 1 2	1项不合要求扣2分	
评价	5	1. 动作熟练，步骤正确，患者无不适 2. 动作轻巧、准确，操作规范 3. 操作时间5min	1 2 2	操作不熟练扣4分 操作时间每延长30s扣 1分	
理论提问	5	更换引流袋的注意事项有哪些	5	少1条扣1分	
合计	100				

理论提问

更换引流袋的注意事项有哪些？

答：①执行无菌操作，防止感染。②更换过程中，随时观察患者病情变化。③引流袋不可高于引流管的出口水平面。④保持引流通畅，引流管不能扭曲和受压。⑤注意观察引流液性状、量及颜色变化并做好记录。

（柳国芳）

第二节 造口护理技术操作考核评分标准

科室_____ 姓名_____ 考核人员_____ 考核日期： 年 月 日

项目	总分 （分）	技术操作要求	标分 （分）	评分标准	扣分 （分）
仪表	5	仪表、着装符合护士礼仪规范	5	1项不合要求扣2分	
操作前准备	8	1. 洗手，戴口罩 2. 核对医嘱单、执行单、造口袋及附件用品 3. 备齐用物，用物放置合理、有序，依次检查所备物品，保证安全有效 （1）治疗车上层：执行单、造口袋及附件用品、治疗盘内放治疗碗2个（一个盛0.9%生理盐水，另一个放棉球及血管	2 3 3	未查对扣3分 物品准备每少1件扣1分 其余1项不合要求扣1分	

项目	总分 （分）	技术操作要求	标分 （分）	评分标准	扣分 （分）
		钳 2 把）、治疗巾、量度表或尺子、剪刀、纱布 （2）治疗车下层：弯盘、速干手消毒剂、医疗垃圾袋、生活垃圾袋			
安全评估	12	1. 携用物至患者床前，查对患者，询问患者姓名，查看手腕带与执行单是否一致 2. 解释操作目的、方法及如何配合，评估患者自理程度和对造口护理方法及相关知识的掌握程度 3. 了解患者造口类型及造口情况，评估造口位置及操作时的方便程度 4. 环境安静、清洁、舒适，保护患者隐私 5. 与患者沟通时语言规范，态度和蔼	3 3 3 2 1	未查对患者扣 3 分 未查对床头牌、手腕带、患者各扣 2 分 未评估造口情况及造口周围皮肤情况扣 2 分 其余 1 项不合要求扣 1 分	
操作过程	55	1. 协助患者取舒适卧位，必要时用屏风遮挡 2. 患者造口一侧，铺治疗巾，放弯盘 3. 由上向下撕离已用的造口袋，注意保护皮肤，观察造口袋内容物 4. 生理盐水棉球清洗造口和周围皮肤，观察造口处色泽、肠蠕动情况和造口周边皮肤情况，纱布擦干造口周边皮肤 5. 根据患者造口种类、情况、造口时间及患者的需求选择合适的造口袋 6. 用造口量度表量度造口的大小、形状 7. 根据量度结果修剪造口底盘 8. 根据患者造口情况酌情使用造口粉，涂抹皮肤保护膜、防漏膏或防漏条 9. 沿造口位置由下而上将造口袋贴上，由内圈向外圈按压粘贴部位 10. 夹好造口袋的夹子 11. 撤去治疗巾 12. 观察造口袋粘贴是否牢固 13. 再次核对患者姓名 14. 洗手，签名 15. 关心患者并询问患者的感受	2 2 6 5 5 3 3 3 8 3 1 5 2 4 3	未核对 1 次扣 3 分 核对内容不全少 1 项扣 1 分 查对患者姓名不规范扣 2 分 未评估皮肤及造口袋内容物扣 3 分 擦拭不干净扣 3 分 操作过程中未观察病情扣 5 分 造口底盘修剪不合适扣 3 分 造口袋粘贴不牢扣 8 分 按压造口袋方向错误扣 4 分 粘贴造口袋方向错误扣 4 分	
操作后	5	1. 整理床单位，关心体贴患者 2. 教会患者及其家属放粪便或尿液的方法 3. 物品处理正确 4. 洗手，记录	2 1 1 1	1 项不合要求扣 1 分	
评价	10	1. 操作熟练、流畅，迅速有效 2. 患者感觉舒适，无不良反应 3. 造口袋粘贴符合耐用、舒适、安全的原则，注意保护患者隐私 4. 护理过程中注意向患者及其家属详细讲解操作步骤，沟通亲切、自然、有效 5. 操作时间 10min	2 2 2 2 2	操作不熟练扣 2 分 操作时间每延长 30s 扣 1 分	
理论提问	5	1. 更换造口袋目的是什么 2. 造口护理注意事项有哪些	5	少 1 条扣 1 分	
合计	100				

理论提问

1. 更换造口袋目的是什么?

答：①保持造口周围皮肤的清洁。②帮助患者掌握正确的造口护理方法。

2. 造口护理注意事项有哪些?

答：①注意造口与伤口的距离，保护伤口，防止污染伤口。②粘贴造口袋前应当保证造口周围皮肤的干燥，特别是回肠造口，最好是空腹或患者餐后 2h 后再贴造口袋。③造口底盘裁剪时要与造口黏膜之间保持适当空隙（1~2mm），缝隙过大时粪便刺激皮肤易引起粪水样皮炎，过小时底盘边缘与造口黏膜摩擦将会导致不适甚至出血且造口袋不易粘牢。④教会患者及其家属观察造口黏膜血供情况及造口周边皮肤情况。

（陆连芳　柳国芳）

第三节　持续膀胱冲洗技术操作考核评分标准

科室_____　姓名_____　考核人员_____　考核日期：　年　月　日

项目	总分（分）	技术操作要求	标分（分）	评分标准	扣分（分）
仪表	5	仪表、着装符合护士礼仪规范	5	1 项不合要求扣 2 分	
操作前准备	10	1. 洗手，戴口罩 2. 核对医嘱单、执行单、药物 3. 备齐用物，用物放置合理、有序，依次检查所备物品，保证安全有效 （1）治疗车上层：执行单、膀胱冲洗标识牌、治疗盘内备安尔碘、棉签、冲洗液、冲洗管、止血钳。治疗碗内盛无菌"Y"形管、消毒棉球数个、无菌纱布 （2）治疗车下层：弯盘、速干手消毒剂、医疗垃圾袋、生活垃圾袋 （3）另备：输液架、屏风 4. 遵医嘱准备冲洗溶液，灌入溶液的温度为 38~40℃	2 3 3 2	未核对扣 3 分 其余 1 项不合要求扣 1 分	
安全评估	10	1. 备齐用物携至床旁，核对患者。询问患者姓名，查看床头牌、手腕带与执行单是否一致 2. 解释操作目的、方法。了解患者病情、自理、合作程度及心理反应情况 3. 评估患者尿液的性状及尿管通畅情况 4. 环境整洁，温度适宜，保护患者隐私 5. 与患者沟通时语言规范，态度和蔼	3 3 2 1 1	未核对床头牌、手腕带、患者姓名各扣 2 分 1 项不合要求扣 1 分 未评估患者尿液及尿管各扣 1 分	
操作过程	60	1. 协助患者取舒适卧位 2. 排空尿液后关闭引流袋调节夹 3. 输液架固定于床头，弯盘置于治疗车上层 4. 再次核对药液质量 5. 打开液体瓶盖并消毒，挂输液架上	2 3 2 3 2	未核对 1 次扣 3 分 核对内容不全少 1 项扣 1 分 查对患者姓名不规范扣 2 分	

项目	总分 （分）	技术操作要求	标分 （分）	评分标准	扣分 （分）
		6. 瓶内液面距床面约 60cm	3	未再次评估引流管处于关	
		7. 检查并打开冲洗管，将管插入液体瓶内，排气后关闭调节 夹	3	闭状态扣 3 分 沾湿床单扣 2 分	
		8. 再次核对患者及药物	3	药液浪费扣 5 分	
		9. 导尿管用血管钳夹住后与引流袋分离	2	冲洗过程中未与患者交流	
		10. 用蘸消毒液的棉签消毒导尿管口和引流管接头	5	扣 5 分	
		11. 将导尿管和引流管分别与"Y"形管的 2 个分管连接，"Y" 形管的主管连接冲洗管	3	过度暴露患者扣 3 分 未交代注意事项扣 5 分	
		12. 再次确认引流管处于关闭状态，打开导尿管和冲洗管调节夹	3	其余 1 项不合要求扣 1 分	
		13. 根据医嘱调节冲洗速度，一般为 60～80 滴/分	5		
		14. 挂膀胱冲洗标识牌	1		
		15. 待患者有尿意或滴入 200～300ml 溶液后，关闭冲洗管， 放开引流管，将冲洗液全部引流出来后，再关闭引流管， 打开冲洗管（按需要如此反复）	5		
		16. 冲洗完毕			
		（1）冲洗液全部引流出来后，关闭导尿管、引流管及冲洗管调 节夹	2		
		（2）取下冲洗管，将"Y"形管与冲洗管、导尿管、引流管 分离	2		
		（3）消毒导尿管口与引流管接头并连接	3		
		（4）固定好导尿管与引流袋，取下膀胱冲洗标识牌	1		
		17. 手消毒	1		
		18. 再次核对患者并签名	4		
		19. 询问患者感受，交代注意事项，观察冲洗液颜色变化	2		
操 作 后	5	1. 协助患者取舒适卧位，整理床单位 2. 用物处置正确 3. 洗手，记录（冲洗液名称、冲洗量、引流液性状、冲洗过 程中患者反应等）	2 1 2	记录少 1 项扣 1 分 其余 1 项不合要求扣 1 分	
评 价	5	1. 操作顺序正确、熟练 2. 患者无不适感觉 3. 操作时间 8min	1 2 2	操作不熟练扣 2 分 操作时间每延长 30s 扣 　　1 分	
理论 提问	5	1. 膀胱冲洗的目的是什么 2. 患者持续膀胱冲洗时应注意哪些 3. 膀胱冲洗法操作的并发症有哪些	5	少 1 条扣 1 分	
合计	100				

理论提问

1. 膀胱冲洗的目的是什么？

答：①对留置导尿管的患者，保持其尿液引流通畅。②治疗某些膀胱疾病。③清除膀胱内的血凝块、黏液、细菌等异物，预防膀胱感染。④前列腺及膀胱手术后预防血块形成。

2. 患者持续膀胱冲洗时应注意哪些？

答：①严格执行无菌操作，防止医源性感染。②冲洗时若患者感觉不适，应当减缓冲洗速度及量，必要时停止冲洗，密切观察，若患者感到腹部剧痛或者引流液中有鲜血时，应当停止冲洗，通知医师处理。③冲洗时，冲洗液瓶内液面距床面约 60cm，以便产生一定的压力，利于液体流入，冲洗速度根据流出液的颜色进行调节，一般为 60～80 滴/min。如果滴入药液，须在膀胱内保留 15～30min 后再引流出体外，或者根据需要延长保留时间。④寒冷气候，冲洗液应加温至 38～40℃，以防冷水刺激膀胱，引起膀胱痉挛。⑤冲洗过程中注意观察引流管是否通畅。

3. 膀胱冲洗法操作的并发症有哪些?

答：①感染。②血尿。③膀胱感染。④膀胱痉挛。

（辛丽丽　刘娅婻）

第四节　胸腔闭式引流技术操作考核评分标准

科室＿＿＿＿＿＿＿＿＿＿　姓名＿＿＿＿＿＿＿＿　考核人员＿＿＿＿＿＿＿＿　考核日期：　　年　月　日

项目	总分（分）	技术操作要求	标分（分）	评分标准	扣分（分）
仪表	5	仪表、着装符合护士礼仪规范	5	1 项不合要求扣 2 分	
操作前准备	8	1. 洗手，戴口罩 2. 核对医嘱单、执行单 3. 备齐用物，用物放置合理、有序，依次检查所备物品，保证安全有效 （1）治疗车上层：无菌手套 2 副、无菌胸腔引流瓶 1 个、止血钳 2 把、500ml 无菌生理盐水 2 瓶、水位线标识贴及更换日期标识贴、2.5%碘伏、棉签 1 包、无菌治疗巾 1 块 （2）治疗车下层：弯盘、速干手消毒剂、医疗垃圾袋、生活垃圾袋	2 3 3	未核对扣 3 分 物品缺 1 件扣 1 分 其余 1 项不合要求扣 1 分	
安全评估	12	1. 备齐用物携至床旁，核对患者。询问患者姓名，查看床头牌、手腕带与执行单信息是否一致 2. 解释操作目的、方法。了解患者病情、自理、合作程度及心理反应情况 3. 评估胸腔引流管是否妥善固定及置管日期，观察胸腔引流情况 4. 环境安静、整洁，温度适宜 5. 与患者沟通时语言规范，态度和蔼	3 3 3 2 1	未核对扣 3 分 未核对床头牌、手腕带、患者各扣 1 分 核对患者姓名不规范扣 2 分 少评估 1 项扣 1 分 其余 1 项不合要求扣 1 分	
操作过程	60	1. 核对患者 2. 患者体位舒适、肢体摆放正确 3. 准备水封瓶：打开一次性无菌胸腔引流瓶外包装，取出引流瓶，安装漏斗和管路 4. 开启无菌生理盐水并向引流瓶内注入，使引流瓶长管在液面下 3～4cm 5. 在引流瓶的水位线平行位置贴一水位线标识贴，注明日期及水量 6. 将引流瓶妥善置置床边	3 2 4 4 2 2	未核对 1 次扣 3 分 核对内容不全少 1 项扣 1 分 查对患者姓名不规范扣 2 分 操作方法不规范扣 5 分 无菌概念不清扣 2 分 污染 1 次扣 2 分 沾湿床单扣 2 分	

续表

项目	总分 （分）	技术操作要求	标分 （分）	评分标准	扣分 （分）
		7. 再次核对患者	3	操作过程中未询问患者感 　受扣 5 分 引流管不通畅而不查找原 　因扣 50 分 其余 1 项不合要求扣 1 分	
		8. 暴露引流管连接处	1		
		9. 用 2 把止血钳双重夹闭引流管	2		
		10. 铺一次性治疗巾；戴无菌手套；以引流管连接处为中心旋 　　转式消毒外周，将引流管分离，用手套包裹将污引流瓶放 　　到医疗垃圾袋内	4		
		11. 戴无菌手套，旋转式消毒连接口末端切面及外周，将胸腔 　　引流瓶长管与引流管连接口相连	5		
		12. 保持引流瓶位置低于胸壁引流口平面 60～100cm	10		
		13. 松开止血钳	2		
		14. 密切观察患者反应及引流管是否通畅（安全评估：管内可 　　见水柱波动）	5		
		15. 将引流瓶妥善固定	2		
		16. 撤一次性治疗巾，脱手套	1		
		17. 标签注明更换日期及时间并贴在引流瓶上端	2		
		18. 手消毒	1		
		19. 再次核对并签名	3		
		20. 询问患者感受，观察引流液性状、量、颜色，向患者及其 　　家属讲解引流瓶的使用及携带方法	2		
操 作 后	5	1. 协助患者取舒适卧位，整理床单位 2. 整理用物，洗手 3. 记录引流液的性状、量，以及患者的反应	2 1 2	1 项不合要求扣 1 分	
评 价	5	1. 操作顺序正确、熟练 2. 患者无不适感觉 3. 操作时间 10min	3 1 1	操作时间每延长 30s 扣 　1 分	
理论 提问	5	1. 胸腔闭式引流法的目的是什么 2. 胸腔闭式引流护理的注意事项有哪些	5	少 1 条扣 1 分	
合计	100				

理论提问

1. 胸腔闭式引流的目的是什么？

答：①引流胸腔内的空气、血液和分泌物，避免引起肺不张及逆行性感染。②维持胸腔正常负压，预防手术后并发症。③观察引流物的量、颜色及性状。

2. 胸腔闭式引流护理的注意事项有哪些？

答：①术后患者若血压平稳，应取半卧位以利引流。②水封瓶应位于胸部以下，不可倒转，维持引流系统密闭，接头牢固固定。③保持引流管长度适宜，翻身活动时防止受压、打折、扭曲、脱出。④保持引流管通畅，注意观察引流液的量、颜色、性状，并做好记录。如引流液量增多，及时通知医师。⑤更换引流瓶时，应用止血钳夹闭引流管防止空气进入。注意保证引流管与引流瓶连接得牢固紧密，切勿漏气。操作时严格无菌操作。⑥搬动患者时，应注意保持引流瓶低于胸膜腔。⑦拔除引流管后24h内要密切观察患者有无胸闷、憋气、呼吸困难、气胸、皮下气肿等。观察局部有无渗血、渗液，如有变化，要及时报告医师处理。

（褚秀美　柳国芳）

第五节　儿科护理技术操作考核评分标准

一、新生儿脐部护理技术操作考核评分标准

科室＿＿＿＿＿　姓名＿＿＿＿＿　考核人员＿＿＿＿＿　考核日期：　　年　月　日

项目	总分（分）	技术操作要求	标分（分）	评分标准	扣分（分）
仪表	5	仪表、着装符合护士礼仪规范	5	1项不合要求扣2分	
操作前准备	8	1. 洗手，戴口罩，无长指甲 2. 核对医嘱单、执行单 3. 备齐用物，用物放置合理、有序，依次检查所备物品，保证安全有效 （1）治疗车上层：执行单、清洁治疗盘、75%酒精或聚维酮碘、棉棒 （2）治疗车下层：弯盘、速干手消毒剂、医疗垃圾袋、生活垃圾袋	2 3 3	未核对扣3分 物品缺1项扣1分 其余1项不合要求扣1分	
安全评估	12	1. 备齐用物携至床旁，核对新生儿。核对新生儿姓名，查看床头牌、手腕带与执行单是否一致 2. 了解新生儿病情及身体状况，向家属解释操作目的、方法，取得家长配合 3. 评估新生儿脐部情况，观察有无红肿、渗血 4. 环境安静、整洁，调节室温，温度适宜 5. 与家属沟通时语言规范，态度和蔼	3 3 3 2 1	未核对扣3分 未核对床头牌、手腕带、新生儿各扣2分 查对新生儿姓名不规范扣2分 少评估1项扣1分 其余1项不合要求扣1分	
操作过程	60	1. 将弯盘置于治疗车上层 2. 打开新生儿包被，暴露脐部，其他部位注意遮挡、保暖 3. 再次核对新生儿、执行单 4. 观察新生儿脐部情况后，先用75%酒精或聚维酮碘沿脐带根部由内向外做环形消毒，消毒范围包括脐带残段、脐带根部及脐部周围 5. 再以相同方法消毒1遍 6. 消毒过程中注意观察脐带情况，脐带没脱落之前不可强行剥落；如有特殊气味及脓性分泌物等异常情况，及时通知医师给予处理 7. 消毒待干后将新生儿衣服穿好，包好包被 8. 检查有无尿、便，必要时给予更换尿裤 9. 安全评估：操作过程中随时观察新生儿病情变化	2 5 5 10 10 10 5 8 5	未核对1次扣5分 核对内容不全少1项扣1分 核对新生儿姓名不规范扣2分 污染1次扣5分 未评估：脐部有无红肿、渗血渗液，扣2分 其余1项不合要求扣2分	
操作后	5	1. 整理床单，帮助新生儿取舒适卧位 2. 整理用物，消毒措施正确，按医用垃圾分类 3. 再次核对执行单，洗手，签名，记录	2 1 2	1项不合要求扣1分	

续表

项目	总分（分）	技术操作要求	标分（分）	评分标准	扣分（分）
评价	5	1. 操作方法正确、熟练、无菌观念强 2. 细心体贴婴儿，爱伤观念强 3. 操作时间 8min	2 1 2	操作不熟练扣 4 分 操作时间每延长 30s 扣 1 分	
理论提问	5	1. 脐部护理的指导要点有哪些 2. 脐部护理的注意事项有哪些	5	少 1 条扣 1 分	
合计	100				

理论提问

1. 脐部护理的指导要点有哪些？

答：告知家属保持患儿脐部干燥，勿强行剥落脐带，发现异常及时报告。

2. 脐部护理的注意事项有哪些？

答：①观察脐部及周围皮肤状况，如有特殊气味及脓性分泌物，发现异常及时报告医师，结扎线如有脱落应重新结扎。②保持脐部的清洁、干燥，每日彻底清洁消毒脐部 1～2 次，直至脱落。③沐浴时注意保护好脐部，沐浴后要及时擦干脐部。④操作中动作轻柔，注意保暖。

（陈娜娜）

二、更换尿布技术操作考核评分标准

科室＿＿＿＿＿　姓名＿＿＿＿＿　考核人员＿＿＿＿＿　考核日期：　　年　月　日

项目	总分（分）	技术操作要求	标分（分）	评分标准	扣分（分）
仪表	5	仪表、着装符合护士礼仪规范	5	1 项不合要求扣 2 分	
操作前准备	8	1. 洗手，戴口罩，剪指甲 2. 核对医嘱单、执行单 3. 准备用物齐全，摆放合理、有序，依次检查所备物品，安全有效 （1）护理车上层：尿裤、治疗碗及温水、大棉球、湿巾；按臀部皮肤情况准备治疗药物：如烧伤湿润膏、赛肤润 （2）护理车下层：尿裤秤、速干手消毒剂、医疗垃圾袋、生活垃圾袋	2 3 3	未核对扣 3 分 物品缺 1 项扣 1 分 其余 1 项不合要求扣 1 分	
安全评估	12	1. 备齐用物携至床旁，核对婴儿，查看婴儿姓名、床头牌、手腕带是否与执行单一致 2. 查看婴儿生命体征，了解婴儿每日排便、排尿是否规律，选择适宜的尿布 3. 观察婴儿臀部皮肤有无疱疹、潮湿、压痕及破损 4. 环境安静、整洁，温、湿度适宜	3 3 4 2	未核对扣 3 分 未核对床头牌、手腕带、婴儿各扣 1 分 核对不规范扣 2 分 少评估 1 项扣 1 分 其余 1 项不合要求扣 1 分	

续表

项目	总分 （分）	技术操作要求	标分 （分）	评分标准	扣分 （分）
操作过程	60	1. 携用物至婴儿床前，核对婴儿床号、姓名、住院号、床头卡、手腕带，查看婴儿生命体征 2. 揭开尿裤，露出臀部，以原尿裤上端两角清洁处轻拭会阴部及臀部，并以此盖上污染湿部 3. 一手轻提婴儿双足踝使臀部略抬高，另一手取下污染尿裤放于尿裤称上，如有粪便，观察粪便性状并将臀部擦拭干净 4. 将清洁尿裤垫于腰下，放下双足，按需涂抹赛肤润，穿好尿裤 5. 尿裤松紧适宜，以放入一指为宜，安全评估：如有皮肤破损，不可涂抹赛肤润 6. 再次核对婴儿，整理床单位，协助婴儿取舒适体位 7. 洗手，记录 8. 口述：如需暴露疗法，调整皮肤与烤灯的距离一般为30～50cm，时间在20～30min为宜	10 10 10 10 5 5 4 6	未核对1次扣3分 核对内容不全少1项扣1分 查对婴儿姓名不规范扣2分 污染1次扣5分 其余1项不合要求扣2分	
操作后	5	1. 爱护体贴婴儿，协助婴儿取舒适卧位，整理床单位 2. 整理用物，按垃圾分类处理用物正确 3. 观察婴儿生命体征	1 2 2	1项不合要求扣1分	
评价	5	1. 操作熟练、轻柔 2. 有爱伤观念，爱护体贴婴儿 3. 操作时间5min	2 1 2	操作不熟练扣3分 操作时间每延长30s扣1分	
理论提问	5	臀部护理的注意事项是什么	5	少1条扣1分	
合计	100				

理论提问

臀部护理的注意事项是什么？

答：①动作轻柔，尿裤松紧适宜。②保持臀部清爽干燥，预防臀红。③每次更换尿裤时，注意观察婴儿臀部皮肤，有无压痕、潮湿、皮疹及红肿，如有异常及时处理。

（张　娟）

三、婴儿沐浴技术操作考核评分标准

科室＿＿＿＿＿＿　姓名＿＿＿＿＿＿　考核人员＿＿＿＿＿＿　考核日期：　　年　月　日

项目	总分 （分）	技术操作要求	标分 （分）	评分标准	扣分 （分）
仪表	5	仪表、着装符合护士礼仪规范	5	1项不合要求扣2分	
操作前准备	8	1. 修剪指甲、洗手，摘胸卡、手表 2. 核对医嘱单、执行单 3. 备齐用物，用物放置合理有序，依次检查所备物品，保证安全有效	2 3 3	未核扣3分 物品缺1项扣1分 其余1项不合要求扣1分	

项目	总分（分）	技术操作要求	标分（分）	评分标准	扣分（分）
		（1）治疗车上层：换洗衣物、尿裤、清洁包被、大浴巾 1 块、小毛巾 1 块、婴儿巾 1 块、75%酒精、棉签、沐浴露、5%鞣酸软膏 （2）治疗车下层：弯盘、体重秤、尿裤秤、速干手消毒剂、医疗垃圾袋、生活垃圾袋 4. 环境准备：关闭门窗，调节室温至 26～28℃，水温至 38～40℃（安全评估：水温是否适宜）			
安全评估	10	1. 备齐用物携至床旁，核对婴儿床头牌、手腕带、腹卡与执行单是否一致 2. 了解婴儿精神状况、全身四肢活动及皮肤完整情况，有无破损及感染，脐带是否脱落，有无分泌物，是否有臀红等情况 3. 沐浴前关闭门窗，调节室温至 26～28℃，环境整洁、安静，调节水温至 38～40℃ 4. 沐浴为婴儿喂奶前或喂奶后 1h 进行，防止呕吐、溢奶 5. 向家长解释操作目的、方法，取得家长合作，与家长沟通时语言规范，态度和蔼	3 2 2 2 1	未核对扣 3 分 未查对床头牌、婴儿手腕带各扣 2 分 未评估婴儿情况扣 2 分 未进行安全评估扣 2 分 其余 1 项不合要求扣 1 分	
操作过程	60	1. 护士穿清洁围裙 2. 操作台上铺大浴巾备用 3. 脱去婴儿衣物及尿裤 4. 将婴儿腹卡与床头卡、婴儿手腕带、性别核对 5. 将体重秤移至操作台，称重并记录 6. 调节水温至所需温度，用手腕内侧测水温，在沐浴床垫上铺婴儿巾，用温水温热沐浴床垫 7. 抱婴儿至沐浴池旁 8. 把婴儿放在沐浴床垫上，一手持淋浴头，冲洗头及耳后，然后涂沐浴露，冲净；另一手用拇指、中指将婴儿耳朵向内遮住，注意保护眼、耳、鼻 9. 冲湿躯干、四肢后涂沐浴露再冲净；顺序是颈部、对侧上肢、近侧上肢、胸腹部、背部、对侧下肢、近侧下肢、臀部 10. 洗完后，将婴儿放在大浴巾上擦干全身并立即遮盖 11. 用小毛巾沾水，拧干至不滴水，分别用小毛巾四个角擦拭眼睛、鼻子、嘴，眼睛应由内眦向外眦擦拭，再擦拭鼻翼、口周，然后依次用小毛巾四个面擦拭婴儿前额、面颊、下颌 12. 脐部处理：充分暴露脐部，用 75%酒精消毒脐部，由内向外消毒两遍 13. 给予婴儿臀部涂抹 5%鞣酸软膏 14. 更换尿裤，穿上衣服，再次核对婴儿手腕带、腹卡、执行单，包被包裹婴儿 15. 耳鼻处理：用棉签蘸干鼻孔及耳内的水 16. 称量尿裤重量并记录尿量及脐部情况	2 2 2 3 3 5 2 5 10 3 5 5 3 5 3 2	未核对 1 次扣 3 分 核对内容不全少 1 项扣 1 分 操作过程未观察婴儿反应扣 5 分 温度设置错误扣 10 分 漏洗 1 处扣 1 分 洗躯干时，未重点洗颈下、腋下、腹股沟、臀部，1 处扣 2 分 操作过程中未体现爱伤观念扣 2 分 其余 1 项不合要求扣 1 分	
操作后	5	1. 婴儿体位正确 2. 整理用物，洗手，记录	2 3	1 项不符合要求扣 1 分	
评价	5	1. 动作轻柔、到位，顺序正确 2. 注意保暖 3. 操作时间：15min	2 2 1	操作不熟练扣 2 分 其余 1 项不合要求扣 1 分	

续表

项目	总分 （分）	技术操作要求	标分 （分）	评分标准	扣分 （分）
理论 提问	5	1. 婴儿沐浴的目的是什么 2. 沐浴的注意事项是什么	5	少 1 项扣 1 分	
合计	100				

理论提问

1. 婴儿沐浴的目的是什么？

答：①清洁皮肤，促进血液循环，增进身体舒适。②预防尿布疹和脐部感染。③沐浴期间可以促使婴儿四肢活动。④可以为婴儿做全身体格评估。

2. 婴儿沐浴的注意事项是什么？

答：①温度适宜（室温 26～28℃、水温 38～40℃）。②顺序准确，动作迅速、轻柔，注意保暖。③注意安全，防止烫伤和跌伤，操作者中途不得离开婴儿。④脐孔、五官不得进水，若水进入耳内，应用棉签擦干。避免扑粉进入眼内和呼吸道。⑤沐浴时注意观察皮肤和全身情况，如有异常应及时处理。⑥应选用中性肥皂或婴儿沐浴露，清洗脸部时不能使用肥皂。

（岳崇玉　李梦瑾）

四、婴儿床边沐浴技术操作考核评分标准

科室＿＿＿＿＿＿＿＿＿＿　姓名＿＿＿＿＿＿＿＿　考核人员＿＿＿＿＿＿＿＿　考核日期：　年　月　日

项目	总分 （分）	技术操作要求	标分 （分）	评分标准	扣分 （分）
仪表	5	仪表、着装符合护士礼仪规范	5	1 项不合要求扣 2 分	
操作前准备	10	1. 修剪指甲，洗手（摘掉胸卡及手表等，衣服口袋内避免有坚硬尖锐物，以免刮伤婴儿）。将物品放置于沐浴车内 2. 查对产妇姓名及新生儿日龄 3. 用物：沐浴车、沐浴专用盆（直径 36～40cm）、清洁干燥的包被、婴儿换洗衣物及尿布、洗发沐浴露、75%酒精或0.5%碘伏、棉签、护臀霜、爽身粉、护肤柔湿巾、污物碗、水温计、消毒浴巾及小毛巾等 4. 环境：沐浴前关闭门窗预热房间，达到室温 26～28℃，调节水温至 38～40℃ 5. 新生儿：口述，沐浴于喂奶前或喂奶后 1h 进行，以防呕吐和溢奶	2 3 2 2 1	未查对扣 3 分 物品准备每少 1 件扣 1 分 其余 1 项不合要求扣 1 分	
安全评估	10	1. 携用物至产妇床前，查对产妇姓名及婴儿日龄，询问产妇姓名、查看手腕带、出生时间 2. 婴儿精神状况，全身四肢活动以及皮肤完整情况，有无感染，解释操作目的、方法及如何配合 3. 查看环境是否适合此项操作（安静、清洁、舒适、室温合适） 4. 与产妇沟通时语言规范，态度和蔼	3 3 2 2	未查对产妇扣 3 分 未查对床头牌、手腕带、婴儿各扣 2 分 查对产妇姓名不规范扣 2 分 未评估婴儿情况扣 2 分 其余 1 项不合要求扣 1 分	

项目		总分（分）	技术操作要求	标分（分）	评分标准	扣分（分）
操作过程	沐浴前	10	1. 按使用顺序摆放好用物，调试水温（先加凉水，再加热水）至所需温度（水温计测量） 2. 检查新生儿手腕带和胸卡，核对床号、姓名、性别、日龄 3. 在婴儿床上脱去新生儿衣服，检查全身情况 4. 测量体重、黄疸指数，记录	3 3 2 2	未核对1次扣3分 核对内容不少1项扣1分 查对婴儿姓名不规范扣2分 先加热水扣2分 漏测体重、黄疸指数各扣2	
	沐浴中	40	1. 浴巾包裹新生儿 2. 抱起新生儿用小毛巾擦洗双眼（由内眦向外眦）及头面部 3. 清洗头部。夹住新生儿的身体，并托稳头，用拇指及示指将新生儿的耳朵向内盖住 4. 取一点婴儿洗发精或婴儿洗发沐浴露于掌心，柔和地按摩头部 5. 用清水冲净 6. 滴入免冲洗的婴儿洗发沐浴露5～10ml（挤压3～4下），至水中搅拌均匀 7. 脱下包被，按顺序清洗全身：颈→腋下→前胸、腹→背部→上肢→手→臀部→会阴→下肢→足 8. 洗完后无须过度洗，将新生儿放置在妈妈床上 9. 沐浴后，用温暖的毛巾把新生儿包裹起来 10. 擦干全身 11. 对全身各部位从上向下按顺序检查，给予相应处理 12. 用浴巾包好	3 2 5 3 2 3 8 3 3 3 3 2	未核对扣3分 未查对床头牌、手腕带、产妇、婴儿日龄各扣1分 查对产妇姓名不规范扣2分 未用浴巾包裹新生儿扣2分 沐浴顺序不正确扣2分 擦干全身不彻底扣2分 未进行全身检查扣2分 其余1项不合要求扣1分	
	沐浴后	15	1. 根据情况用棉签清洁双鼻孔、耳郭等部位 2. 用75%酒精或0.5%碘伏消毒脐部，由里向外消毒2遍 3. 用棉球擦净皮肤褶皱处的胎脂并在皮肤褶皱处涂抹爽身粉 4. 进行臀部护理，从上而下涂抹护臀霜。必要时清洁女婴大阴唇及男婴包皮处污垢 5. 包裹婴儿，清理用物 6. 洗手，记录	2 3 3 3 2 2	1项不合要求扣1分 消毒脐部未从里向外扣2分	
评价		5	1. 轻巧熟练 2. 暴露，注意保暖	2 3		
理论提问		5	新生儿沐浴的注意事项有哪些	5	少1条扣1分	
合计		100				

理论提问

新生儿沐浴的注意事项有哪些?

答：①沐浴时注意不污染脐带，勿使水或沐浴露进入耳、眼、口腔内。②头顶部有皮脂结痂时，可涂润肤油浸润软化头垢，每日1次，每次浸泡10～30min。使用婴儿洗发精或婴儿沐浴露清洗，动作轻柔。严重者每日2～3次，每次浸泡1h。切忌用指甲抠、挖、抓,易继发真菌感染。③沐浴过程中注意观察新生儿的精神、反应和呼吸等情况。④若新生儿有头皮血肿、颅内出血、Apgar 评分 5 分以下以及病情不稳定者暂不沐浴。⑤严格执行一人一巾，一用一消毒，不得交叉混用，一次性物品不得重复使用。⑥健康教育，示范、讲解并教会产妇及家属新生儿沐浴方法及注意事项。

（高少波　修　红）

五、奶瓶喂养技术操作考核评分标准

科室＿＿＿＿＿＿＿＿　姓名＿＿＿＿＿＿　考核人员＿＿＿＿＿＿　考核日期：　年　月　日

项目	总分（分）	技术操作要求	标分（分）	评分标准	扣分（分）
仪表	5	仪表、着装符合护士礼仪规范	5	1 项不合要求扣 2 分	
操作前准备	8	1. 洗手，戴口罩 2. 核对医嘱单、执行单 3. 备齐用物，用物放置合理、有序，依次检查所备物品，保证安全有效 （1）治疗车上层：执行单、配方奶、奶瓶、清洁的奶嘴、小毛巾 （2）治疗车下层：弯盘、速干手消毒剂、医疗垃圾袋、生活垃圾袋	2 3 3	未核对扣 3 分 其余 1 项不合要求扣 1 分	
安全评估	12	1. 备齐用物携至床旁，核对婴儿。询问婴儿姓名，查看床头牌、婴儿手腕带与执行单是否一致 2. 了解婴儿病情，评估婴儿腹部症状和体征 3. 检查婴儿口腔黏膜情况，是否有畸形、破损、口腔黏膜炎等 4. 环境安静、整洁，光线明亮 5. 与婴儿家属沟通时语言规范，态度和蔼	3 3 3 2 1	未核对扣 3 分 未核对床头牌、手腕带、婴儿各扣 2 分 查对婴儿姓名不规范扣 2 分 少评估 1 项扣 1 分 其余 1 项不合要求扣 1 分	
操作过程	60	1. 协助婴儿取舒适卧位 2. 核对婴儿床号、姓名；配方奶的种类、量及时间 3. 选择合适的奶嘴套于奶瓶口 4. 斜抱婴儿，婴儿头枕于喂奶者肘窝处，呈头高足低位 5. 小毛巾围于婴儿颈部 6. 再次检查奶嘴孔的大小是否合适 7. 右手将奶瓶倾斜，奶嘴头内充满乳液，滴 1～2 滴奶液于手腕内侧试温度 8. 再次核对婴儿 9. 喂奶 10. 喂奶后毛巾一角轻擦婴儿口角旁乳汁 11. 竖抱婴儿，将婴儿头部靠于喂奶者肩膀，轻拍婴儿背部，驱除胃内空气 12. 婴儿右侧卧位并抬高床头 30°，喂奶后半小时内勤巡视 13. 手消毒 14. 再次核对，签名 15. 记录药物或鼻饲流质的名称、量及鼻饲时间	2 3 3 5 3 5 3 3 10 2 8 5 2 3 3	未核对 1 次扣 3 分 核对内容不全少 1 项扣 1 分 核对婴儿姓名不规范扣 2 分 卧位不合适扣 2 分 未口述插入深度扣 2 分 鼻饲管固定不规范扣 2 分 程序错误扣 5 分 其余 1 项不合要求扣 1 分	
操作后	5	1. 爱护体贴婴儿，整理床单位 2. 处理用物方法正确 3. 洗手，记录	2 1 2	1 项不合要求扣 1 分	

续表

项目	总分（分）	技术操作要求	标分（分）	评分标准	扣分（分）
评价	5	1. 操作方法正确、熟练 2. 正确指导，婴儿无不适感觉 3. 操作时间 3min	2 2 1	操作不熟练扣3分 操作时间每延长 30s 扣 1分	
理论提问	5	奶瓶喂养注意事项是什么	5	少1条扣1分	
合计	100				

理论提问

奶瓶喂养注意事项是什么？

答：①检查奶嘴开口的大小是否合适，避免过大或过小，开口过大，容易引起呛咳、窒息；开口过小，患儿吸吮费力、能量消耗大。②防止喂奶时奶液污染患儿衣服和颈部，避免引起皮肤炎症。③喂奶时注意力集中，耐心喂养，新生儿有误咽的可能。故在哺乳时应注意观察患儿吸吮力、面色、呼吸状态、有无呛咳、恶心、呕吐。有咳嗽、面色改变时将奶嘴拔出，轻拍背部，休息片刻再喂。④观察喂奶后有无溢奶、呕吐、腹胀等情况，防止呕吐后引起的误吸。

（赵　欣）

六、小儿鼻饲喂养技术操作考核评分标准

科室 _____ 姓名 _____ 考核人员 _____ 考核日期：　　年　月　日

项目	总分（分）	技术操作要求	标分（分）	评分标准	扣分（分）
仪表	5	仪表、着装符合护士礼仪规范	5	1项不合要求扣2分	
操作前准备	8	1. 洗手、戴口罩 2. 核对医嘱单、执行单 3. 备齐用物，用物放置合理、有序，依次检查所备物品，保证安全有效 （1）治疗车上层：执行单、纱布2块、棉签、一次性治疗碗、生理盐水注射液 250ml×1 瓶、20ml 注射器、别针、胶布、胃管、记号笔、一次性手套、治疗巾、手电筒、标识贴、温度计；配方奶或药物、温水 （2）治疗车下层：弯盘、速干手消毒剂、医疗垃圾袋、生活垃圾袋	2 3 3	未核对扣3分 其余1项不合要求扣1分	
安全评估	12	1. 备齐用物携至床旁，核对患儿。询问患儿姓名、查看床头牌、患儿手腕带与执行单是否一致 2. 了解患儿病情，评估患儿腹部症状和体征 3. 检查患儿鼻腔黏膜情况，是否有畸形、破损、息肉等 4. 环境安静、整洁，光线明亮 5. 与患儿家属沟通时语言规范，态度和蔼	3 3 3 2 1	未核对扣3分 未核对床头牌、手腕带、患儿各扣1分 查对患儿姓名不规范扣2分 少评估1项扣1分 其余1项不合要求扣1分	

项目	总分 （分）	技术操作要求	标分 （分）	评分标准	扣分 （分）
操作过程	60	1. 协助患儿取合适卧位，平卧、头偏向一侧 2. 用湿棉签清洁鼻孔、准备胶布 3. 颌下铺治疗巾，弯盘置口角旁 4. 戴手套 5. 测量胃管长度并做好标记，插入深度为前额发际线—剑突或鼻尖—耳垂—剑突 6. 用生理盐水溶液润滑胃管前段，插胃管 7. 检查胃管在胃内后固定胃管，并在胶布外缘用红色记号笔做好标记 8. 证实胃管在胃内的方法：①抽取胃液；②胃管一端放在水中，无气泡溢出；③用空针将少许空气打入胃内，用听诊器听气过水声 9. 在胃管末端贴上标识贴，注明插管的日期、时间并签名 10. 鼻饲前均需证实胃管在胃内，方可注入 11. 鼻饲前进行胃潴留的回抽，确定胃内是否有潴留，记录潴留量，鼻饲时根据患儿情况选择补足余量或继续喂养，潴留量大时，应通知医师，是否暂停鼻饲 12. 再次核对患儿 13. 试温，鼻饲温度38～40℃，根据执行单用空针抽取鼻饲流质，排尽空气，空针连接胃管接口，缓慢注入 14. 鼻饲完成后，再注入少量温开水 15. 鼻饲完毕，将胃管开口反折，用纱布包好夹紧 16. 手消毒 17. 再次核对，签名 18. 记录药物或鼻饲流质的名称、量及鼻饲时间	2 3 2 3 5 3 2 5 5 2 5 3 5 3 3 3 1 2 3	未核对1次扣3分 核对内容不全少1项扣1分 核对患儿姓名不规范扣2分 卧位不合适扣2分 未口述插入深度扣2分 鼻饲管固定不规范扣2分 程序错误扣5分 其余1项不合要求扣1分	
操作后	5	1. 爱护体贴患儿，整理床单位 2. 处理用物方法正确 3. 洗手，记录	2 1 2	1项不合要求扣1分	
评价	5	1. 操作方法正确、熟练 2. 正确指导，患儿无不适感觉 3. 操作时间8min	2 2 1	操作不熟练扣3分 操作时间每延长30s扣1分	
理论提问	5	1. 鼻饲喂养的注意事项是什么 2. 验证胃管是否在胃内的方法是什么	5	少1条扣1分	
合计	100				

理论提问

1. 鼻饲喂养的注意事项是什么？

答：①勿使用液状石蜡润滑胃管，以免误入气管造成坠积性肺炎的危险。②当胃管插至咽喉部时，年长、清醒患儿，头后仰嘱其做吞咽动作；昏迷者及小婴儿，应托起头颈部（仰头）。③鼻饲温度38～40℃，避免空气入胃，引起腹胀。④鼻饲速度及鼻饲量视鼻饲流质浓度及患儿情况而定，新生儿及小婴儿鼻饲时，不宜推注，应撤去针栓，将鼻饲液注入针筒以自然引力灌入胃内；每次量<250ml，间隔>2h，或根据医嘱执行。⑤奶液是很好的细菌培养基，因此鼻饲结束后冲净胃管内的剩余的鼻饲液；饮食与药物必须分开注入。⑥长期鼻饲者，应每日做口腔护理2次，一次性胃管按时更换。

2. 验证胃管是否在胃内的方法是什么？

答：①抽取胃液，有胃液抽出。②胃管一端放在水中，无气泡溢出。③用空针将少许空气打入胃内，用听诊器听气过水声。

（修　红）

七、换血疗法技术操作考核评分标准

科室＿＿＿＿＿＿＿＿姓名＿＿＿＿＿＿＿考核人员＿＿＿＿＿＿＿考核日期：　　年　月　日

项目	总分（分）	技术操作要求	标分（分）	评分标准	扣分（分）
仪表	5	仪表、着装符合护士礼仪规范	5	1项不合要求扣2分	
操作前准备	8	1. 洗手，戴口罩 2. 核对医嘱单、执行单 3. 备齐用物，用物放置合理、有序，依次检查所备物品，保证安全有效 （1）治疗车上层：执行单、生理盐水250ml/瓶×3瓶、肝素每支12 500U×2支、500ml生理盐水袋、输液延长管、止血带、输血器、留置针、敷贴、三通4个（蓝色和红色各2个）、试纸、真空采血管若干、无菌手套、无菌手术衣、2ml注射器、20ml注射器、50ml注射器、体温表1支、电极片3个 （2）治疗车下层：弯盘、速干手消毒剂、医疗垃圾袋、生活垃圾袋 （3）仪器车放置：电子秤、微量注射泵2台、血糖仪、输液泵2台、血液加温器、监护仪、无创血压袖带	2 3 3	未核对扣3分 其余1项不合要求扣1分	
安全评估	12	1. 备齐用物携至床旁，核对患儿，查看患儿床头牌、手腕带、腹卡与执行单是否一致 2. 了解患儿病情，意识状态，向家属解释换血目的、方法及配合指导正确 3. 评估患儿血管情况、生命体征、是否空腹 4. 环境安静、整洁，光线明亮，进行紫外线空气消毒 5. 与患儿家属沟通时语言规范，态度和蔼	3 3 3 2 1	未核对扣2分 查对患儿姓名不规范扣2分 少评估1项扣1分 其余1项不合要求扣1分	
操作过程	60	1. 协助患儿取舒适卧位 2. 打开远红外辐射台开关 3. 核对患儿，将患儿置于远红外辐射台上，肤温控制在36.5℃，并连接心电监护，根据患儿情况遵医嘱使用镇静药或给予安慰奶嘴进行安抚 4. 配制肝素盐水 （1）1ml=50U（12 500U/2ml肝素2ml+250ml生理盐水） （2）1ml=1U（12 500U/2ml肝素0.04ml+250ml生理盐水） （3）用1ml=50U的肝素溶液将连接输液延长管的空的生理盐	1 3 3 5	未核对1次扣3分 核对内容不全少1项扣1分 核对患儿姓名不规范扣2分 无爱伤观念扣1分 肝素盐水配制不正确扣5分 动静脉通路未1次建立成功扣5分 未规范核对血袋少1项扣1分	

项目	总分（分）	技术操作要求	标分（分）	评分标准	扣分（分）
		水袋排气，备用		未给血液加温扣2分	
		5. 建立动、静脉通路	6	换血前少监测1项内容扣	
		6. 核对血袋	3	1分	
		7. 打开输血加温器并设置温度在37℃	2	换血前未再次核对扣4分	
		8. 连接输血加温器	2	换血过程中少监测1次扣	
		9. 连接抽血路，将2个红色三通一端接输液延长管，接空生理盐水袋：另一端接患儿动脉出血处	2	1分	
		10. 将输液延长管装上输液泵，生理盐水袋置于秤上称重	3	换血结束后少监测1项内容扣1分	
		11. 输血器末端接蓝色三通，50ml注射器抽取血袋内血液，静脉留置针接上另一蓝色三通，输血用	4	其余1项不合要求扣1分	
		12. 换血开始前监测生命体征，抽取动脉血标本，记录抽血量	4		
		13. 双人再次核对血袋及床头卡、手腕带，确认无误开始换血	2		
		14. 准确调节出血与输血的速度，并在输液泵上设置好换血总量	3		
		15. 每隔5min监测1次无创血压	2		
		16. 换血5min，测体温、SpO₂及心率	2		
		17. 保持抽血通路通畅，每抽出50ml血用1ml=1U淡肝素0.5ml间断正压冲洗动脉留置针，观察血袋、输血器及红色三通内有无血凝血来调节肝素浓度	3		
		18. 监测血糖，每换100ml血测1次血糖，维持血糖正常，观察生理盐水袋内重量有无持续增加	2		
		19. 换血至总量的1/2时复查检验项目，记录抽血量，两袋血液间以生理盐水冲洗输血器及输血通路	3		
		20. 换血结束后，抽血复查检验项目，监测血压、心率、血氧饱和度及体温	4		
		21. 生理盐水袋称重以计算换出血量并记录	1		
操作后	5	1. 换血结束后拔除动脉置管 2. 整理用物 3. 洗手，记录	2 1 2	1项不合要求扣1分	
评价	5	1. 操作方法正确、熟练 2. 严格无菌操作，无菌意识强 3. 操作时间20min	2 2 1	操作不熟练扣2分 违反无菌操作1次扣1分	
理论提问	5	患儿换血注意事项是什么	5	少1条扣1分	
合计	100				

理论提问

患儿换血注意事项是什么？

答：①换血过程中严格执行无菌操作，防止发生败血症等感染；②换血时要保证持续输入和抽出；③换血时要保证患儿安静状态，以免影响输血速度，禁食；④注血速度勿过快，尤其是对早产儿负荷过重可致心力衰竭，也可影响脑血流；⑤勿使用血库陈旧血（3d以上，低温保存血除外），可发生高钾血症，而致心脏停搏；⑥换血后应继续进行监护和光疗，密切观察黄疸程度，有无嗜睡和（或）易激惹、拒奶、抽搐等早期核黄疸表现；⑦要准确记录每次出和入的血量、时间、血压、静脉压、用药、换血故障等。

（王 薇 邵 惠）

八、小儿密闭式暖箱应用技术操作考核评分标准

科室_____ 姓名_____ 考核人员_____ 考核日期： 年 月 日

项目		总分（分）	技术操作要求	标分（分）	评分标准	扣分（分）
仪表		5	仪表、着装符合护士礼仪规范	5	1项不合要求扣2分	
操作前准备		10	1. 洗手、戴口罩，无长指甲 2. 核对医嘱单、执行单 3. 向患儿家长告知暖箱使用的必要性，取得其理解和配合 4. 备齐用物，用物放置合理、有序，依次检查所备物品，保证安全有效 5. 用物准备：暖箱、温湿度表、注射用水、包布、尿裤、速干手消毒剂	2 3 2 1 2	未核对扣3分 物品缺1项扣1分 其余1项不合要求扣1分	
安全评估		10	1. 备齐用物携至床旁，核对患儿，查看患儿姓名、床头牌、患儿手腕带与执行单是否一致 2. 评估患儿的胎龄、体重、日龄，测量生命体征及一般情况，有无并发症等 3. 检查暖箱有无损坏、漏电、松脱，保证暖箱处于备用状态 4. 环境安全，安静、清洁，保持适宜的环境温度 5. 与家长沟通时语言规范，态度和蔼	3 2 3 1 1	未核对扣3分 未核对床头牌、手腕带、患儿各扣1分 查对患儿姓名不规范扣2分 未检查暖箱性能扣3分 少评估1项扣1分 其余1项不合要求扣1分	
操作过程	入暖箱	40	1. 暖箱的放置位置应合理 2. 将注射用水加入暖箱水槽中至水位指示线 3. 接通电源，打开电源开关，检查仪表显示是否正常 4. 暖箱预热至33～35℃，湿度55%～65%；调节室温到22～26℃，湿度55%～65% 5. 根据患儿的胎龄、日龄、体重调节暖箱温度 6. 铺好包被，待暖箱温度升高到所需温度 7. 核对患儿手腕带、执行单 8. 将患儿放入暖箱，并根据病情选择合适的体位，可置侧卧、仰卧和俯卧位，观察生命体征变化 9. 确保箱门关闭 10. 定时观察暖箱温度和湿度，有任何报警信号，应及时查找原因，妥善处理 11. 定时测量患儿的体温，保持体温在36～37℃，根据患儿体温调节暖箱温度 12. 每日清洁暖箱，更换水槽中注射用水 13. 安全评估：操作中随时观察患儿病情变化	1 2 3 4 4 3 3 5 2 3 5 3 2	未核对1次扣3分 核对内容不全少1项扣1分 核对患儿姓名不规范扣2分 温度设置错误扣4分 操作程序错误扣5分 其余1项不合要求扣1分	

续表

项目	总分 （分）	技术操作要求	标分 （分）	评分标准	扣分 （分）
出暖箱	20	1. 核对患儿床头卡、手腕带、医嘱单及执行单是否一致 2. 为患儿穿好单衣，包好包被 3. 放入小床并加被保暖 4. 切断电源，整理用物 5. 暖箱终末消毒 6. 安全评估：检查暖箱功能，如有异常及时报修，使暖箱处于备用状态	4 3 3 3 4 3	未核对1次扣4分 核对内容不少1项扣1分 核对患儿姓名不规范扣2分 操作程序错误扣5分 其余1项不合要求扣1分	
操作后	5	1. 整理床单位，帮助患儿取舒适卧位 2. 整理用物，消毒措施正确，按医用垃圾分类 3. 再次核对执行单，洗手，签名，记录	2 1 2	1项不合要求扣1分	
评价	5	1. 操作规范、熟练 2. 暖箱温、湿度设置正常；熟悉常见故障及排除方法 3. 操作时间10min	2 2 1	操作不熟练扣3分 操作时间每延长30s扣1分	
理论提问	5	1. 暖箱使用的注意事项有哪些 2. 暖箱使用的目的是什么	5	少1条扣1分	
合计	100				

理论提问

1. 暖箱使用的注意事项有哪些?

答：①暖箱应避免阳光直射，冬季避开热源及冷空气对流。②使用暖箱时室温不宜过低。③每日清洁暖箱，更换注射用水。④治疗、护理应集中进行，如需抱出患儿时，注意保暖。⑤每周更换暖箱并彻底消毒，定期进行细菌学监测。⑥经常检查，暖箱出现异常及时处理。

2. 暖箱使用的目的是什么?

答：①创造一个温度和湿度相适宜的中性环境。②使患儿体温保持稳定，提高未成熟儿的成活率。

（陈娜娜）

九、开放式远红外辐射台护理技术操作考核评分标准

科室＿＿＿＿＿＿＿　姓名＿＿＿＿＿＿＿　考核人员＿＿＿＿＿＿＿　考核日期：　　年　月　日

项目	总分 （分）	技术操作要求	标分 （分）	评分标准	扣分 （分）
仪表	5	仪表、着装符合护士礼仪规范	5	1项不合要求扣2分	
操作前准备	10	1. 洗手，戴口罩，无长指甲 2. 核对医嘱单、执行单 3. 向患儿家长告知开放式远红外辐射台使用的目的，取得其理解和配合 4. 备齐用物，用物放置合理、有序，依次检查所备物品，保	2 3 2 3	未核对扣3分 其余1项不合要求扣1分	

项目	总分（分）	技术操作要求	标分（分）	评分标准	扣分（分）
		证安全有效 （1）用物准备：开放式远红外辐射台、胶布、薄膜、包布、尿裤、速干手消毒剂 （2）环境准备：安全、安静、清洁			
安全评估	12	1. 备齐用物携至床旁，核对患儿。查看患儿姓名、床头牌、手腕带与执行单是否一致 2. 评估患儿的胎龄、体重、日龄及一般情况，有无并发症等，测量生命体征 3. 评估辐射台性能及是否处于备用状态 4. 环境安全，安静、清洁，保持适宜的环境温度 5. 与家长沟通时语言规范，态度和蔼	3 3 3 2 1	未核对扣3分 未核对床头牌、手腕带、患儿各扣2分 查对患儿姓名不规范扣2分 未检查辐射台性能扣2分 少评估1项扣1分 其余1项不要求扣1分	
操作过程	使用辐射台 38	1. 接通电源，选择自动控制，远红外床预热至36℃ 2. 查看患儿姓名、床头牌、手腕带与执行单是否一致 3. 将患儿置于远红外辐射台 4. 将探头用胶布固定于患儿腹部肝区 5. 设定肤温36.5℃左右 6. 根据病情，将塑料薄膜覆于远红外挡板上 7. 牢固放置暖床挡板 8. 定时监测体温，观察患儿病情 9. 手消毒 10. 再次核对，签名	2 4 4 4 4 4 5 5 3 3	未核对1次扣4分 核对内容不全少1项扣1分 核对患儿姓名不规范扣4分 温度设置错误扣5分 操作程序错误扣5分 其余1项不合要求扣1分	
	停用辐射台 20	1. 查看患儿姓名、床头牌、手腕带与执行单是否一致 2. 为患儿穿好单衣，包好包被放入小床，并加被保暖或穿单衣入暖箱或小床 3. 切断电源，整理用物 4. 手消毒、签名 5. 辐射台终末消毒 6. 检查辐射台功能。安全评估：如有异常及时报修，使辐射台处于备用状态	4 4 3 3 3 3	未核对1次扣4分 核对内容不全少1项扣1分 核对患儿姓名不规范扣4分 操作程序错误扣5分 其余1项不合要求扣1分	
操作后	5	1. 整理床单位，帮助患儿取舒适卧位 2. 整理用物，消毒措施正确 3. 洗手，核对签名，记录	2 1 2	1项不合要求扣1分	
评价	5	1. 操作规范、熟练 2. 辐射台设置正常，熟悉常见故障及排除方法 3. 操作时间10min	2 2 1	操作不熟练扣3分 操作时间每延长30s扣1分	
理论提问	5	使用开放式远红外辐射台的注意事项有哪些	5	少1条扣1分	
合计	100				

理论提问

使用开放式远红外辐射台的注意事项有哪些？

答：①应避免阳光直射，冬季避开热源及冷空气对流。②使用辐射台时室温不宜过低。

③每日清洁辐射台。④治疗、护理应集中进行，注意保暖。⑤经常检查，辐射台出现异常及时处理。

（苏林娜）

十、光照疗法技术操作考核评分标准

科室＿＿＿＿＿＿＿＿＿ 姓名＿＿＿＿＿＿＿ 考核人员＿＿＿＿＿＿＿＿＿考核日期：　　年　　月　　日

项目		总分（分）	技术操作要求	标分（分）	评分标准	扣分（分）
仪表		5	仪表、着装符合护士礼仪规范	5	1项不合要求扣2分	
操作前准备		10	1. 洗手、戴口罩，无长指甲 2. 核对医嘱单、执行单 3. 向患儿家长告知光疗箱使用的目的，取得其理解和配合 4. 备齐用物，用物放置合理、有序，依次检查所备物品，保证安全有效 5. 用物准备：光疗箱、温湿度表、遮光眼罩、遮光尿裤、注射用水、速干手消毒剂、执行单 6. 检查光疗箱各个部位性能，清洁消毒光疗箱，关闭所有有机玻璃门。水槽内加无菌注射用水至上下水位线	1 3 1 1 2 2	未核对扣3分 物品缺1项扣1分 其余1项不合要求扣1分	
安全评估		10	1. 核对患儿床头卡、手腕带、医嘱单及执行单是否一致 2. 检查光疗箱有无损坏，漏电、松脱，蓝光灯有无破损，灯管有无不亮；环境安全、安静、清洁，保持适宜的环境温度 3. 患儿的胎龄、日龄、体重、黄疸、胆红素检查结果、生命体征、反应等 4. 与家长沟通时语言规范，态度和蔼	3 3 2 2	未核对扣3分 未核对床头牌、手腕带、患儿各扣2分 查对患儿姓名不规范扣2分 少评估1项扣1分 其余1项不合要求扣1分	
操作过程	入光疗箱	40	1. 光疗箱水槽内加入蒸馏水 2. 接通电源，箱温预热至30～32℃（早产儿32～35℃），相对湿度55%～65% 3. 核对患儿、执行单，给患儿剪短指甲，清洁皮肤，不使用粉剂或油剂 4. 双足外踝处用透明薄膜保护性粘贴 5. 患儿双眼戴黑色眼罩，固定良好 6. 脱去患儿衣裤，使其裸体 7. 更换尿布，以最小面积遮盖会阴部 8. 将患儿置于光疗箱的床中央 9. 记录光疗开始时间 10. 每4小时测体温、脉搏、呼吸1次，每2～3小时喂乳1次，根据患儿体温调节箱温，维持患儿体温稳定 11. 安全评估：光疗时需经常更换体位，常巡视，防窒息 12. 按时巡视，保持光疗箱的清洁 13. 口述：观察患儿病情变化，有无呼吸暂停、腹泻等情况，以及四肢肌力有无变化及黄疸进展程度并记录 14. 有补液者需每小时记录入液量 15. 操作过程中随时观察患儿病情变化	1 3 3 3 3 3 3 3 2 3 2 2 4 2 3	未核对1次扣3分 核对内容不全少1项扣1分 核对患儿姓名不规范扣2分 未遮盖眼罩及遮挡会阴扣10分 程序错误扣5分 其余1项不合要求扣1分	

项目	总分（分）	技术操作要求	标分（分）	评分标准	扣分（分）
出光疗箱	20	1. 核对患儿床头卡、手腕带、医嘱单及执行单是否一致 2. 光疗结束后测量体温 3. 为患儿去除眼罩，更换尿布，清洁全身皮肤穿好单衣，包好包被 4. 放入小床并加被保暖 5. 切断电源，整理用物 6. 光疗箱终末消毒	4 3 4 3 3 3	未核对 1 次扣 4 分 核对内容不全少 1 项扣 1 分 核对患儿姓名不规范扣 2 分 操作程序错误扣 5 分 其余 1 项不合要求扣 1 分	
操作后	5	1. 整理用物 2. 检查光疗箱功能，安全评估：如有异常及时报修，处于备用状态 3. 洗手，记录，记录出箱时间及灯管使用时间	1 2 2	1 项不合要求扣 1 分	
评价	5	1. 操作规范、熟练 2. 光疗箱温、湿度设置正常；熟悉常见故障及排除方法 3. 操作时间 10min	2 2 1	操作不熟练扣 3 分 操作时间每延长 30s 扣 1 分	
理论提问	5	1. 光疗的常见不良反应有哪些 2. 光疗时应注意哪些	5	少 1 条扣 1 分	
合计	100				

理论提问

1. 光疗的常见不良反应有哪些?

答：①发热与低体温；②腹泻；③皮疹；④维生素 B_2 缺乏与溶血；⑤青铜症；⑥低血钙；⑦贫血。

2. 光疗时应注意哪些?

答：①患儿入箱前须进行皮肤清洁，禁忌在皮肤上涂粉剂和油剂。②光疗期间随时观察患儿眼罩、会阴遮盖物有无脱落，注意皮肤有无破损。③光疗时，体温高于 37.8℃或者低于 35℃，应暂停光疗。④光疗过程中患儿出现烦躁、嗜睡、高热、皮疹、呕吐、拒奶、腹泻及脱水等症状时，及时与医师联系，妥善处理。⑤保持灯管及反射板的清洁，每日擦拭，防止灰尘影响光照强度。

（陈娜娜）

十一、婴幼儿灌肠技术操作考核评分标准

科室_____ 姓名_____ 考核人员_____ 考核日期：　年　月　日

项目	总分（分）	技术操作要求	标分（分）	评分标准	扣分（分）
仪表	5	仪表、着装符合护士礼仪规范	5	1 项不合要求扣 2 分	

续表

项目	总分 （分）	技术操作要求	标分 （分）	评分标准	扣分 （分）
操作前准备	8	1. 洗手，戴口罩 2. 核对医嘱单、执行单 3. 备齐用物，用物放置合理、有序，依次检查所备物品，保证安全有效 （1）治疗车上层：执行单、注射器、肛管 2 根、灌肠液（39～41℃温生理盐水）、水温计、治疗巾、干净尿不湿 2 块、治疗碗内盛液体液状石蜡棉球 （2）治疗车下层：弯盘、速干手消毒剂、便盆、医疗垃圾袋、生活垃圾袋。另备屏风，输液架	2 3 3	未核对扣 3 分 其余 1 项不合要求扣 1 分	
安全评估	12	1. 备齐用物携至床旁，核对患儿。询问患儿姓名，查看床头牌、手腕带与执行单是否一致 2. 了解患儿病情、精神和肛周皮肤情况，询问患儿排便情况，向家属解释灌肠目的、方法，交代灌肠后注意事项 3. 为患儿遮挡，保护患儿隐私 4. 环境安静、整洁、关门窗、围屏风、保护患儿隐私，调节室温至适宜 5. 与患儿家属沟通时语言规范，态度和蔼	3 3 3 2 1	未核对扣 3 分 未核对床头牌、手腕带、患者各扣 1 分 查对患儿姓名不规范扣 2 分 少评估 1 项扣 1 分 其余 1 项不合要求扣 1 分	
操作过程	60	1. 协助患儿取左侧卧位或仰卧位，双腿屈曲，解开尿不湿垫于臀下，充分暴露肛门 2. 用注射器抽取温生理盐水 5～10ml 连接好一次性肛管，排气 3. 用液状石蜡棉球润滑肛管前端置于治疗盘中备用 4. 戴手套，一手分开患儿臀部，漏出肛门，另一手将导管缓慢插入肛门（新生儿 2～3cm、婴儿 2.5～4cm、儿童 5～7.5cm） 5. 缓慢注入生理盐水，灌肠毕，观察患儿一般状态及反应 6. 灌毕，取适量卫生纸放在患儿肛门处，反折并拔出肛管 7. 指导家属用手轻轻夹紧患儿两侧臀部，并适当抬高，保留数分钟 8. 更换新尿不湿，协助患儿取舒适卧位，爱护体贴患儿 9. 整理用物，脱手套，洗手，核对执行单，签字	5 5 2 10 25 5 2 2 4	未核对 1 次扣 3 分 核对不规范扣 2 分 沾湿床单或地面 1 次扣 2 分 污染肛管扣 2 分 灌肠液温度不适宜扣 5 分 肛管固定不牢脱出 1 次扣 2 分 灌肠时未与家属交流扣 5 分 其余 1 项不合乎要求扣 1 分	
操作后	5	1. 爱护体贴患儿，整理床单位 2. 处理用物方法正确 3. 洗手，记录	2 1 2	1 项不合要求扣 1 分	
评价	5	1. 动作熟练、步骤正确，患儿无不适 2. 动作轻柔、准确，操作规范、熟练	3 2	操作不熟练扣 3 分	
理论提问	5	大量不保留灌肠的适应证是什么	5	少 1 条扣 1 分	
合计	100				

理论提问

大量不保留灌肠的适应证是什么？

答：①软化和清除粪便，排除肠内积气。②清洁肠道，为手术检查做准备。③稀释和清除肠道内有害物质，减轻中毒。④为高热患儿降温。

（柳国芳）

十二、虹吸灌肠技术操作考核评分标准

科室＿＿＿＿＿＿＿＿＿＿＿ 姓名＿＿＿＿＿＿＿＿ 考核人员＿＿＿＿＿＿＿＿ 考核日期：　年　月　日

项目	总分（分）	技术操作要求	标分（分）	评分标准	扣分（分）
仪表	5	仪表、着装符合护士礼仪规范	5	1 项不合要求扣 2 分	
操作前准备	8	1. 洗手，戴口罩 2. 核对医嘱单、执行单，查看是否签署同意书 3. 备齐用物，用物放置合理、有序，依次检查所备物品，保证安全有效 （1）治疗车上层：执行单、棉签、治疗盘、肛管、灌洗器（39～41℃温生理盐水、灌入总量 100ml/kg）、液状石蜡、水温计、卫生纸、治疗巾、灌肠溶液、生理盐水、卷尺 （2）治疗车下层：弯盘、速干手消毒剂、便盆、医疗垃圾袋、生活垃圾袋	2 3 3	未核对扣 3 分 其余 1 项不合要求扣 1 分	
安全评估	12	1. 备齐用物携至床旁，核对患儿。询问患儿姓名，查看床头牌、手腕带与执行单是否一致 2. 了解患儿病情、精神和肛周皮肤情况，询问患儿排便情况，向家属解释虹吸灌肠目的、方法，交代灌肠后患儿可能发生的并发症，取得家属的理解及患儿配合 3. 为患儿遮挡，测量腹围并记录 4. 环境安静、整洁、关门窗、围屏风、保护患儿隐私，调节室温至适宜 5. 与患儿家属沟通时语言规范，态度和蔼	3 3 3 2 1	未核对扣 3 分 未核对床头牌、手腕带、患者各扣 2 分 查对患儿姓名不规范扣 2 分 少评估 1 项扣 1 分 其余 1 项不合要求扣 1 分	
操作过程	60	1. 戴手套，协助患儿取仰卧位，双腿屈曲，充分暴露肛门 2. 患儿臀部靠近床边，下垫尿垫，置便盆于合适处 3. 用液状石蜡棉签润滑肛管前端及右手小指，左手轻轻分开肛门，右手小指探入肛门肛诊 4. 右手持肛管，涂上润滑剂，缓慢插入肛门，经过狭窄环后，连接灌肠器进行灌肠 5. 根据患儿年龄、病情每次注入生理盐水 50～200ml，然后断开肛管与灌肠器连接部，让粪便从肛管自然流出，冲洗时按摩腹部，直至洗出液内无粪便 6. 灌肠毕，为患儿擦净臀部，穿好衣裤 7. 整理用物，脱手套，洗手 8. 协助患儿取舒适卧位，爱护体贴患儿 9. 核对执行单，签字 10. 再次测量腹围并记录 11. 向家属交代注意事项，灌肠后，观察并记录灌出液颜色、量、性状，灌出量需大于等于灌入量	2 2 5 10 25 5 2 1 1 2 5	未核对 1 次扣 3 分 核对不规范扣 2 分 沾湿床单或地面 1 次扣 2 分 臀部未靠近床边扣 1 分 污染肛管扣 2 分 灌肠液温度不适宜扣 5 分 肛管固定不牢脱出 1 次扣 2 分 灌肠时未与家属交流扣 5 分 其余 1 项不合要求扣 1 分	
操作后	5	1. 爱护体贴患儿，整理床单位 2. 处理用物方法正确 3. 洗手，记录	2 1 2	1 项不合要求扣 1 分	

续表

项目	总分 （分）	技术操作要求	标分 （分）	评分标准	扣分 （分）
评 价	5	1. 动作熟练、步骤正确，患儿无不适 2. 动作轻柔、准确，操作规范、熟练	3 2	操作不熟练扣3分	
理论 提问	5	1. 虹吸灌肠目的是什么 2. 虹吸灌肠注意事项是什么	5	少1条扣1分	
合计	100				

理论提问

1. 虹吸灌肠目的是什么？

答：①帮助患儿排便，解除肠梗阻，减轻患儿腹胀。②缓解患儿肠管张力，改善血液循环，促进肠管炎症反应的恢复，使肠管锁瘪，为手术创造条件。③清除患儿结肠内积存的粪便。

2. 虹吸灌肠注意事项是什么？

答：①巨结肠灌肠为侵入性操作，需签署同意书后方可执行。②注意灌洗液出入量应基本一致，总量需遵医嘱执行。③反复灌肠插管易刺激黏膜充血，甚至出血和穿孔，灌肠时应注意动作轻柔，尤其是新生儿合并肠炎者，每次插管前应充分润滑肛管。④灌肠中若患儿哭闹剧烈，应及时安抚患儿，分散其注意力，以降低其腹内压，观察患儿面色、脉搏、呼吸等。如发现灌出液中有血性液体，应立即停止操作，并查找原因，警惕患儿发生肠穿孔，并报告医师。⑤结肠内有粪石，灌肠后不能排出或排出量不足者，应注入适量液状石蜡保留灌肠。⑥合并肠炎者，灌肠后应给予甲硝唑、庆大霉素等保留灌肠。⑦钡剂灌肠检查后，应立即灌肠将钡剂排出，以免形成钡石造成以后灌肠困难。⑧注意加强患儿保暖，避免患儿呼吸道感染的发生。⑨灌肠期间应指导患儿进食少渣饮食。

（张　娟）

十三、头皮静脉输液技术操作考核评分标准

科室＿＿＿＿＿＿＿　姓名＿＿＿＿＿＿＿　考核人员＿＿＿＿＿＿＿　考核日期：　　年　月　日

项目	总分 （分）	技术操作要求	标分 （分）	评分标准	扣分 （分）
仪表	5	仪表、着装符合护士礼仪规范	5	1项不合要求扣2分	
操 作 前 准 备	8	1. 洗手，戴口罩 2. 核对医嘱单、执行单 3. 备齐用物，用物放置合理、有序，依次检查所备物品，保证安全有效 （1）治疗车上层：执行单，治疗盘内放置安尔碘、棉签、一次	2 3 3	未核对扣3分 其余1项不合要求扣1分 物品缺1件扣1分	

项目	总分（分）	技术操作要求	标分（分）	评分标准	扣分（分）
		性输液器 2 套、头皮针 2 个、药液、5ml 预充注射器 2 支、2ml 注射器 1 支、盐酸肾上腺素 1 支、胶布、刮头刀 （2）治疗车下层：弯盘、速干手消毒剂、止血带、锐器盒、医疗垃圾袋、生活垃圾袋			
安全评估	12	1. 备齐用物携至床旁，核对患儿。询问患儿姓名，查看床头牌、手腕带与执行单是否一致 2. 了解患儿病情、意识状态、自理能力、合作程度及心理反应情况，向家长解释头皮静脉输液目的、方法及配合，指导正确 3. 检查患儿头皮血管及皮肤情况 4. 环境安静、整洁，光线明亮，家属配合程度 5. 与患儿家属沟通时语言规范，态度和蔼	3 3 3 2 1	未核对扣 3 分 未核对床头牌、手腕带、患儿各扣 1 分 查对患儿姓名不规范扣 2 分 少评估 1 项扣 1 分 其余 1 项不合要求扣 1 分	
操作过程	60	1. 协助患儿取舒适卧位 2. 垫适宜枕头 3. 选择血管 4. 将弯盘置于治疗车上层 5. 备皮，范围大于 8cm×8cm 6. 备胶布 7. 再次检查药液 8. 消毒液体瓶塞，挂输液架上 9. 检查并打开输液器，将输液器插入液体袋内至根部 10. 排气一次成功（掌握首次排气液体不流出头皮针为原则） 11. 对光检查输液器内无气泡 12. 将头皮针放置于输液器包装袋中 13. 家属协助固定患儿头部 14. 消毒注射部位皮肤，直径＞8cm 15. 去掉针套，再次排气，关闭调节夹 16. 再次核对患儿、药物，与执行单是否相符 17. 绷紧患儿注射部位皮肤 18. 成功后用胶布固定头皮针，打开调节夹 19. 合理调节输液速度 20. 手消毒 21. 再次核对患儿及药物并签名 22. 询问患儿感受，向家长交代注意事项	2 3 3 2 3 3 3 3 3 3 3 2 2 3 2 4 2 4 1 2 3 2	未核对 1 次扣 3 分 核对内容不全少 1 项扣 1 分 核对患儿姓名不规范扣 2 分 备皮范围不足扣 2 分 程序错误扣 5 分 污染 1 次扣 1 分 药液浪费扣 2 分 消毒不规范扣 2 分 消毒液不干扣 2 分 穿刺角度不正确扣 5 分 每退针 1 次扣 2 分 穿刺失败扣 50 分 跨越无菌区 1 次扣 2 分 输液器内有气泡扣 2 分 输液器内有附壁气泡扣 1 分 滴速不正确每分钟相差 5 滴扣 0.5 分，最多扣 2 分 不看表调节滴速扣 2 分 胶布固定不牢扣 1 分 输液器低于操作面扣 1 分 其余 1 项不合要求扣 1 分	
操作后	5	1. 爱护体贴患者，整理床单位 2. 处理用物方法正确 3. 洗手，记录	2 1 2	1 项不合要求扣 1 分	
评价	5	1. 操作方法正确、无菌观念强、操作熟练、滴速准确 2. 观察、处理故障正确 3. 操作时间 5min	2 2 1	操作不熟练扣 3 分 操作时间每延长 30s 扣 1 分	
理论提问	5	1. 根据哪些因素来调节输液速度 2. 输液过程中常见的输液反应有哪些 3. 小儿头皮输液常见并发症有哪些	5	少 1 条扣 1 分	
合计	100				

理论提问

1. 根据哪些因素来调节输液速度？

答：根据病情、年龄、药物性质、治疗需要来调节输液速度，婴幼儿滴速宜慢；脱水严重、心肺功能良好者，速度可稍快；一般掌握滴速 1～2 滴/（kg·min）。

2. 输液过程中常见的输液反应有哪些？

答：发热反应、循环负荷过重、静脉炎、空气栓塞。

3. 小儿头皮输液常见并发症有哪些？

答：发热反应、急性肺水肿、静脉炎、空气栓塞、疼痛、针头堵塞、液体渗漏、穿刺失败。

（徐毅君　柳国芳）

十四、小儿股静脉采血技术操作考核评分标准

科室_____　姓名_____　考核人员_____　考核日期：　　年　月　日

项目	总分（分）	技术操作要求	标分（分）	评分标准	扣分（分）
仪表	5	仪表、着装符合护士礼仪规范	5	1项不合要求扣2分	
操作前准备	8	1. 洗手，戴口罩	2	未核对扣3分	
		2. 核对医嘱单、执行单、检验标签、采血试管，贴好试管标签	3	其余1项不合要求扣1分	
		3. 备齐用物，用物放置合理、有序，依次检查所备物品，保证安全有效	3		
		（1）治疗车上层放置：执行单，注射盘内放安尔碘，棉签，已贴好条码的采血试管，5ml注射器，7号头皮针，胶布			
		（2）治疗车下层：弯盘、锐器盒、速干手消毒剂、医疗垃圾袋、生活垃圾袋			
安全评估	12	1. 备齐用物携至床旁，核对患儿。询问患儿姓名，查看床头牌、手腕带与执行单是否一致	3	未核对扣3分	
		2. 了解患儿病情、意识状态、合作程度，向家属解释股静脉采血目的、方法及配合指导正确，询问家属是否按照要求进行采血前准备，如禁食等	3	未核对床头牌、手腕带、患者各扣1分	
		3. 观察患儿肢体活动情况、穿刺部位局部皮肤情况	3	查对患儿姓名不规范扣2分	
		4. 环境安静、整洁，光线明亮	2	少评估1项扣1分	
		5. 与患儿及家属沟通时语言规范，态度和蔼	1	其余1项不合要求扣1分	
操作过程	60	1. 协助患儿取仰卧位	2	未核对1次扣3分	
		2. 操作者左手示指触摸股动脉搏动，定位后做标记	5	核对内容不少1项扣1分	
		3. 以穿刺点为中心，用安尔碘消毒穿刺部位2遍，直径>5cm	5	核对患儿姓名不规范扣2分	
		4. 打开5ml空针及头皮针外包装并连接好，推动活塞	2	污染1次扣2分	
		5. 消毒操作者左手示指继续触摸股动脉搏动明显处并固定好	5	误入动脉扣10分	
		6. 再次核对患儿，核对检验单、采血试管是否相符	4	程序错误扣5分	
		7. 右手持头皮针，在股动脉搏动点稍内侧穿刺即可进入股静脉，股静脉穿刺有2种方法	15	其余1项不合要求扣1分	

续表

项目	总分（分）	技术操作要求	标分（分）	评分标准	扣分（分）
2种选其一		（1）直刺法：在股动脉内侧垂直刺入慢慢提针同时抽吸，见抽出暗红色血，则提示进入股静脉，立即停止提针加以固定，尽快抽血到所需要量。如未见回血，则应继续刺入或缓慢边退边回抽试探直到见血为止 （2）斜刺法：触到股动脉搏动点示指不要移开，在股动脉距离腹股沟下 1～2cm 处与皮肤成 20°～30° 斜刺进针（肥胖患儿可加大角度为 30°～45°）边进边抽吸，见抽出暗红色血则提示进入股静脉，立即停止进针加以固定，尽快抽血到所需要量。如未见回血则应继续刺入或缓慢边退边回抽试探直到见血为止 8. 抽出所需血量后立即拔出针头，用无菌棉签压迫穿刺点 2～3min 或更长时间至不出血为止 9. 取下针头，将血液沿标本管壁缓慢注入（安全评估：需要抗凝的血标本，将血液与抗凝药混匀） 10. 再次核对患儿姓名、检验单、采血试管 11. 安全评估：先注入血培养瓶，其次注入抗凝管，最后注入干燥试管 12. 手消毒 13. 再次核对，签名 14. 交代注意事项	5 5 3 3 2 2 2		
操作后	5	1. 爱护体贴患者，穿好衣物，取舒适体位，整理床单位，嘱患儿饮食 2. 处理用物方法正确，按要求送检血标本 3. 洗手，记录	2 1 2	1 项不合要求扣 1 分	
评价	5	1. 操作方法正确、熟练、无菌观念强，患儿痛感小，无不良反应，一次成功 2. 血标本处理正确，及时送检 3. 操作时间 5min	2 2 1	操作不熟练扣 3 分 操作时间每延长 30s 扣 1 分	
理论提问	5	1. 股静脉采集血标本时的注意事项是什么 2. 股静脉采血的操作并发症有哪些	5	少 1 条扣 1 分	
合计	100				

理论提问

1. 股静脉采集血标本时的注意事项是什么？

答：①操作过程中严格无菌操作。②避免反复多次穿刺形成血肿。③如抽出鲜红色血液，提示穿入股动脉，拔出针头后，用无菌棉球持续按压穿刺处数分钟，直至不出血为止。

2. 股静脉采血的操作并发症有哪些？

答：出血和血肿、感染、动静脉瘘、下肢血栓形成。

（马惠芳）

十五、脐静脉置管术维护技术操作考核评分标准

科室＿＿＿＿＿＿＿＿＿＿　姓名＿＿＿＿＿＿＿　考核人员＿＿＿＿＿＿＿　考核日期：　　年　月　日

项目	总分 （分）	技术操作要求	标分 （分）	评分标准	扣分 （分）
仪表	5	仪表、着装符合护士礼仪规范	5	1项不合要求扣2分	
操作前准备	8	1. 无长指甲，洗手，戴口罩 2. 核对医嘱单、执行单 3. 备齐用物，用物放置合理、有序，依次检查所备物品，保证安全有效 （1）治疗车上层：乙醇、碘伏、正压接头1个、预充式导管冲洗器1个、水胶体敷料1贴、纱布、棉签、胶布、标签 （2）治疗车下层：弯盘、速干手消毒剂、医疗垃圾桶、生活垃圾桶	2 3 3	未核对扣3分 物品缺1项扣1分 其余1项不合要求扣1分	
安全评估	12	1. 备齐用物携至床旁，核对患儿床头卡、腹卡、手腕带与执行单是否一致 2. 评估患儿病情与生命体征 3. 患儿脐根部及周围有无红肿、渗液、异味等感染征象；脐静脉导管外露长度，导管有无移动；敷料是否有渗血或者感染 4. 调节室温，环境安静、整洁，房间温湿度适宜 5. 向家长解释操作目的、方法，取得家长合作，与家长沟通时语言规范，态度和蔼	3 3 3 2 1	未核对扣3分 核对内容不全少1项扣1分 少评估1项扣1分	
操作过程	60	1. 协助患儿取舒适卧位 2. 将弯盘置于治疗车上层 3. 用乙醇棉棒消毒正压接头的横截面及侧面 4. 再次核对患儿、执行单 5. 抽回血检查是否通畅，以确定导管位置，避免将血抽到正压接头部分 6. 采用脉冲式方法冲管，带液离针，正压方法封管 7. 去除纱布敷料、水胶体敷料、固定胶带 8. 左手持纱布覆盖正压接头，右手持碘伏棒1根，放平皮肤及导管，以导管残端为中心，顺时针消毒皮肤及导管，取第2、3根碘伏棉棒同样的方法逆、顺时针消毒皮肤及导管 9. 用胶布将导管固定于水胶体敷料上 10. 在标签上标注操作者姓名及日期贴于导管末端 11. 手消毒，再次核对患儿身份，签字 12. 口述：操作过程中随时观察患儿生命体征的变化	2 2 5 3 6 6 5 15 5 5 3 3	未核对1次扣3分 核对内容不全少1项扣1分 查对患儿姓名不规范扣2分 污染1次扣5分 未用脉冲式方法冲管扣2分 未带液离针扣2分 消毒皮肤及导管时少消毒一遍扣5分 未口述扣3分 其余1项不合要求扣2分	
操作后	5	1. 整理床单位，协助患儿取舒适体位 2. 用物分类处理 3. 洗手，书写护理记录	2 2 1	1项不合要求扣1分	
评价	5	1. 操作顺序正确，操作熟练、无菌、省力 2. 冲洗导管手法正确，胶布固定牢固、美观 3. 操作时间15min	2 2 1	操作不熟练扣2分 操作时间每延长30s扣1分	
理论提问	5	脐静脉导管维护的注意事项有哪些	5	少1条扣1分	
合计	100				

理论提问

脐静脉导管维护的注意事项有哪些?

答:①导管维护时要严格无菌操作,动作要轻柔。②定期检查导管体外端的长度及固定情况。③冲洗导管用 10ml 以上注射器抽吸生理盐水以脉冲方式进行冲管,并正压封管,严禁使用≤10ml 注射器冲洗导管。④体位变换和移动患儿时,需要妥善固定脐静脉导管,将与输液管和脐插管相连的正压接头妥善放置于患儿身体侧面,防止受压。⑤患儿双上肢要适当约束,避免牵拉和手拽输液管路。⑥更换正压接头、输液管道时注意评估各连接接头是否紧密,每班认真检查脐带创面有无渗血、渗液,评估"搭桥"胶布有无松动,发现松动时及时更换或者加强固定措施。⑦观察腹部体征如有无腹胀、腹壁静脉充盈、脐周红肿、有无腹部皮肤颜色改变等,早期识别 NEC 临床症状,若发现上述异常情况需要及时拔管。

（邵　惠）

十六、小儿静脉留置针穿刺技术操作考核评分标准（BD）

科室＿＿＿＿＿＿＿＿　姓名＿＿＿＿＿＿＿　考核人员＿＿＿＿＿＿＿＿　考核日期：　　年　月　日

项目	总分（分）	技术操作要求	标分（分）	评分标准	扣分（分）
仪表	5	仪表、着装符合护士礼仪规范	5	1 项不合要求扣 2 分	
操作前准备	8	1. 洗手、戴口罩 2. 核对医嘱单、执行单、药物 3. 备齐用物,用物放置合理、有序,依次检查所备物品、药品,保证安全有效 （1）治疗车上层:执行单,治疗盘内放置安尔碘、棉签、一次性输液器 2 套、头皮针 2 个、安全型留置针 2 个、透明敷贴 2 贴、药液、5ml 预充注射器 2 支、2ml 注射器 1 个、盐酸肾上腺素 1 支、胶布、刮头刀 （2）治疗车下层:弯盘、速干手消毒剂、止血带、锐器盒、医疗垃圾袋、生活垃圾袋	2 3 3	未核对扣 3 分 其余 1 项不合要求扣 1 分 物品缺 1 件扣 1 分	
安全评估	12	1. 备齐用物携至床旁,核对患儿。询问患儿姓名,查看床头牌、手腕带与执行单是否一致 2. 了解患儿病情、意识状态、自理能力、合作程度及心理反应情况,向家长解释头皮静脉输液目的、方法及配合,指导正确 3. 检查患儿血管情况 4. 环境安静、整洁,光线明亮,家长配合程度 5. 与患儿家长沟通时语言规范,态度和蔼	3 3 3 2 1	未核对扣 3 分 未核对床头牌、手腕带、患儿各扣 2 分 查对患儿姓名不规范扣 2 分 少评估 1 项扣 1 分 其余 1 项不合要求扣 1 分	
操作过程	60	1. 协助患儿取舒适卧位 2. 垫适宜枕头 3. 选择血管 4. 将弯盘置于治疗车上层 5. 若选择头部血管需备皮,范围大于 8cm×8cm 6. 选择 24G 留置针,备胶布	1 2 3 2 2 2	未核对 1 次扣 3 分 核对内容不全少 1 项扣 1 分 核对患儿姓名不规范扣 2 分 备皮范围不足扣 2 分	

续表

项目	总分（分）	技术操作要求	标分（分）	评分标准	扣分（分）
		7. 再次检查药液	2	程序错误扣 5 分	
		8. 消毒液体瓶塞，挂输液架上	2	污染 1 次	
		9. 检查并打开输液器，将输液器插入液体袋内至根部	2	药液浪费扣 2 分	
		10. 排气一次成功（掌握首次排气液体不流出头皮针为原则）	2	消毒不规范扣 2 分	
		11. 对光检查输液器内无气泡	3	消毒液不干扣 2 分	
		12. 将头皮针放置于输液器包装袋中	2	穿刺角度不正确扣 5 分	
		13. 消毒注射部位皮肤，顺时针方向，直径＞8cm	3	每退针 1 次扣 2 分	
		14. 打开透明敷贴	2	穿刺失败扣 50 分	
		15. 再次消毒，逆时针方向，直径小于第 1 遍范围，家属协助固定患儿头部或在穿刺点上方 10～15cm 处扎止血带	2	跨越无菌区 1 次扣 2 分 输液器内有气泡扣 2 分	
		16. 留置针与头皮针连接，先将头皮针针尖插入肝素帽内，打开调节夹，使液体充满肝素帽后，将头皮针完全插入肝素帽，去除针套，针头向下，排气	2	输液器内有附壁气泡扣 1 分	
		17. 检查穿刺针，旋转松动针芯并将针头斜面朝上	2	滴速不正确，每分钟相差 5 滴扣 0.5 分，最多扣 2 分	
		18. 再次核对患儿、药液，与执行单是否相符	3	不看表调节滴速扣 2 分	
		19. 左手绷紧患儿注射部位皮肤，右手持针，在血管上方以 10°～30° 直刺进针，见回血后降低角度，沿静脉走向再进针约 2mm	3	胶布固定不牢扣 2 分 输液器低于操作面扣 1 分 透明敷贴未包裹留置针后座尾部扣 2 分	
		20. 左手持留置针"Y"形接口，向前送管，将套管全部送入血管后右手缓慢后撤针芯	3	未旋转松动针芯扣 2 分	
		21. 松开止血带，打开调节夹	2	见回血后未降低穿刺角度扣 1 分	
		22. 用透明敷贴固定	2		
		23. 记录穿刺日期并粘贴在留置针底座上	1	穿刺日期标签粘贴位置不适宜扣 1 分	
		24. 用胶布"U"形固定留置针及头皮针	1		
		25. 合理调节输液速度	2	延长管未"U"形固定扣 2 分	
		26. 撤止血带	1		
		27. 手消毒	1	肝素帽固定时压迫穿刺部位扣 2 分	
		28. 再次核对患儿及药物并签名	3		
		29. 询问患儿感受，向家长交代注意事项	2	其余 1 项不合要求扣 1 分	
操作后	5	1. 爱护体贴患儿，整理床单位，交代注意事项 2. 处理用物方法正确 3. 洗手，记录	2 1 2	1 项不合要求扣 1 分	
评价	5	1. 操作方法正确，无菌观念强，操作熟练，滴速准确，患儿无不适 2. 操作熟练，一次成功 3. 操作时间 10min	2 2 1	操作不熟练扣 4 分 操作时间每延长 30s 扣 1 分	
理论提问	5	1. 使用静脉留置针的目的是什么 2. 常用的封管液的种类及用法是什么 3. 小儿留置针操作常见并发症有哪些	5	少 1 条扣 1 分	
合计	100				

理论提问

1. 使用静脉留置针的目的是什么？

答：①为患儿建立静脉通路，便于抢救。②减轻频繁穿刺给患儿造成的痛苦，适用于长期输液患儿。

2. 常用的封管液的种类及用法是什么?

答:5ml 预充注射器每 12 小时 1 次、肝素稀释溶液（25U/ml）2～5ml，每日 1 次。

3. 小儿留置针操作常见并发症有哪些?

答:静脉炎、留置针堵塞、液体渗漏、穿刺失败、皮下血肿、静脉血栓形成。

（柳国芳　田　菊）

十七、小儿 PICC 置管术操作考核评分标准（三向瓣膜式导管）

科室＿＿＿＿＿＿＿　姓名＿＿＿＿＿＿＿　考核人员＿＿＿＿＿＿＿　考核日期:　　年　月　日

项目	总分（分）	技术操作要求	标分（分）	评分标准	扣分（分）
仪表	5	仪表、着装符合护士礼仪规范	5	1 项不合要求扣 2 分	
操作前准备	8	1. 洗手、戴口罩 2. 核对医嘱单、执行单，确认知情同意书已签字 3. 备齐用物，用物放置合理、有序，依次检查所备物品，保证安全有效 （1）治疗车上层：一次性中心静脉置管穿刺护理包 1 个（内有无菌手套 2 副、一次性无菌隔离衣 1 件、10cm×12cm 无菌透明敷贴、纱布 6 块、医用胶布 2 张、托盘 3 个、止血带 1 根、医用脱脂棉球 10 个、剪刀 1 把、纸尺 1 条、吸水垫 1 张、治疗巾 1 张、孔巾 1 张、包巾 1 张、大单 1 张、镊子 2 把）、75%酒精、2.5%聚维酮碘、长无菌棉棒、一次性治疗巾若干、无菌生理盐水、20ml 注射器 2 个、1ml 注射器 2 个、2%利多卡因 1 支、肝素帽或正压接头、胶布、微插管鞘套件 1 套，PICC 导管（3F）1 套、24G 贝朗留置针 2 个、PICC 导管（4F）1 套、弹力绷带 （2）治疗车下层：弯盘、速干手消毒剂、锐器盒、医疗垃圾袋、生活垃圾袋	2 3 3	未核对扣 3 分 物品放置不合理扣 1 分 其余 1 项不合要求扣 1 分	
安全评估	12	1. 在 PICC 置管室备齐用物，床边核对患儿 2. 询问患儿姓名，查看床头牌、手腕带与执行单是否一致 3. 了解患儿病情、意识状态、自理能力、合作程度及心理反应情况，解释 PICC 置管的目的及操作流程，签署知情同意书 4. 检查患儿局部皮肤及血管情况，测量导管预置入长度及臂围 5. 环境安静、整洁，房间已消毒、光线明亮 6. 与患儿沟通时语言规范，态度和蔼	3 2 2 3 1 1	未核对扣 3 分 未核对床头牌、手腕带、患儿各扣 1 分 查对患儿姓名不规范扣 2 分 少评估 1 项扣 1 分 其余 1 项不合要求扣 1 分	
操作过程	60	1. 协助患儿取合适卧位，术侧肢体与身体成 90° 2. 在患儿术侧肢体下垫治疗巾，放止血带 3. 在预穿刺点上方处扎止血带，评估患儿血管情况，选择穿刺部位，首选贵要静脉，其次肘正中静脉，最后选择头静脉，松开止血带 4. 测量导管长度：上腔静脉测量法，患儿平卧，穿刺侧手臂外展 90°，从穿刺点沿静脉走向到右胸锁关节反折再向下至第 3 肋间	1 1 2 2	未核对 1 次扣 3 分 核对内容不全少 1 项扣 1 分 核对患儿姓名不规范扣 2 分 工作面不洁扣 2 分 污染 1 次扣 2 分 消毒不规范扣 2 分	

项目	总分（分）	技术操作要求	标分（分）	评分标准	扣分（分）
		5. 测量上臂臂围：距肘横线上 6cm 处测量，两手臂同时测量并做好记录	2	无菌观念不清扣 5 分 消毒范围不正确扣 3 分 只测量一侧上臂臂围扣 2 分 测量后未记录扣 1 分 操作过程中未观察、安抚患儿扣 5 分 未检查导管完整性扣 2 分 穿刺角度不正确扣 2 分 撤出导入鞘手法不正确扣 3 分 撤导丝将导管脱出致操作失败扣 50 分 若导管脱出尚能送入静脉扣 5 分 绷带加压包扎穿刺部位过紧扣 2 分 未及时观察穿刺部位及末梢血液循环情况扣 5 分 其余 1 项不合要求扣 1 分	
		6. 打开无菌包第 1 层，戴无菌手套，取无菌垫在患儿手臂下	2		
		7. 消毒穿刺部位：按无菌操作原则以穿刺点为中心消毒皮肤；范围：患儿置管侧上臂肢体或 20cm×20cm，75%酒精 3 遍，后 2.5%聚维酮碘 3 遍，顺逆时针交替，自然待干	3		
		8. 更换手套，穿手术衣	1		
		9. 建立无菌区：打开无菌包第 2 层，取第 2 块、第 3 块无菌巾铺于患儿手臂内侧，扩大无菌区，在穿刺点上方铺无菌洞巾	2		
		10. 助手将打开的 PICC 穿刺包、无菌敷贴、肝素帽或正压接头置于患儿手臂内侧无菌区内	1		
		11. 预充导管：用无菌生理盐水冲洗正压接头、导管，检查导管是否通畅、有无破损后，浸泡于生理盐水中，再抽吸 10ml 生理盐水备用	2		
		12. 再次核对患儿	3		
		13. 助手给患儿扎止血带，嘱患儿握拳	1		
		14. 穿刺：取出 24G 贝朗留置针，在肘上两横指处以 15°～30° 穿刺进针，见回血后降低角度再进针 2mm，左手送入套管针，助手松开止血带，退出针芯，送导丝，退出套管针，沿导丝送导入鞘，在穿刺点进行局部麻醉，扩皮后送入导入鞘	4		
		15. 置入 PICC 导管：操作者左手固定不动，右手撤出导入鞘内芯及导丝后，拿住 PICC 导管，将导管送入导入鞘末端，然后轻柔地将导管送入静脉	4		
		16. 撤导入鞘：将导管送入静脉 10～15cm，操作者左手中指与示指移至并按压导入鞘上端静脉固定导管，右手从静脉内撤出导入鞘，使其远离穿刺部位，移开左手	4		
		17. 由助手协助患儿头转向穿刺侧手臂，下颌贴于肩，操作者将导管送至所测量的位置	1		
		18. 验证：用备好的无菌生理盐水注射器抽吸回血，证实导管通畅后以脉冲式注入导管	2		
		19. 撤导丝：操作者左手中指与示指按压穿刺点上方导管，右手缓慢撤除导丝	2		
		20. 按预计长度修剪导管，保留导管在体外的长度为 5cm，套上减压套筒，安装连接器于 PICC 导管处，锁上	3		
		21. 封管：连接正压接头，生理盐水正压封管	3		
		22. 固定：用蘸有无菌生理盐水的纱布擦干穿刺部位血迹，将体外导管放置呈"S"状弯曲，穿刺点覆盖纱布，无菌敷贴覆盖固定	3		
		23. 绷带加压包扎穿刺部位，范围超过透明敷贴，时间<24h	2		
		24. 脱手套	1		
		25. 手消毒	1		
		26. 再次核对，签名	4		
		27. 询问患儿感受，交代注意事项	2		
		28. 去放射科 X 线拍片确定导管尖端位置	1		

续表

项目	总分（分）	技术操作要求	标分（分）	评分标准	扣分（分）
操作后	5	1. 妥善安置患儿，整理床单位 2. 处理用物方法正确 3. 洗手，记录（导管名称、编号、导管型号、置入长度，所穿刺静脉名称、X 线检查结果、臂围、穿刺者姓名、穿刺日期）	2 1 2	1 项不合要求扣 1 分	
评价	5	1. 操作方法正确、熟练，无菌观念强 2. 冲洗导管手法正确，敷贴固定牢固、美观 3. 测量导管方法正确 4. 正确指导患儿 PICC 维护注意事项	1 1 1 2	操作不熟练扣 3 分 1 项不合要求扣 1 分	
理论提问	5	1. PICC 适应证是什么 2. 如何测量 PICC 置入长度	5	少 1 条扣 1 分	
合计	100				

理论提问

1. PICC 适用应证是什么？

答：①外周静脉不好，难以维持静脉输液的患儿。②输液时需要使用一些对外周静脉刺激性较大的药物（如化疗、大剂量补钾、TPN 等）。③输液治疗超过 1 周以上者。④长期需要间歇治疗者。⑤需反复输入血液制品者（如全血、血小板等）。⑥23～30 周龄的早产儿（极低体重儿<1.5kg）。⑦需进行家庭静脉治疗者。

2. 如何测量 PICC 置入长度？

答：患儿臂与身体成 90°，导管长度自穿刺点至右胸锁关节，然后向下至第 3 肋间为预置入导管长度。

（张业玲　李海燕）

十八、小儿 PICC 导管维护技术操作考核评分标准（换药包）

科室_____ 姓名_____ 考核人员_____ 考核日期：　　年　月　日

项目	总分（分）	技术操作要求	标分（分）	评分标准	扣分（分）
仪表	5	仪表、着装符合护士礼仪规范	5	1 项不合要求扣 2 分	
操作前准备	8	1. 洗手，戴口罩 2. 核对医嘱单、执行单、PICC 导管维护手册 3. 备齐用物，用物放置合理、有序，依次检查所备物品，保证安全有效 （1）治疗车上层：执行单或 PICC 维护手册，治疗盘内放 PICC 维护包 1 个（内有无菌手套 1 副、75%酒精棉签 1 包、2.5%聚维酮碘棉签 1 包、酒精棉片 2 个、无菌纱布 1 片、无菌	2 3 3	未核对扣 3 分 其余 1 项不合要求扣 1 分	

项目	总分（分）	技术操作要求	标分（分）	评分标准	扣分（分）
		胶条 3 条、10cm×12cm 透明敷贴 1 个、无菌治疗巾 1 块）、正压接头 1 个、10ml 预充注射器 1 个 （2）治疗车下层：弯盘、速干手消毒剂、锐器盒、医疗垃圾袋、生活垃圾袋			
安全评估	12	1. 备齐用物携至床旁，核对患者。询问患儿姓名、查看床头牌、手腕带与执行单是否一致 2. 解释 PICC 维护的目的、方法，评估患儿病情、意识状态、自理能力、合作程度及心理反应情况 3. 检查患儿置管局部皮肤，穿刺点有无红肿、渗血、渗液，贴膜无潮湿、脱落、污染，是否到期，导管有无移动、是否进入体内或脱出体外，询问是否大小便 4. 环境安静、整洁，光线明亮，半小时内无人走动及打扫、室温适宜 5. 与患儿沟通时语言规范，态度和蔼	3 3 3 2 1	未核对 1 次扣 3 分 未核对床头牌、手腕带、患儿各扣 1 分 查对患儿姓名不规范扣 2 分 少评估 1 项扣 1 分 其余 1 项不合要求扣 1 分	
操作过程	60	1. 打开换药包 2. 取出换药包内软尺，测量臂围 3. 协助患儿取舒适卧位，手臂外展 45°，穿刺侧肢体下铺一次性治疗巾 4. 揭去固定输液接头胶布，用 75% 酒精棉签去除胶痕 5. 手消毒 6. 取出 10ml 预充注射器，释放阻力，安装输液接头，排气备用 7. 戴手套，摆放物品，揭开酒精棉片备用，用无菌纱布卸下旧接头 8. 酒精棉片包裹消毒导管接头，给予用力多方位擦拭 15s 9. 连接新的输液接头，抽回血，脉冲式冲洗导管，正压封管 10. 脱手套后去除原有透明敷料 11. 观察穿刺点有无异常 12. 手消毒，戴手套，撕开消毒包 13. 用酒精棉球以顺、逆时针方向 3 遍螺旋状消毒，范围以穿刺点为中心，上下 10cm，左右到臂缘（或超过敷贴覆盖的面积），注意避开穿刺点 0.5cm，尽量避免酒精接触导管 14. 再用聚维酮碘棉球以穿刺点为中心顺逆时针方向螺旋状消毒，彻底消毒穿刺点，不超过酒精消毒的范围，待干 15. 调整导管位置 16. 透明敷料无张力固定 17. 标注换药日期、操作者姓名，贴于透明敷料下缘 18. 消毒手、再次核对，签名 19. 询问患儿感受，交代注意事项	2 2 2 2 1 5 5 5 5 2 2 3 5 5 3 2 3 2 2	未核对 1 次扣 3 分 核对内容不全少 1 项扣 1 分 核对患儿姓名不规范扣 2 分 过程污染扣 2 分 未测量臂围或测量不正确扣 2 分 未铺治疗巾扣 2 分 未用酒精去除胶痕扣 2 分 未手消毒扣 2 分 未释放阻力扣 2 分 卸接头污染扣 2 分 未消毒接头外壁扣 2 分 擦拭时间<15s 扣 2 分 脉冲方法不正确扣 2 分 未正压封管扣 2 分 手拇指未轻压穿刺点扣 2 分 污染穿刺点扣 2 分 去除敷料不正确扣 2 分 消毒 1 项不合要求扣 2 分 导管位置不当扣 2 分 固定不当扣 2 分 未标注换药日期扣 2 分 标注位置不当扣 2 分	
操作后	5	1. 爱护体贴患儿，整理床单位 2. 处理用物方法正确 3. 洗手，填写导管维护记录	2 1 2	1 项不合要求扣 1 分	
评价	5	1. 操作方法正确、熟练、顺序正确 2. 正确脉冲式冲封管，敷贴固定牢固、美观 3. 操作时间 15min	2 2 1	操作不熟练扣 3 分 操作时间每延长 30s 扣 1 分	

项目	总分 （分）	技术操作要求	标分 （分）	评分标准	扣分 （分）
理论 提问	5	1. PICC 定义是什么 2. PICC 维护注意事项是什么	5	少 1 条扣 1 分	
合计	100				

理论提问

1. PICC 定义是什么？

答：PICC（peripherally inserted central catheters）导管是经由外周静脉（贵要静脉、肘正中静脉、头静脉）穿刺，其导管尖端位于上腔静脉的末端，靠近上腔静脉与右心房入口处的深静脉置管术。用于为患儿提供中期至长期的静脉治疗（5d 至 1 年）。

2. PICC 维护注意事项是什么？

答：①禁止使用小于 10ml 的注射器冲管封管。②脉冲式冲管，防止非血凝性堵管。③正压封管，防止血液反流进入导管。④可以加压输液或输液泵给药，但不能用于高压注射泵推注造影剂。⑤逆导管方向去除敷料，切忌将导管带出体外。⑥勿用乙醇棉签消毒穿刺点，以免引起化学性静脉炎。⑦将体外导管放置呈弯曲状，以降低导管张力，避免导管在体内外移动。⑧体外导管须完全覆盖在透明敷料下，防止感染。⑨严格无菌操作，不要用手触动贴膜覆盖区域内皮肤。⑩每日输液后用生理盐水 10～20ml 脉冲式正压封管，输血、输蛋白、输脂肪乳等高黏滞性药物后立即用 10～20ml 生理盐水脉冲式冲管后再接其他输液。

（张业玲）

十九、小儿经口鼻吸痰技术操作考核评分标准

科室＿＿＿＿＿＿　姓名＿＿＿＿＿＿　考核人员＿＿＿＿＿＿　考核日期：　　年　月　日

项目	总分 （分）	技术操作要求	标分 （分）	评分标准	扣分 （分）
仪表	5	仪表、着装符合护士礼仪规范	5	1 项不合要求扣 1 分	
操作前准备	8	1. 洗手，戴口罩 2. 核对医嘱单、执行单 3. 备齐用物，用物放置合理、有序，依次检查所备物品，保证安全有效 （1）治疗车上层：执行单、治疗盘 1 个、吸痰连接管、手电筒 1 个、听诊器 1 个、负压吸引表 1 个、型号适宜的一次性吸痰包数个（吸痰包内有吸痰管、治疗巾、一次性手套，如无吸痰包，用物需另备）、治疗碗内放纱布 2 块、开口器（按需）、舌钳（按需）、压舌板（按需）	2 3 3	核对不符合要求扣 3 分 1 项不合要求扣 1 分	

项目	总分（分）	技术操作要求	标分（分）	评分标准	扣分（分）
		（2）治疗车下层：消毒瓶（内盛 1：1000 含氯消毒剂）用于浸泡吸痰连接管头端、痰液引流瓶（内装少量水放置 1 片 500mg 的含氯消毒片）、速干手消毒剂 1 瓶、医疗垃圾袋、生活垃圾袋			
安全评估	12	1. 备齐用物携至床旁，核对患儿，询问患儿姓名，查看床头牌、手腕带与执行单是否一致	3	未核对扣 3 分	
		2. 了解患儿病情，评估患儿呼吸状态、痰液性状、量等，向患儿及其家属解释吸痰的目的及配合事项	2	未查床头牌、手腕带、执行单各扣 2 分	
		3. 听诊双肺呼吸音	1	评估内容不全缺 1 项扣 1 分	
		4. 询问患儿是否做过（口）鼻腔手术，有无（口）鼻腔疾病（有无活动性义齿），应用手电筒观察局部黏膜情况，了解患儿配合程度及心理反应	2	其余 1 项不合要求扣 1 分	
		5. 观察并口述生命体征和氧饱和度	1		
		6. 观察吸氧情况并将氧气调至 5L/min	2		
		7. 环境安全、整洁、安静，光线明亮；与患儿沟通时语言规范，态度和蔼	1		
操作过程	60	1. 协助患儿取合适卧位，头偏向操作者一侧	3	未取合适体位扣 2 分	
		2. 悬挂消毒瓶和痰液引流瓶，妥善固定	2	未核对 1 次扣 3 分	
		3. 连接中心负压装置（吸痰连接管）	2	核对内容不全少 1 项扣 1 分	
		4. 调节适宜负压（新生儿 8～13.3kPa，婴儿 13.3～20kPa，儿童 16.6～26.6kPa）	3	吸引器连接不符合要求扣 2 分	
		5. 检查吸痰连接管是否通畅，确认连接管紧密后，将吸痰连接管头端放入消毒瓶内（勿浸入液面）	2	调节负压不正确扣 2 分	
		6. 打开吸痰包，取出治疗巾，铺无菌治疗巾于患儿胸部，戴无菌手套	3	污染 1 次扣 5 分	
		7. 左手持吸痰管外包装，右手取吸痰管并盘绕在手中（新生儿 6～8 号，婴幼儿 8～10 号，儿童 10～14 号），左手把吸痰管包装扔入黑色垃圾袋内并取出吸痰连接管	3	吸痰操作方法不规范扣 5 分	
		8. 将吸痰连接管与吸痰管连接，观察负压大小及是否通畅	2	1 次吸痰时间＞15s 扣 5 分	
		9. 再次核对患儿	3	吸痰过程中未与患儿交流扣 5 分	
		10. 观察生命体征及血氧饱和度情况	3	未冲洗吸痰管扣 2 分	
		11. 吸痰管轻轻插入口、鼻腔，插管深度适宜，放开负压，吸痰时轻轻左右旋转吸痰管上提吸痰，避免反复提插	5	沾湿床单、盖被或工作面不洁 1 次扣 2 分	
		12. 吸痰过程中观察患儿痰液情况（颜色、量、性状）、血氧饱和度、生命体征变化，与患儿有交流，每次吸引时间不超过 15s	5	未关闭负压扣 2 分 吸痰时病情观察不符合要求扣 3 分	
		13. 吸痰结束，脱下右手手套并将吸痰管包裹进医疗垃圾袋	2	未观察痰液的性状及量扣 2 分	
		14. 用消毒液冲洗吸痰连接管（如需再次吸痰，应更换吸痰管以及无菌手套）	2	其余 1 项不合要求扣 1 分	
		15. 关闭负压，将吸痰连接管头端浸泡至消毒瓶液面以下	2		
		16. 用纱布擦净口周（鼻部）分泌物，观察口鼻腔黏膜有无损伤，撤一次性治疗巾	3		
		17. 消毒手	2		
		18. 核对患儿并询问患儿感受，观察生命体征及氧饱和度情况，呼吸是否通畅	5		
		19. 听诊肺部呼吸音，告知患儿及其家长痰液情况及注意事项	3		

项目	总分 （分）	技术操作要求	标分 （分）	评分标准	扣分 （分）
		20. 根据病情调节氧流量 21. 签字，做好护理记录	3 2		
操作后	5	1. 协助患儿取舒适体位，安抚患儿，整理床单位 2. 整理用物，垃圾分类处理 3. 洗手，记录吸痰效果及痰液性状、颜色、量	2 1 2		
评价	5	1. 患儿体征及痰液清理情况良好，无特殊不适 2. 操作熟练，方法正确、省力、有效 3. 操作时间 6min	2 2 1	操作不熟练扣 2 分 操作时间每延长 30s 扣 　1 分	
理论提问	5	1. 怎样进行鼻咽、鼻气管吸痰 2. 吸痰时的操作要点有哪些	5	少 1 条扣 1 分	
合计	100				

理论提问

1. 怎样进行鼻咽、鼻气管吸痰？

答：①鼻咽，沿鼻腔的自然形态轻轻将吸痰管下至咽后壁，年长儿童 8～12cm，婴幼儿 4～8cm，间断吸引 10～15s。②鼻气管，沿鼻腔的自然形态轻轻将吸痰管下至气管的入口处，允许患儿做一次深呼吸，迅速将吸痰管插入气管，年长儿童 14～20cm、婴幼儿 8～14cm，间断吸引 10～15s。

2. 吸痰时的操作要点有哪些？

答：①在吸痰过程中或吸痰后如果出现氧饱和度下降或呼吸窘迫，立即重新戴上氧气面罩。②插吸痰管时宜在吸气时进行，插管时严禁使用负压，插入气管时患儿会出现咳嗽。如果患儿恶心或作呕，管道很可能误入食管，需立即取出重置。③摄入充足的水分有利于稀释呼吸道分泌物，机体更容易通过咳嗽清除分泌物。④经鼻实施吸痰时，尽可能先吸气管，然后吸咽部，如果在吸痰前口腔已经有大量分泌物，使用口腔吸引装置进行吸痰。⑤吸痰过程中监测患儿生命体征和氧饱和度情况。如心率波动在 20 次/分以上或经皮氧饱和度将至 90% 以下或较吸痰前波动 5% 应立即停止吸痰操作。⑥如果在吸痰过程中患儿出现呼吸窘迫，立即拔出吸痰管给予吸氧。

（王　慧　高　站）

二十、使用呼吸机患儿（经气管插管/气管切开）吸痰技术操作考核评分标准

科室_____ 姓名_____ 考核人员_____ 考核日期： 年 月 日

项目	总分（分）	技术操作要求	标分（分）	评分标准	扣分（分）
仪表	5	仪表、着装符合护士礼仪规范	5	1项不合要求扣1分	
操作前准备	8	1. 洗手，戴口罩 2. 核对医嘱单、执行单 3. 备齐用物，用物放置合理、有序，依次检查所备物品，保证安全有效 （1）治疗车上层：执行单、治疗盘1个、吸痰连接管、手电筒1个、听诊器1个、负压吸引表1个、20ml注射器内已抽取湿化液（标签注明湿化和抽取时间）型号适宜的一次性吸痰包数个（吸痰包内有吸痰管、治疗巾、一次性手套，如无吸痰包，用物需另备）、治疗碗内放纱布1块、开口器（按需）、舌钳（按需）、压舌板（按需） （2）治疗车下层：消毒瓶（内盛1∶1000含氯消毒剂）用于浸泡吸痰连接管头端、痰液引流瓶（内装少量水，放置1片500mg的含氯消毒片）、速干手消毒剂1瓶、医疗垃圾袋、生活垃圾袋	2 3 3	核对不符合要求扣3分 1项不合要求扣1分	
安全评估	12	1. 备齐用物携至床旁，核对患儿，询问患儿姓名，查看床头牌、手腕带与执行单是否一致 2. 了解患儿病情，评估患儿呼吸状态、痰液性状、量等，向患儿其及家属解释吸痰的目的及配合事项 3. 听诊双肺呼吸音 4. 观察气管插管（气管切开）是否固定妥善，是否通畅，呼吸机管道连接是否紧密 5. 观察并口述生命体征和氧饱和度 6. 观察呼吸机运转情况，确认吸氧浓度并调节纯氧2min 7. 环境安全、整洁、安静，光线明亮；与患儿沟通时语言规范，态度和蔼	3 2 1 2 1 2 1	未核对扣3分 未查对床头牌、手腕带、执行单各扣1分 评估内容不全缺1项扣1分 其余1项不合要求扣1分	
操作过程	60	1. 协助患儿取安全合适卧位 2. 悬挂消毒瓶和痰液引流瓶，妥善固定 3. 连接中心负压装置（吸痰连接管） 4. 调节适宜负压（新生儿8～13.3kPa，婴儿13.3～20kPa，儿童16.6～26.6kPa） 5. 检查吸痰连接管是否通畅，确认连接管紧密后，将吸痰连接管头端放入消毒瓶内（勿浸入液面） 6. 打开吸痰包，取出治疗巾，铺无菌治疗巾于患儿胸部，戴无菌手套 7. 左手持吸痰管外包装，右手取吸痰管并盘绕在手中，左手把吸痰包包装扔入黑色垃圾袋内并取出吸痰连接管 8. 将吸痰连接管与吸痰管连接，观察负压大小及是否通畅 9. 再次核对患儿 10. 观察生命体征及血氧饱和度情况 11. 右手持吸痰管，左手分离呼吸机管道（接口处放在治疗巾上） 12. 左手控制负压，右手将吸痰管轻轻插入气管插管（气管切开），插管深度适宜，放开负压，吸痰时轻轻左右旋转吸	3 2 2 2 1 3 5 2 3 2 3 5	未取合适体位扣2分 未核对1次扣3分 核对内容不全少1项扣1分 吸引器连接不合要求扣2分 调节负压不正确扣2分 污染1次扣5分 分离呼吸机管道手法不正确扣3分 吸痰时无菌与有菌概念不清，每次扣2分 吸痰操作方法不规范扣5分 1次吸痰时间>15s扣5分 吸痰过程中未与患儿交流扣5分	

项目	总分 （分）	技术操作要求	标分 （分）	评分标准	扣分 （分）
		痰管上提吸痰，避免反复提插 13. 吸痰过程中观察患儿痰液情况（颜色、量、性状）、血氧饱和度、生命体征变化，与患儿有交流，每次吸引时间不超过 15s 14. 吸痰结束，立即连接呼吸机管道，脱下右手手套并将吸痰管包裹扔进医疗垃圾袋 15. 如患儿痰液黏稠不易吸引时，可在吸痰前滴入适量的湿化液后再吸痰 16. 再调节纯氧 2min 17. 用消毒液冲洗吸痰连接管（如需再次吸痰，应更换吸痰管以及无菌手套） 18. 关闭负压，将吸痰连接管头端浸泡至消毒瓶液面以下 19. 用纱布擦净人工气道周围分泌物，撤一次性治疗巾 20. 消毒手，核对患儿 21. 听诊肺部呼吸音，告知患儿及其家长痰液情况及注意事项 22. 观察患儿感受，观察生命体征及氧饱和度情况，观察呼吸是否通畅，观察气管插管/气管切开固定是否妥善，呼吸机运转情况，呼吸机管道连接紧密 23. 确认呼吸机氧浓度回复至原来浓度根据病情调节氧流量 24. 做好护理记录，签字	5 2 1 2 2 2 3 3 2 2 2 1	未冲洗吸痰管扣 2 分 沾湿床单、盖被或工作面不洁 1 次扣 2 分 未关闭负压扣 2 分 吸痰时病情观察不合要求扣 3 分 未观察痰液的性状及量扣 2 分 其余 1 项不合要求扣 1 分	
操作后	5	1. 协助患儿取舒适体位，整理床单位 2. 整理用物，垃圾分类处理 3. 洗手，记录吸痰效果及痰液性状、颜色、量	2 1 2		
评价	5	1. 患儿体征及痰液清理情况良好，无特殊不适 2. 操作熟练，方法正确，省力、有效 3. 操作时间 6min	2 2 1	操作不熟练扣 2 分 操作时间每延长 30s 扣 1 分	
理论提问	5	1. 吸痰的并发症有哪些 2. 吸痰的目的是什么 3. 吸痰管型号如何选择	5	少 1 条扣 1 分	
合计	100				

理论提问

1. 吸痰的并发症有哪些?

答：低氧血症、呼吸道黏膜损伤、心律失常、气道痉挛。

2. 吸痰的目的是什么?

答：①清除呼吸道分泌物，保持呼吸道通畅。②促进呼吸功能，改善通气。③预防并发症。④留取痰标本。

3. 吸痰管型号如何选择?

答：新生儿 6～8 号，婴幼儿 8～10 号，儿童 10～14 号。原则上，建立人工气道的患儿，吸痰管最大外径不能超过气管套管内径的 1/2。

（王　慧）

二十一、小儿洗胃技术操作考核评分标准

科室＿＿＿＿＿＿＿　姓名＿＿＿＿＿＿＿　考核人员＿＿＿＿＿＿＿　考核日期：　年　月　日

项目	总分（分）	技术操作要求	标分（分）	评分标准	扣分（分）
仪表	5	仪表、着装符合护士礼仪规范	5	1 项不合要求扣 2 分	
操作前准备	13	1. 洗手、戴口罩 2. 核对医嘱单、执行单 3. 备齐用物，用物放置合理、有序，依次检查所备物品，保证安全有效 （1）治疗车上层：听诊器、适合患儿的胃管 2 根、防水布、治疗盘内有牙垫 2 个、治疗巾 2 块、胶布 1 个、无菌棉签 1 包、一次性手套 2 副、液状石蜡、灌注器或适合大小的无菌注射器、水温计、纱布或卫生纸、治疗碗内盛温开水、一次性治疗碗 1 个、压舌板 2 个。必要时备开口器、舌钳、一次性尿垫 （2）治疗车下层：速干手消毒剂、医疗垃圾袋、生活垃圾袋、弯盘、水桶 2 只（分别盛洗胃液、污水） 4. 另备：洗胃机 1 台，配好的洗胃液（一般新生儿 50～100ml、婴幼儿 500～1000ml、5 岁以下小儿为 1000～2000ml、5～10 岁儿童为 2000～3000ml，温度 25～38℃） 5. 检查并准备洗胃机：连接洗胃机各管道，拧紧过滤器瓶盖，连接洗胃机电源，打开开关。安全评估：测试 3 个管腔是否通畅、负压是否正常，测试洗胃机运转是否正常	2 3 3 2 3	未核对扣 3 分 未拧紧过滤器瓶盖扣 3 分 未测试 3 个管腔是否通畅扣 5 分 洗胃机管道连接不正确扣 5 分 洗胃液温度不正确扣 2 分 洗胃液量不正确扣 2 分 物品缺 1 项扣 1 分 其余 1 项不合要求扣 1 分	
安全评估	12	1. 备齐用物携至床旁，核对患儿，询问患儿姓名，查看床头牌、手腕带与执行单是否一致 2. 了解患儿病情、年龄、意识状态、自理能力、合作程度及心理反应情况，向家属解释操作目的、方法，协助患儿大小便，指导患儿配合 3. 患儿口唇及口腔黏膜有无炎症、损伤、疾患及牙齿有无松动，是否建立静脉通路及心电血压监测 4. 环境安静、整洁，光线明亮，温度适宜 5. 与患儿沟通时语言规范，态度和蔼	3 3 3 2 1	未核对扣 3 分 未核对床头牌、手腕带、患儿各扣 2 分 核对姓名不规范扣 2 分 少评估 1 项扣 1 分 其余 1 项不合要求扣 1 分	
操作过程	55	1. 协助患儿取平卧位，头偏向术者或左侧头低足高卧位 2. 患儿枕下垫一次性尿垫；颌下铺治疗巾或防水布 3. 将弯盘、纱布（或卫生纸）置于患儿口角旁 4. 清除口腔内异物，检查牙齿有无松动 5. 口腔内放置牙垫并固定（或他人帮助） 6. 核对并打开灌注器包装置于治疗盘内 7. 术者戴一次性手套 8. 核对并打开冲洗胃管，验证是否通畅 9. 液状石蜡润滑冲洗胃管前端（为插入长度的 1/3） 10. 测量冲洗胃管的长度（从前发际线至剑突下的长度），必要时以胶布粘贴做标记 11. 再次核对患儿 12. 左手托住胃管，右手持住胃管前端，缓缓插入，到咽喉部时（口述：清醒能配合患儿嘱做吞咽动作，然后将胃管插至所需长度；不能配合者插管前将患儿头后仰，胃管插入	1 2 1 1 1 2 1 2 1 2 3 5	未核对扣 3 分 洗胃机按错键扣 10 分 测量长度不准确扣 2 分 其余 1 项不合要求扣 1 分	

项目	总分（分）	技术操作要求	标分（分）	评分标准	扣分（分）
		会厌部时，以左手将患儿头部托起，使下颌靠近胸骨柄以增加咽喉通道的弧度，缓慢插入胃管到预定长度；插管过程中，随时观察患儿的病情变化）			
		13. 插入所需长度后，与牙垫一起固定	1		
		14. 验证胃管是否在胃中（3 种方法）：①将胃管开口端置于温水腕内，无气泡溢出；②用灌注器或无菌注射器向胃内注入 2～10ml 空气，能闻及气过水声；③抽吸，有胃液吸出	5		
		15. 用灌注器抽吸胃内容物置于治疗碗内，送检	1		
		16. 再次检查洗胃机各管道连接是否正确	5		
		17. 将冲洗胃管与洗胃机连接	5		
		18. 洗胃			
		（1）手控洗胃法：第一步，按压洗胃机"手吸"键，吸液指示灯亮。第二步，按压"手冲"键，冲液指示灯亮，将洗胃液冲入胃内，根据患儿年龄调节每次灌入量（小儿胃容量，新生儿为 30～60ml，1～3 月龄为 90～150ml，1 岁为 250～300ml，3 岁为 600ml，5 岁为 700～850ml）每次灌入量为同年龄胃容量的 1/2 为宜，重复几次，直至洗出液澄清无味为止	3		
		（2）全自动洗胃法：按压"自控"键，冲洗自动控制，吸液与冲液指示灯交替闪亮，开始洗胃，直至洗出液澄清无味为止	3		
		19. 洗胃过程中，密切观察患儿病情、生命体征变化，观察洗胃液出入量的平衡，洗出液的颜色、气味、性状、量；如患儿有呕吐，防止窒息	2		
		20. 冲洗完毕，分离冲洗胃管，根据医嘱自冲洗胃管内注入所需药物	2		
		21. 洗胃完毕，折叠冲洗胃管末端并迅速拔出	1		
		22. 协助清醒患儿漱口	1		
		23. 擦净患儿面颊部分泌物及呕吐物	1		
		24. 手消毒，核对并签字	1		
		25. 询问患儿感受	2		
操作后	5	1. 整理床单位，帮助患儿取舒适卧位 2. 整理用物，消毒措施、方法正确 3. 洗手，记录（洗胃液的量，洗出液的量、颜色、性状、气味）	2 2 1	1 项不合要求扣 1 分	
评价	5	1. 操作顺序正确、熟练，抢救有效 2. 动作轻巧，患儿无特殊不适 3. 操作时间 15min	2 1 2	操作不熟练扣 2 分 操作时间每延长 1min 扣 1 分	
理论提问	5	1. 小儿洗胃的适应证有哪些 2. 小儿洗胃常用的洗胃液有什么 3. 小儿洗胃液的量及胃管的选择方法有哪些 4. 小儿洗胃方式有哪些	5	少 1 条扣 1 分	
合计	100				

理论提问

1. 小儿洗胃的适应证有哪些?

答:①中毒患儿当催吐方法不成功时。②患儿有惊厥或昏迷而去除胃内容物有必要时。

2. 小儿洗胃常用的洗胃液有什么?

答:①毒物不明时一般选择温水或生理盐水。②巴比妥类选择0.01%~0.02%高锰酸钾溶液。③有机磷类选择2%~4%碳酸氢钠溶液。④应激性溃疡选择生理盐水或2%~4%碳酸氢钠溶液。

3. 小儿洗胃液的量及胃管的选择方法有哪些?

答:小儿洗胃液的量,新生儿50~100ml。婴幼儿500~1000ml。学龄期儿童1000~2000ml。

胃管的选择,新生儿6~8号,婴儿(1岁之前)10~12号,幼儿(1~3岁)12~14号,儿童(4岁至青春期)14~16号。

4. 小儿洗胃方式有哪些?

答:①注射器法,适用于3岁及以下患儿,用50ml注射器向胃内注入和抽出液体。注射器法简单、刺激性小,进出胃内液量准确。②低压吸引器洗胃法,适用于3岁以上患儿,目前临床使用的有灌肠袋低压吸引器洗胃法、吊瓶低压吸引器洗胃法及一次性输液管和负压吸引器法。操作方法,洗胃液距床面30~50cm为宜,吸引器压力100~200mmHg,每次灌入液体100~150ml为限。③电动洗胃法,7~14岁的患儿多采用机械洗胃,其特点是操作简便,能够迅速、大量、彻底洗胃,并能准确计算出入胃液量,避免洗胃液被重吸收。

(张文燕)

二十二、小儿腹膜透析换液技术操作考核评分标准

科室_____ 姓名_____ 考核人员_____ 考核日期:　年　月　日

项目	总分(分)	技术操作要求	标分(分)	评分标准	扣分(分)
仪表	5	仪表、着装符合护士礼仪规范	5	1项不合要求扣2分	
操作前准备	10	1. 洗手、戴口罩 2. 核对医嘱单、执行单 3. 备齐用物,用物放置合理、有序,依次检查所备物品,保证安全有效 (1)治疗车上层:温度适宜的腹透液(35~37℃)、聚维酮碘帽1个、蓝夹子2个、记录单、执行单 (2)治疗车下层:电子(弹簧)秤、速干手消毒剂、医疗垃圾袋、生活垃圾袋 4. 检查腹透液浓度、容量、有效期,接口拉环有无脱落,可折断出口塞有无折断,管路及废液袋中有无液体、渗漏,温度;换液所需物品安全、齐全 5. 无菌腹透液称重并做好记录	2 3 2 2 1	未核对扣3分 其余1项不合要求扣1分	

项目	总分（分）	技术操作要求	标分（分）	评分标准	扣分（分）
安全评估	10	1. 备齐用物携至床旁，核对患儿。询问患儿姓名，查看床头牌、手腕带与执行单是否一致	3	未核对扣3分	
		2. 解释操作目的、方法及如何配合；了解患儿病情、生命体征及合作程度，询问患儿是否大小便	3	未核对床头牌、手腕带、患者各扣2分	
		3. 患儿腹透外管是否良好及外口有无感染情况，检查患儿腹部短管是否处于关闭状态	2	查对患儿姓名不规范扣2分	
		4. 腹透室清洁、消毒合格，环境安全、安静，温度适宜	1	少评估1项扣1分	
		5. 与患儿沟通时语言规范，态度和蔼	1	其余1项不合要求扣1分	
操作过程	60	1. 协助患儿取舒适卧位	2	未核对1次扣3分	
		2. 准备		核对内容不全少1项扣1分	
		（1）清洁工作台，检查准备所需物品完好	2	核对患儿姓名不规范扣2分	
		（2）打开外包装袋，取出腹透液，检查接口拉环、管路、出口塞和腹透液袋是否完好	5	工作面不洁扣1分	
		（3）取出患儿身上的外接短管确保短管处于关闭状态	3	准备物品不齐少1项扣1分	
		（4）如需添加药物，按医嘱将其从加药口加入透析液中	2	检查漏1项扣2分	
		（5）称量腹膜透析液并做好记录	2	出口处未关闭扣1分	
		3. 再次核对患儿	3	连接时污染扣2分	
		4. 连接		旋拧不紧密扣2分	
		（1）拉开腹透液接口拉环	2	操作不熟练扣2分	
		（2）取下患儿腹部短管上的聚维酮碘帽	2	不关闭短管扣2分	
		（3）迅速将腹透液与短管相连，连接时将短管朝下，旋拧腹透液管路至与短管完全密合	2	排气不合格扣1分	
		5. 引流		未检查聚维酮碘帽扣2分	
		（1）调整挂钩或输液架高度，悬挂透析液袋于电子（弹簧）秤上	2	操作中未与患儿交流扣5分	
		（2）用蓝夹子夹住腹透液入液管路	2	其余1项不合要求扣1分	
		（3）将引流袋低位放置于干净容器内	2		
		（4）将短管白色开关旋至一半，当感到阻力时停止，开始引流，调节引流速度，同时观察引流液是否浑浊	2		
		（5）引流完毕后关闭短管	2		
		6. 冲洗			
		（1）用另一个蓝夹子夹住引流管，移开入液管路的蓝夹子	2		
		（2）将腹透液袋口的绿色出口折断	1		
		（3）打开引流管处蓝夹子，5s后，再用蓝夹子夹住引流管	2		
		7. 灌注			
		（1）打开短管旋钮开关开始灌注，调节灌注速度	3		
		（2）灌注至所需入量后关闭短管	3		
		（3）再用蓝夹子夹住入液管路	2		
		8. 分离			
		（1）打开无菌聚维酮碘帽的外包装，检查帽盖内是否浸润碘液	1		
		（2）将短管与腹透液管分离	2		
		（3）将短管朝下，旋拧聚维酮碘帽盖至完全密合	2		
		（4）将短管放入患儿腰带内	1		
		9. 手消毒	2		
		10. 核对，签名	2		
		11. 询问患儿感受，交代注意事项	2		

续表

项目	总分 （分）	技术操作要求	标分 （分）	评分标准	扣分 （分）
操作后	5	1. 协助患儿取舒适卧位 2. 用物处理正确 3. 称重透出液，观察腹透液性状并做好记录	1 1 3	1项不合要求扣1分	
评价	5	1. 严格无菌操作 2. 操作前后严格检查，评估 3. 步骤正确，动作流畅 4. 腹透室符合清洁、安全的原则 5. 操作时间30min	1 1 1 1 1	操作不熟练扣3分 操作时间每延长30s扣 1分	
理论提问	5	1. 什么是腹膜透析 2. 腹膜透析相关感染并发症有哪些 3. 腹膜透析相关的非感染并发症分哪几类	5	少1条扣1分	
合计	100				

理论提问

1. 什么是腹膜透析？

答：腹膜透析是利用患儿自身腹膜的半透膜特性，通过弥散和对流的原理，规律、定时地向腹腔内灌入透析液并将废液排出体外，以清除体内潴留的代谢产物、纠正电解质和酸碱失衡、超滤过多水分的肾脏替代治疗方法。

2. 腹膜透析相关感染并发症有哪些？

答：腹膜透析相关感染并发症包括腹膜透析相关腹膜炎、出口处感染和隧道感染，其中后两者统称为导管相关感染。

3. 腹膜透析相关的非感染并发症分哪几类？

答：第一类，腹膜透析导管功能障碍，如导管移位、导管堵塞等；第二类，腹腔内压力增高所导致的疝、渗漏等；第三类，糖、脂代谢异常等；第四类，腹膜功能衰竭；第五类，营养不良、心血管并发症、钙磷代谢紊乱等并发症。

（李海娜）

二十三、小儿胰岛素泵使用技术操作考核评分标准

科室_____ 姓名_____ 考核人员_____ 考核日期： 年 月 日

项目	总分 （分）	技术操作要求	标分 （分）	评分标准	扣分 （分）
仪表	5	仪表、着装符合护士礼仪规范	5	1项不合要求扣2分	
操作前准备	8	1. 洗手，戴口罩 2. 核对医嘱单、执行单 3. 备齐用物，用物放置合理、有序，依次检查所备物品，保	2 3 3	未核对扣3分 其余1项不合要求扣1分	

项目		总分（分）	技术操作要求	标分（分）	评分标准	扣分（分）
			证安全有效			
			（1）治疗车上层：执行单、治疗盘内备 75%酒精、棉签、胰岛素泵（电量充足、功能正常）、胰岛素泵管路、胰岛素笔芯、储药器、助阵器			
			（2）治疗车下层：弯盘、速干手消毒剂、锐器盒、医疗垃圾袋、生活垃圾袋			
安全评估		12	1. 备齐用物携至床旁，核对患儿。询问患儿姓名，查看床头牌、手腕带与执行单是否一致	3	未核对扣 3 分	
			2. 了解患儿年龄、病情、意识状态、自理能力、合作程度及心理反应情况，解释胰岛素泵治疗的目的、方法及配合指导正确	3	未核对床头牌、手腕带、患者各扣 2 分 查对患儿姓名不规范扣 2 分	
			3. 评估患儿皮肤情况以及有无使用胰岛素泵的经历；询问患儿家属是否按照要求进行皮肤清洁等准备	3	少评估 1 项扣 1 分 其余 1 项不合要求扣 1 分	
			4. 环境安静、整洁，光线明亮，温度适宜	2		
			5. 与患儿家属沟通时语言规范，态度和蔼	1		
操作过程	胰岛素泵应用	45	1. 协助患儿取舒适卧位，注意保暖，保护患儿隐私，使当屏风遮挡	2	未核对 1 次扣 3 分 核对内容不全少 1 项扣 1 分 核对患儿姓名不规范扣 2 分 卧位不合适扣 2 分 储药器抽吸药物不成功扣 2 分 管路固定不规范扣 2 分 消毒不规范扣 3 分 植入手法不规范扣 5 分 程序错误扣 5 分 其余 1 项不合要求扣 1 分	
			2. 将弯盘置于治疗车上层	2		
			3. 用储药器抽吸药液，排出气泡后把针头拔掉	5		
			4. 打开胰岛素泵管的包装，把泵管与储药器连接到一起，检查确定连接紧密	3		
			5. 胰岛素泵开机，马达复位	3		
			6. 将储药器安装在胰岛素泵的储药槽中，按 ACT 键进行充盈，直到针头处有药液溢出	3		
			7. 检查泵管中有无气泡，如有气泡要排出，放到治疗盘	3		
			8. 核对医嘱，按医嘱调整好胰岛素基础率，经双人核对，准确无误	5		
			9. 用酒精 2 次消毒注射部位（多取腹部，避开腰带位置；也可选择上臂），消毒范围直径>5cm	5		
			10. 再次核对患儿床号、姓名、剂量	2		
			11. 捏起皮肤，垂直（90°）进针，植入皮下	3		
			12. 固定管路并做二次固定，记录安装时间	2		
			13. 手消毒，再次核对并在执行单上签字	2		
			14. 询问患儿感受并向患儿交代注意事项	3		
			15. 口述：胰岛素泵已顺利安装	2		
	餐前剂量注射	15	1. 协助患儿取舒适体位	1	体位不合适扣 1 分 未询问有无低血糖不适扣 2 分 未确定患儿已进食扣 2 分 未检查注射部位皮肤扣 2 分 未核对扣 2 分 其余 1 项不合要求扣 1 分	
			2. 核对患儿，解释并说明目的，取得患儿的配合	2		
			3. 询问患儿有无低血糖等不适	2		
			4. 确定患儿已备好进餐食物	1		
			5. 安全评估：检查注射部位无红肿、无瘙痒、针头无脱出、固定牢固	1		
			6. 按"B"键一下，出现"设置大剂量"字样	1		
			7. 核对执行单，选择所需的胰岛素剂量	2		
			8. 再次确认剂量无误后，按 ACT 键确认	2		
			9. 手消毒，核对并签名	2		
			10. 询问患儿感受并嘱患儿按规定时间进餐	1		

项目	总分 （分）	技术操作要求	标分 （分）	评分标准	扣分 （分）
操作后	5	1. 爱护体贴患儿，整理床单位 2. 确保患儿注射胰岛素后及时进餐，必要时协患儿进餐 3. 处理用物方法正确 4. 洗手，记录	1 1 1 2	1项不合要求扣1分	
评价	5	1. 操作方法正确、熟练，无菌观念强 2. 熟知胰岛素泵性能，熟练排除胰岛素泵故障 3. 操作时间5min	2 2 1	操作时间每延长30s扣 1分 操作不熟练扣3分	
理论提问	5	1. 胰岛素泵常见的故障报警有哪些 2. 使用胰岛素泵应注意哪些问题	5	少1条扣1分	
合计	100				

理论提问

1. 胰岛素泵常见的故障报警有哪些？

答：①电池相关报警。②无输注报警。③马达报警。④静电报警。

2. 使用胰岛素泵应注意哪些问题？

答：①患儿、患儿监护人应当了解胰岛素泵的结构、工作原理和使用须知。②保证充足的物品和胰岛素储备，防治胰岛素泵治疗突然中断，如胰岛素泵需要的储药器、管路、胰岛素等要有备份，并要与胰岛素泵相匹配。③患儿及其家属要积极接受胰岛素泵使用方面的培训，熟练掌握胰岛素泵的操作方法、报警的原因与处理、电池的更换方法等。④每日检查管路是否通畅，注射部位有无红肿，瘙痒、发现异常，及时到医院检查。⑤按照医师的要求，定时监测血糖，将注射胰岛素的剂量和血糖结果做好记录，定期到医院复查，及时调整胰岛素的剂量和治疗方案。

（胡新林　陈　蕾）

二十四、新生儿窒息复苏技术操作考核评分标准

科室_____姓名_____考核人员_____考核日期：　　年　月　日

项目	总分 （分）	技术操作要求	标分 （分）	评分标准	扣分 （分）
仪表	5	仪表、着装符合护士礼仪规范	5	1项不合要求扣2分	
操作前准备	5	物品准备：听诊器、吸痰管、弯盘、简易呼吸器、手消毒液、小枕、纱布、大毛巾	5	用物少1件扣1分，1件不合要求扣1分，扣完为止	
安全评估	10	1. 周围环境安全，检查用氧是否安全 2. 经评估需要进行复苏的4项指标：（足月妊娠，羊水，呼吸或哭声，肌张力）立即呼叫其他人员参与抢救	1 8	未评估1项扣2分	

项目	总分 （分）	技术操作要求	标分 （分）	评分标准	扣分 （分）
		3. 评估时间 3～4s	1		
操作过程	65	1. 初步复苏 （1）保暖：远红外辐射台保暖，接心电监护 （2）摆正体位：呈鼻吸气位，肩部抬高 1～2cm （3）清理气道：头偏向一侧，清理口、鼻分泌物 （4）擦干与刺激：大毛巾擦干全身，轻弹足底或按摩患儿背部 2. 正压通气：经刺激呼吸后仍呼吸暂停或喘息样呼吸或心率<100 次/分，则进行正压通气 （1）连接氧源，打开氧气开关，调节氧流量（10L/min） （2）安置简易呼吸器，面罩适宜，调节氧浓度（≥35 周龄 21%，<35 周龄 21%～30%） （3）挤压球体，频率 40～60 次/分 3. 矫正通气：30s 后再次评估（心率<100 次/分），给予矫正通气（MRSOPA：重新放置面罩，抬起下颌，重新摆头位，检查口鼻有无分泌物，打开口腔，必要时增加压力） 4. 胸外按压： （1）30s 后再次评估（心率<60 次/分），继续给予持续正压通气的同时行胸外心脏按压 （2）按压部位：胸骨体下 1/3 即两乳头连线下方，避开剑突 （3）按压方法：双手拇指指端按压，深度为胸廓前后径的 1/3，放松时手指不离开胸壁 （4）按压频率：频率 90 次/分，按压与通气比为 3∶1，2s 内完成 4 个动作（3 次按压 1 次呼吸）；以按压者为主需大声喊出频率："1、2、3、吸"，1min 共 120 个动作 5. 30s 后再次评估（心率>60 次/分），停止心脏按压，继续给予正压呼吸 6. 30s 后评估（心率>100 次/分），宣布复苏成功，正压通气，酌情给予鼻导管吸氧，进一步支持治疗	2 2 6 3 2 2 6 6 6 6 6 6 6 6	少做 1 项扣 2 分 评估少 1 项扣 1 分 呼吸器放置位置不准确扣 2 分 未充分开放气道扣 2 分 呼吸频率不准确扣 2 分 氧流量选择不准确扣 1 分 按压与放松时间不准确扣 2 分 未再次评估扣 6 分 矫正通气少一步扣 2 分 未再次评估扣 6 分 未继续正压通气扣 2 分 按压部位不正确扣 4 分 手法不正确扣 4 分 深度不正确扣 4 分 频率不合适扣 4 分 比例不合适扣 4 分 未再次判断不得分 判断指征不恰当，每项扣 2 分 未给予鼻导管吸氧扣 4 分	
操作后	5	1. 安置患儿：垫枕，整理衣裤，取合适卧位 2. 整理用物 3. 洗手，记录	2 1 2	1 项不合要求扣 2 分	
评价	5	1. 每次实施步骤 30s 后即评估，评估时间不超过 5s，判断准确 2. 动作迅速，急救意识强 3. 定位准确，手法正确，操作熟练 4. 操作时间 4min	2 1 1 1	操作不熟练、爱伤观念差、手法不够准确各扣 2 分 评估时间>5s 扣 1 分 操作时间每延长 30s 扣 1 分	
理论提问	5	1. 胸外按压的位置、深度、频率是什么 2. 正压人工通气指征是什么 3. 新生儿有活力的评价标准是什么	5	1 项回答错误或不准确扣 3 分	
合计	100				

理论提问

1. 胸外按压的位置、深度、频率是什么？

答：①位置：新生儿胸骨下 1/3，位置在乳头连线和剑突之间；②深度，胸骨下陷约前后径的 1/3 深度；③频率，胸外按压与正压通气配合，每 3 次胸外按压后，正压通气 1 次，每分钟共计 30 次呼吸和 90 次胸外按压。

2. 正压人工通气指征是什么？

答：经刺激呼吸后仍呼吸暂停或喘息样呼吸或心率＜100 次/分。

3. 新生儿有活力的评价标准是什么？

答：强有力的呼吸，肌张力好，心率＞100 次/分。

（邵　惠　付军桦）

二十五、小儿心肺复苏技术操作考核评分标准

科室＿＿＿＿＿＿＿＿　姓名＿＿＿＿＿＿　考核人员＿＿＿＿＿＿　考核日期：　　年　月　日

项目		总分（分）	技术操作要求	标分（分）	评分标准	扣分（分）
仪表		5	仪表、着装符合护士礼仪规范，戴手表	5	1 项不合要求扣 2 分	
操作前准备		5	1. 物品准备：胸外按压板、便携面罩、纱布 2 块、弯盘、听诊器、血压计、手电筒 2. 依次检查所有物品保证备用状态	3 2	物品少 1 件扣 1 分 1 项不合要求扣 1 分	
安全评估		10	1. 评估环境：确认现场安全 2. 判断患儿反应：轻拍儿童肩膀或婴儿的足跟，大声呼喊"你还好吗？" 3. 如判断患儿无反应时，立即启动急救反应系统并获取 AED/除颤仪 4. 同时判断呼吸及动脉搏动（婴儿触摸肱动脉，儿童触摸颈动脉或股动脉）：注视或观测胸部运动，检查呼吸是否无呼吸或仅是濒死叹息样呼吸。使用近侧 2 个或 3 个手指找到气管，将手指滑到气管和颈侧肌肉之间的沟内，触摸颈动脉的搏动；或者将 2 根手指放置大腿内侧，髋骨和耻骨之间，正好在躯干和大腿交汇处的折痕以下，触摸股动脉的搏动；或者将 2 个或 3 个手指置于婴儿的上臂内侧，在肘和肩膀之间，触摸肱动脉的搏动，同时判断 5～10s 5. 如无呼吸或呼吸异常，并没有明确感触到脉搏，立即记录时间，行胸外心脏按压	2 2 2 3 1	拍打部位不正确扣 1 分 未呼叫患儿扣 1 分 判断时间不正确扣 1 分 找动脉部位不正确每次扣 2 分 未打开被子扣 1 分 未记录时间扣 1 分 其余 1 项不合要求扣 1 分	
操作过程	胸外按压	25	1. 抢救者位于患儿一侧 2. 去枕，确保患儿仰卧在坚固平坦的表面上（如为软床，背部垫按压板） 3. 解开患儿衣服，暴露胸部，松解腰带 4. 定位 （1）儿童：双手或单手掌根（对于很小的儿童可用）放在患儿胸骨下半部上（双乳头连线中点），手指不触及胸壁	1 3 2 5	未卧于硬板床扣 1 分 未去枕扣 1 分 双手不平行扣 1 分 双肘未伸直扣 1 分 按压部位不准确扣 5 分 按压深度不足，每个循环扣 1 分	

项目	总分（分）	技术操作要求	标分（分）	评分标准	扣分（分）
		（2）婴儿：如是单人采取将 2 个手指放于婴儿胸部中央（略低于乳头连线，在胸骨的下半部分），不要压到胸骨末端。如是双人采取将两个拇指并排放在婴儿胸部中央，对于小婴儿时 2 个拇指可以叠放手臂与胸骨垂直，使肩、肘、腕关节成一直线 5. 深度：两肘伸直，快速、用力按压，按压深度为患儿胸部厚度的 1/3，儿童约 5cm，不超过 6cm，婴儿约 4cm，按压同时观察患儿面色 6. 回弹：每次按压后确保胸壁完全回弹，但手掌不离开胸壁 7. 频率：以 100～120 次/分的速率按压，不因任何原因停止按压 10s 以上 8. 复苏方法：胸外按压与人工呼吸比例为按压：通气=30：2。双人 15：2	3 3 3 5	回弹不足每个循环扣 1 分 速率不合乎要求，每个循环扣 1 分 手掌离开按压部位每个循环扣 1 分 未观察面色每个循环扣 1 分 动作过猛扣 2 分 按压中断时间超过 10s 扣 2 分 胸外按压与人工呼吸比例错误，每个循环扣 2 分 其余 1 项不合要求扣 1 分	
开放气道	15	1. 将患儿头偏向一侧，用纱布裹以救护者右手示指或中指，清除口鼻腔分泌物（评估无分泌物时可不做此步骤） 2. 将患儿头部置于中立位 3. 开放气道 （1）仰头提颏法：抢救者一只手置于患儿前额，然后用手掌推动使其头部后仰，另一只的手指置于下颌的靠近颏部的骨性部分，提起下颌，使颏上抬 （2）推举下颌法（疑有颈椎损伤者）：抢救者双手置患儿头部两侧，双肘置于患儿仰卧的平面上，双手示指、中指、环指放在患者下颌角下方，提起下颌，使下颌前移，如果双唇紧闭，用拇指推开下唇，使嘴张开	4 1 10	未清除分泌物扣 2 分 清除分泌物不到位扣 1 分 清除分泌物时，头未偏向一侧扣 1 分 开放气道手法不正确每次扣 2 分 头后仰程度（颏与耳连线应垂直于地面）不够每次扣 2 分 其余 1 项不合要求扣 1 分	
口对面罩人工呼吸	15	1. 以患儿鼻梁作参照，把面罩放于患儿面部 2. 使面罩封住面部：用靠近患儿头顶的手，将拇指和示指在面罩的边缘，将另一只手的拇指放在面罩下缘，用力按住面罩的边缘，使面罩密封于面部，其余手指放在下颌骨缘，进行提颏，开放气道 3. 口对防护面罩吹气，使胸部隆起，吹气同时观察胸部有无起伏（相对成人进行通气时要减少容量和力度） 4. 每次吹气时间 1s，每 3～5 秒给予 1 次呼吸（每分钟 12～20 次） 5. 吹气完毕，使胸廓自行回缩将气体排出 6. 注意观察胸部复原情况 7. 连续吹气 2 次，取下面罩	1 2 4 2 2 2 2	按压面罩手法不正确扣 2 分 通气无效 1 次扣 2 分 吹气量不足 1 次扣 1 分 通气量过大 1 次扣 1 分 吹气时间不足或过长每次扣 1 分 吹气时未观察胸廓起伏，每次扣 1 分 其余 1 项不合要求扣 1 分	
判断	5	1. 反复操作 5 个循环后再次同时判断动脉搏动及呼吸 5～10s，如动脉搏动及自主呼吸恢复，口述：复苏成功，记录时间（时间具体到分钟） 2. 观察并口述：瞳孔缩小、角膜湿润、口唇、面色、皮肤、甲床色泽转红润，测量上肢收缩压，观察病情变化，进行进一步生命支持 3. 口述：如未恢复，继续以上操作 5 个循环后再判断。复苏团队到达后，每 2 分钟交换角色 1 次。AED/除颤仪到达根据心律除颤	2 2 1	颈动脉位置不正确扣 2 分 判断时间不争正确扣 1 分 未记录抢救成功时间扣 1 分 其余 1 项不合要求扣 1 分	

续表

项目	总分 （分）	技术操作要求	标分 （分）	评分标准	扣分 （分）
操作后	5	1. 安置患儿：垫枕，整理衣裤，取合适卧位 2. 整理用物 3. 洗手，记录	2 1 2	1项不合要求扣2分	
评价	10	1. 动作迅速，操作熟练，急救意识强 2. 定位准确，手法正确，抢救有效 3. 爱伤观念强 4. 操作时间150s	3 3 2 2	操作不熟练扣3分 无急救意识扣5分 操作时间每延长30s扣 　1分	
理论提问	5	1. 心肺复苏的目的是什么 2. 怎样进行动脉搏动的定位 3. 心肺复苏的注意事项有哪些 4. 心肺复苏的有效指征有哪些	5	少1条扣1分	
合计	100				

理论提问

1. 心肺复苏的目的是什么？

答：当患儿呼吸、心搏停止时，立即进行人工呼吸和胸外按压，以维持呼吸和循环功能。

2. 怎样进行动脉搏动的定位？

答：①使用2个或3个手指查找靠近操作者一侧的气管，将这2个或3个手指滑到气管和颈侧肌肉之间的沟内，此处可以触摸到颈动脉的搏动。②将2个或3个手指置于婴儿的上臂内侧，在肘和肩膀之间，然后按下手指感受肱动脉的搏动。③将2个手指放置大腿内侧，髋骨和耻骨之间，正好在躯干和大腿交汇处的折痕以下，按下手指感受股动脉的搏动。

3. 心肺复苏的注意事项有哪些？

答：①人工呼吸时送气量不宜过大，以免引起患儿胃部胀气。②胸外按压时要确保足够的频率及深度，尽可能不中断胸外按压，每次胸外按压后要让胸廓充分的回弹，以保证心脏得到充分的血液回流。③胸外按压时肩、肘、腕在一条直线上并与患儿身体长轴垂直。按压时，手掌掌根不能离开胸壁。

4. 心肺复苏的有效指征有哪些？

答：①能触及大动脉搏动。②自主呼吸恢复。③散大的瞳孔缩小，角膜湿润。④颜面、口唇、甲床色泽转红润。⑤上肢收缩压在该年龄正常血压的2/3以上。

（修　红　柳国芳）

二十六、小儿简易呼吸器使用技术操作考核评分标准

科室＿＿＿＿＿＿＿＿＿＿　姓名＿＿＿＿＿＿　考核人员＿＿＿＿＿＿＿＿　考核日期：　　年　月　日

项目		总分（分）	技术操作要求	标分（分）	评分标准	扣分（分）
仪表		5	仪表、着装符合护士礼仪规范	5	1 项不合要求扣 2 分	
操作前准备		8	1. 洗手，戴口罩 2. 备齐用物，用物放置合理、有序，依次检查所备物品，保证安全有效 （1）治疗车上层：性能良好的简易呼吸器，包括加压面罩、氧气管、储氧袋。治疗盘内备：纱布 2 块、吸氧面罩、一次性手套 2 副 （2）治疗车下层：速干手消毒剂、弯盘、医疗垃圾袋、生活垃圾袋	2 6	1 项不合要求扣 1 分	
安全评估		12	1. 评估环境，确认现场安全 2. 判断患儿反应：轻拍患儿肩部，大声呼叫患儿"你还好吗？" 3. 如判断患儿无反应时，立即启动急救反应系统并获取 AED/除颤仪 4. 同时判断呼吸及动脉搏动（婴儿触摸肱动脉，儿童触摸颈动脉或股动脉）：注视或观测胸部运动，检查呼吸是否无呼吸或仅是濒死叹息样呼吸。使用近侧 2 个或 3 个手指找到气管，将手指滑到气管和颈侧肌肉之间的沟内，触摸颈动脉的搏动；或者将 2 个手指放置大腿内侧，髋骨和耻骨之间，正好在躯干和大腿交汇处的折痕以下，触摸股动脉的搏动；或者将 2 个或 3 个手指置于婴儿的上臂内侧，在肘和肩膀之间，触摸肱动脉的搏动，同时判断 5～10s 5. 判断患儿无呼吸或仅是濒死叹息样呼吸，但有动脉搏动，立即记录时间，行简易呼吸器辅助呼吸	2 2 2 3 3	拍打部位不正确扣 1 分 未呼叫患儿扣 1 分 判断时间不正确扣 1 分 颈动脉部位不正确每次扣 2 分 未打开被子扣 1 分 未记录时间扣 1 分 其余 1 项不合要求扣 1 分	
操作过程	应用简易呼吸器	50	1. 移开床头桌 30cm，移开床体距墙面 40cm，取下床头 2. 将患儿去枕，平卧硬板床 3. 解开患儿衣服，暴露胸部，松解腰带 4. 戴手套，将患儿头偏向一侧，用纱布裹以救护者右手示指或中指，清除口鼻腔分泌物 5. 脱手套，头取中立位 6. 将简易呼吸器连接氧气，调节流量 8～10L/min 7. 戴手套 8. 推举下颌法打开气道 （1）操作者站于患儿头侧 （2）双手提起患儿下颌，使患儿头后仰，处于过伸位（面向急救者），使气管与口腔成一直线（必要时置口咽通气道） （3）用左手中指、环指、小指提下颌，固定头部位置，使头保持后仰 （4）右手持简易呼吸器，将面罩紧扣于患儿口鼻部，并用左手拇指和示指固定面罩，成 EC 手法；另一只手挤压气囊 9. 呼吸频率：儿童及婴儿 12～20 次/分，每 3～5 秒给予 1 次呼吸。新生儿 40～60 次/分，每 1～1.5 秒给予 1 次呼吸；有规律的反复挤压呼吸器	2 2 1 5 2 5 1 2 5 5 5 5	面罩压在患儿眼部扣 3 分 通气无效 1 次扣 2 分 操作过程有漏气每次扣 1 分 频率不正确扣 5 分 其余 1 项不合要求扣 2 分	

项目	总分（分）	技术操作要求	标分（分）	评分标准	扣分（分）
		10. 吸呼比：1∶（1.5～2），儿童及婴儿每次挤压持续 1s，新生儿每次挤压持续 0.3～0.5s	3		
		11. 送气量以见到胸廓起伏为宜，为 6～10ml/kg	2		
		12. 挤压同时：观察患儿胸廓起伏，观察胃区有无膨胀，面罩有无白色气雾呼出	2		
		13. 观察患儿是否处于正常的换气状态，呼吸有无改善，神志有无转清，血氧饱和度、面色、口唇、甲床、末梢循环情况有无改善	3		
停用	10	1. 患儿呼吸恢复正常后，将简易呼吸器置于治疗车下层	2	1 项不合要求扣 1 分	
		2. 头复位，用纱布清洁患儿口鼻及面部，脱手套	2		
		3. 垫枕，遵医嘱给予面罩吸氧	2		
		4. 手消毒，记录吸氧时间	2		
		5. 安慰清醒患儿，询问患儿感受，交代注意事项	2		
操作后	5	1. 协助患儿取舒适卧位，整理床单位	2	1 项不合要求扣 1 分	
		2. 正确处理物品	1		
		3. 洗手，记录	2		
评价	5	1. 动作迅速、准确，急救意识强	2	操作不熟练扣 3 分	
		2. 操作方法规范，手法正确	1	急救意识差扣 5 分	
		3. 操作时间 5min	2	操作时间每延长 30 秒扣 1 分	
理论提问	5	1. 使用简易呼吸器的目的是什么 2. 使用简易呼吸器的适应证有哪些 3. 使用简易呼吸器的注意事项有哪些	5	少 1 条扣 1 分	
合计	100				

理论提问

1. 使用建议呼吸器的目的是什么？

答：①辅助通气，改善缺氧症状。②用于呼吸复苏。

2. 使用简易呼吸器的适应证有哪些？

答：适用于各种原因所致的呼吸停止或呼吸衰竭的抢救及麻醉期间的呼吸管理。

3. 使用简易呼吸器的注意事项有哪些？

答：①呼吸器要定时检查、测试、维修和保养。②挤压呼吸器时，压力不可过大，亦不可时快时慢，以免损伤肺组织，造成呼吸中枢紊乱，影响呼吸功能恢复。③EC 手法固定面罩，保证有效通气。④辅助呼吸过程中注意观察患儿的面色及呼吸恢复情况。发现患儿有自主呼吸时，应按患儿的呼吸动作加以辅助，与自主呼吸同步。

（柳国芳）

二十七、小儿电除颤技术操作考核评分标准

科室＿＿＿＿＿＿＿＿＿　姓名＿＿＿＿＿＿　考核人员＿＿＿＿＿＿　考核日期：　　年　月　日

项目	总分（分）	技术操作要求	标分（分）	评分标准	扣分（分）
仪表	5	仪表、着装符合护士礼仪规范，戴手表	5	1 项不合要求扣 2 分	
操作前准备	5	1. 物品准备：纱布 5 块、弯盘、导电糊或盐水纱布 2 块	3	物品少 1 件扣 1 分	
		2. 检查除颤仪（除仪完好备用状态的检查方法：打开机器，调至 5J、充电，放电后旋钮回位），检查除颤仪电量充足，电极板完好，导联线连接紧密	2	1 项不合要求扣 1 分	
安全评估	10	1. 安全评估：评估环境，确保现场安全	1	拍打部位不正确扣 1 分	
		2. 发现患儿病情变化，心电监护示室颤波	1	未呼叫患儿扣 1 分	
		3. 判断患儿反应：轻拍患儿肩部，大声呼叫患儿"您还好吗？"	1	判断时间不正确扣 1 分	
		4. 如判断患儿无反应时，立即启动急救反应系统并获取 AED/除颤仪	2	找颈动脉部位不正确，每次扣 2 分	
		5. 判断呼吸及颈动脉搏动（同时）：注视或观测胸部运动，检查呼吸是否缺失或异常。使用近侧 2 个或 3 个手指找到气管，将手指滑到气管和颈侧肌肉之间的沟内，感触脉搏。同时判断 5～10s	2	未打开被子扣 1 分 未记录时间扣 1 分 其余 1 项不合要求扣 1 分	
		6. 如无呼吸或呼吸异常，并没有明确感触到脉搏，记录抢救时间	1		
		7. 立即去枕平卧硬板床，解衣领、松腰带，双上肢位于患儿躯体两侧，左臂外展。口述：由他人进行徒手心肺复苏	2		
操作过程	60	1. 将用物携至床旁	1	除颤部位暴露不充分扣 2 分	
		2. 开启除颤仪	2	电极板放置位置错误扣 5 分	
		3. 去除患儿身上金属物质，电极片避开除颤部位，检查有无心脏起搏器及通信设施干扰	2	双电极板对搓扣 5 分	
		4. 用纱布擦干患儿除颤部位皮肤	2	未确定周围人员直接或间接与患儿接触扣 5 分	
		5. 将除颤电极板均匀涂抹导电糊	5	操作者身体与患儿接触扣 5 分	
		6. 确定除颤仪设置为"非同步方式"	5		
		7. 选择能量，首次使用能量为 2J/kg，如首次电击不成功，可进行第二次除颤，能量为 4J/kg，不超过成人最大剂量 360J	5	从启动用手控除颤电极板至第 1 次除颤完毕，全过程超过 20s 扣 3 分	
		8. 安放电极板：电极板（Sternum）放在胸骨右缘第 2 肋间，电极板（Apex）放在左腋前线第 5 肋（左侧心尖区）	5	未观察局部皮肤有无灼伤扣 2 分	
		9. 将电极板贴紧胸壁，压力适当	3	其余 1 项不合要求扣 2 分	
		10. 充电	3		
		11. 再次观察心电示波示室颤波	3		
		12. 口述："请旁人离开"并确认所有人已离开	3		
		13. 放电：双手拇指同时按压放电按钮，电击除颤	5		
		14. 放电后立即进行 5 个循环的 CPR	5		
		15. 再次观察心电示波，如恢复窦性心律。口述：除颤成功，记录时间。若仍为室颤波，准备再次除颤	3		
		16. 擦净患儿身上的导电糊，观察局部皮肤有无灼伤，协助患儿穿衣	3		
		17. 安慰清醒患儿	2		
		18. 电量旋钮回位，关闭除颤仪，擦净电极板导电糊，充电备用	3		

项目	总分（分）	技术操作要求	标分（分）	评分标准	扣分（分）
操作后	5	1. 协助患儿取舒适体位，整理床单位 2. 整理用物，清洁、消毒除颤仪备用 3. 洗手，记录并做好交接班	2 1 2	1项不合要求扣1分	
评价	10	1. 操作动作迅速、手法熟练，有效抢救成功 2. 患儿皮肤完整，无烧伤，床单位整洁 3. 操作时间3min	5 3 2	无急救意识扣5分 操作时间每延长30s扣1分	
理论提问	5	1. 电除颤的适应证和目的是什么 2. 电除颤的注意事项有哪些	5	少1条扣1分	
合计	100				

理论提问

1. 电除颤的适应证和目的是什么？

答：适应证为心室颤动、心室扑动、无脉性室性心动过速，以及药物难以转复的心房颤动、室上性心动过速。目的是纠正室性、房性心律失常。

2. 电除颤的注意事项有哪些？

答：①如心室颤动为细颤，除颤前可遵医嘱给予肾上腺素，使之转为粗颤再进行电除颤。②电击时，任何人不得接触患儿及病床，以免触电。③进行心电图示波监测，观察生命体征及肢体活动情况。④除颤前将患儿安放在抢救板上并去除身上的金属物品。⑤除颤前，确定患儿除颤部位无皮肤破损及潮湿，无敷料。如患儿有置入起搏器，应注意避开起搏器部位至少10cm。⑥1岁及以下和体重小于10kg婴幼儿，使用婴儿型电极板（直径4.5cm），大于1岁和体重大于10kg的儿童，使用成人电极板。⑦紧急除颤时，应保持患儿呼吸道通畅，心搏呼吸骤停时，应持续心肺复苏，必须中断时，时间应小于5s。⑧电极板使用后擦拭干净备用。⑨检查除颤仪外观是否清洁、有无破损，应防压防水，有异常及时送检；检查有无备用电极片、心电图纸及导电糊，保持除颤仪完好备用状态。⑩除颤仪使用后及时充电，每日专人对除颤仪进行功能检测，打印测试单并粘贴保存。

（修　红　柳国芳）

二十八、患儿保护性约束技术操作考核评分标准

科室＿＿＿＿＿＿＿＿＿＿　姓名＿＿＿＿＿＿＿　考核人员＿＿＿＿＿＿＿　考核日期：　　年　月　日

项目	总分（分）	技术操作要求	标分（分）	评分标准	扣分（分）
仪表	5	仪表、着装符合护士礼仪规范	5	1项不合要求扣2分	

续表

项目	总分（分）	技术操作要求	标分（分）	评分标准	扣分（分）
操作前准备	8	1. 洗手，戴口罩 2. 核对医嘱单、执行单 3. 备齐用物，用物放置合理、有序，依次检查所备物品，保证安全有效 （1）治疗车上层：宽绷带、肩部、膝部约束带、尼龙搭扣、约束带、床挡、支被架 （2）治疗下层：速干手消毒剂	2 3 3	未核对扣 3 分 其余 1 项不合要求扣 1 分	
安全评估	12	1. 携执行单至床边，查对床头牌，查对患儿，询问患儿姓名，查看手腕带与执行单信息是否一致 2. 解释操作目的、方法，了解患儿病情、神志、意识状态、肢体活动度、管道、伤口等情况，向患儿和家属解释约束的必要性，保护器具的作用及使用方法，取得配合 3. 约束部位有无各类置管、局部皮肤颜色、温度及完整性、肢端血供情况 4. 环境安静、整洁，光线明亮 5. 与患儿沟通时语言规范，态度和蔼	3 3 4 1 1	未核对扣 3 分 未核对床头牌、手腕带、患儿各扣 2 分 查对患儿姓名不规范扣 2 分 其余 1 项不合要求扣 1 分	
操作过程	60	1. 协助患儿取舒适体位 2. 床挡固定法 （1）安装床挡 （2）意识不清、躁动的患儿根据需要放置防护垫 3. 宽绷带固定法：先用棉垫包裹手腕、踝部，再用宽绷带打成双套结，套在棉垫外，稍拉紧，将带子系在床缘上 4. 肩部约束带固定法 （1）肩部约束带用宽布制成，宽 8cm，长 120cm，一端制成袖筒状 （2）使用时，患儿两侧肩部套上袖筒，腋窝衬棉垫，两袖筒上的系带在胸前打活结固定，把 2 较宽的长带尾端系于床头，必要时将枕横立于床头。也可将大单斜折成长条，做肩部约束 5. 膝部约束带固定法 （1）膝部约束带用宽布制成，宽 10cm、250cm，宽带中部相距 15cm 分别钉 2 双头带 （2）使用时，两膝衬棉垫，将约束带横放于两膝上，两头带各缚住一侧膝关节，将宽带两端系于床缘，也可用大单进行固定 6. 尼龙搭扣约束固定法 （1）约束带用宽布和制尼龙搭扣扣成 （2）使用时，在被约束部位衬棉垫，约束带放于关节处，对合约束带上的尼龙搭扣，松紧适宜，将带子系于床缘 7. 支被架使用法：使用时，将支被架罩于防止受压的部位，盖好盖被 8. 安全评估：实行约束的患儿，需每 1 小时巡视 1 次，重点观察约束部位的皮肤，做好皮肤的护理 9. 使用约束带后，清醒患儿需询问感受，交代注意事项 10. 洗手，核对签字，交班 11. 停止约束时，必须向患儿或家属提前做好解释，给予心理支持 12. 松解约束器具后，观察局部皮肤情况，洗手，签字	2 2 4 6 2 5 2 5 2 5 2 8 3 2 5 5	未解释扣 3 分 操作方法不规范扣 5 分 约束带固定时，系带过松 1 扣 2 分 约束带固定时，系带过紧影响血液循环一侧扣 3 分 松解约束器具后，未观察局部皮肤情况扣 10 分 使用约束带后未交接班扣 10 分 其余 1 项不合要求扣 1 分	

续表

项目	总分（分）	技术操作要求	标分（分）	评分标准	扣分（分）
操作后	5	1. 妥善安置患儿，整理床单位 2. 整理用物 3. 洗手，记录	2 1 2	1项不合要求扣2分	
评价	5	1. 患儿无不适感觉 2. 操作规范熟练，方法正确，安全指导 3. 操作时间10min	2 2 1	操作不熟练扣2分 操作时间每延长30s扣1分	
理论提问	5	1. 患儿约束法注意事项有哪些 2. 使用约束器具前需评估患儿哪些情况	5	少1条扣1分	
合计	100				

理论提问

1. 患儿约束法注意事项有哪些？

答：①告知患儿或家属陪护人约束的目的、部位、时间、并发症及配合事项，签约束带使用知情同意书。②实施约束时，将患儿肢体处于功能位，约束带松紧适宜，以能容纳一二个手指为原则，必须系活结。③密切观察约束部位的皮肤状况。④保护性约束属制动措施，使用时间不宜过长，病情稳定或治疗结束后，应及时解除约束。需较长时间约束者，每2小时松解约束带1次，时间为15～30min，协助患儿活动肢体、翻身。⑤准确记录并交接班，包括约束的原因、时间，约束带的数目，约束部位，约束部位皮肤状况，解除约束时间等。⑥使用约束背心或约束衣时，观察患儿的呼吸和面色，防止发生窒息。

2. 使用约束器具前需评估患儿哪些情况？

答：①患儿的病情、年龄、意识状态、生命体征及肢体活动度，有无皮肤摩擦破损及血液循环障碍等情况。②患儿及家属对约束器具使用目的及方法的了解、接受和合作程度。有无使用约束器具而出现异常的心理反应，如内心不安、躁动、反抗等，避免因此造成患儿自伤、撞伤等意外的发生。

（徐毅君　张　惠）

二十九、早产儿暖箱应用技术操作考核评分标准

科室_____　姓名_____　考核人员_____　考核日期：　年　月　日

项目	总分（分）	技术操作要求	标分（分）	评分标准	扣分（分）
仪表	5	仪表、着装符合护士礼仪规范	5	1项不合要求扣2分	
操作前准备	10	1. 洗手，戴口罩 2. 核对医嘱单、执行单 3. 备齐用物，用物放置合理、有序，依次检查所备物品，保	2 3 3	未核对扣3分 物品缺1项扣1分 其余1项不合要求扣1分	

续表

项目	总分 （分）	技术操作要求	标分 （分）	评分标准	扣分 （分）
		证安全有效。暖箱床垫、床罩、婴儿单衣、包布、尿裤、注射用水、速干手消毒剂、早产儿暖箱 1 台 4. 准备暖箱：检查暖箱各个部件性能，清洁消毒暖箱，铺好婴儿床垫、床罩及包布，关闭所有有机玻璃门，水槽内加无菌注射用水至上下水位线	2		
安全评估	10	1. 备齐用物携至床旁，核对患儿，查看床头牌、手腕带与执行单是否一致 2. 评估患儿的孕周、出生体重、日龄、生命体征及一般情况、有无并发症等 3. 评估暖箱性能及是否处于备用状态 4. 调节室温，环境安静、整洁，温度适宜 5. 与家长沟通时语言规范，态度和蔼	3 2 2 2 1	未核对扣 3 分 未核对床头牌、手腕带、患儿各扣 1 分 核对患儿不规范扣 2 分 少评估 1 项扣 1 分 其余 1 项不合要求扣 1 分	
操作过程	60	1. 接通电源，打开电源开关 2. 检查各项仪表显示是否正常 3. 根据患儿体重设定暖箱温度，调节湿度保持在 55%～65% 4. 将暖箱预热使温度升至所需温度 5. 再次核对患儿，执行单 6. 更换尿裤、单衣后放入暖箱，包布裹紧 7. 关闭箱门 8. 定时测量体温，注意保持体温在 36～37℃，根据体温调节箱温，做好记录 9. 每日清洁暖箱，更换水槽中注射用水 10. 各项治疗、护理尽量在暖箱内集中进行，避免过多搬动患儿 11. 密切观察患儿生命体征的变化 12. 观察箱温使用情况 13. 口述：操作过程中随时观察患儿病情变化	2 3 10 2 5 3 2 10 5 5 3 5 5	未核对 1 次扣 3 分 核对内容不全少 1 项扣 1 分 查对患儿姓名不规范扣 2 分 温度设置错误扣 10 分 操作程序错误扣 10 分 其余 1 项不合要求扣 1 分	
操作后	5	1. 整理床单位，帮助患儿取舒适卧位 2. 用物处理正确 3. 再次核对执行单，洗手，记录	1 2 2	1 项不合要求扣 2 分	
评价	5	1. 操作规范、熟练 2. 暖箱温、湿度设置正确；熟悉常见故障及排除方法 3. 操作时间 10min	1 2 2	操作不熟练扣 1 分 操作时间每延长 30s 扣 1 分	
理论提问	5	1. 暖箱应用的注意事项有哪些 2. 暖箱的温度如何设置	5	少 1 条扣 1 分	
合计	100				

理论提问

1. 暖箱应用的注意事项有哪些?

答：①暖箱应避免阳光直射，冬季避开热源及冷空气对流处。②使用暖箱时室温不宜过低，以免暖箱大量散热。③使用中注意观察暖箱各仪表显示是否正常，出现报警要及时查找原因并予处理，必要时切断电源，请专业人士进行维修。④在使用暖箱过程中严格执行操作规程，以保证安全。⑤长期使用暖箱的患儿，每周更换 1 次暖箱并进行彻底消毒。使用过程中定期进行细菌学监测。

2. 暖箱的温度如何设置？

答：根据患儿体重设定暖箱温度，一般体重 1501～2000g 者，暖箱温度在 30～32℃；体重 1001～1500g 者，暖箱温度在 32～34℃；体重≤1000g 者，暖箱温度在 32～36℃。

（陈娜娜）

第六节　妇科护理技术操作考核评分标准

一、阴道灌洗上药技术操作考核评分标准

科室＿＿＿＿＿＿＿＿＿＿　姓名＿＿＿＿＿＿＿＿　考核人员＿＿＿＿＿＿＿＿　考核日期：　年　月　日

项目	总分（分）	技术操作要求	标分（分）	评分标准	扣分（分）
仪表	5	仪表、着装符合护士礼仪规范	5	1 项不合要求扣 2 分	
操作前准备	8	1. 洗手，戴口罩 2. 核对医嘱单、执行单 3. 备齐用物，用物放置合理、有序，依次检查所备物品，保证安全有效 （1）常用灌洗溶液：0.02～0.05%聚维酮碘、0.1%苯扎溴铵、生理盐水；2%～4%碳酸氢钠溶液；1%乳酸溶液；4%硼酸溶液；0.5%醋酸溶液；1∶5000 高锰酸钾溶液等 （2）治疗车上层：执行单、卵圆钳、水温计 1 个、治疗盘内放置一次性冲洗袋 1 个、治疗碗 2 个（一碗放置肥皂水棉球 1 个、一次性镊子 1 个，另一碗内盛碘伏棉球 1 个）、一次性手套 1 副、一次性窥阴器 1 个、无菌干纱布 2 块 （3）治疗车下层：弯盘、速干手消毒剂、一次性会阴垫巾、便盆 1 个、医疗垃圾袋、生活垃圾袋 （4）另备物品：输液架 1 个	2 3 3	未核对扣 3 分 灌洗溶液选择不正确扣 3 分 其余 1 项不合要求扣 1 分	
安全评估	12	1. 备齐用物，灌洗液水温（41～43℃） 2. 核对患者，询问患者姓名，查看手腕带与执行单是否一致 3. 了解患者病情，是否有月经来潮，性生活史，意识状态，自理能力，合作程度及心理反应情况，解释阴道灌洗上药目的、方法及配合指导正确 4. 检查患者外阴皮肤、阴道情况 5. 环境安静、整洁，光线明亮，温度适宜，注意保护隐私 6. 与患者沟通时语言规范，态度和蔼	3 3 2 2 1 1	未核对扣 3 分 未核对手腕带、患者各扣 2 分 查对患者姓名不规范扣 2 分 少评估 1 项扣 1 分 其余 1 项不合要求扣 1 分	
操作过程	60	1. 嘱患者排空膀胱，协助患者取膀胱截石位，臀下铺一次性尿垫 2. 根据病情配制冲洗液 500～1000ml，将装有冲洗的冲洗袋挂于输液架，冲洗液温度 41～43℃，其高度距离床沿 60～70cm	5 8	未核对 1 次扣 3 分 核对内容不全少 1 项扣 1 分 溶液性质不适宜扣 2 分 核对患者姓名不规范扣 2 分	

项目	总分（分）	技术操作要求	标分（分）	评分标准	扣分（分）
		3. 再次核对患者	3	未用肥皂水棉球擦洗扣	
		4. 戴一次性手套，用一次性镊子夹取肥皂水棉球，自上而下、由外向内顺序擦洗外阴	8	3 分	
		5. 右手持冲洗头，用灌洗液冲洗外阴部，原则自上而下、自外向内	5	动作欠轻柔扣 2 分 冲洗顺序不正确扣 2 分 冲洗阴道方法不正确扣	
		6. 用左手将小阴唇分开，将灌洗头沿阴道纵侧壁的方向缓缓插入至阴道达阴道后穹部。边冲洗边将灌洗头围绕子宫颈轻轻的前后左右移动（或用窥阴器暴露宫颈后再冲洗，冲洗时转动窥阴器，使整个阴道穹窿及阴道侧壁冲洗干净后，再将窥阴器轻轻按下，使阴道内的残留液体完全流出）	15	5 分 操作中未与患者交流扣 2 分 未冲洗外阴扣 2 分 其余 1 项不合要求扣 1 分	
		7. 当灌洗液约剩 100ml 时，关闭调节器，拔出灌洗头和窥阴器，再冲洗一次外阴部，然后扶患者坐于便盆上，使阴道内残留的液体流出	5		
		8. 撤离便盆，用干纱布擦干外阴，换掉一次会阴垫，协助患者整理衣裤	4		
		9. 手消毒	1		
		10. 再次核对患者，签名	4		
		11. 询问患者的感受	2		
操作后	5	1. 爱护体贴患者，注意保护隐私	2	1 项不合要求扣 1 分	
		2. 处理用物方法正确	1		
		3. 洗手，记录	2		
评价	5	1. 操作方法正确、熟练	2	操作不熟练扣 3 分	
		2. 患者配合，无不适感	2	操作时间每延长 30s 扣	
		3. 操作时间 5min	1	1 分	
理论提问	5	1. 阴道灌洗的目的是什么 2. 阴道灌洗上药的禁忌证有哪些	5	少 1 条，扣 1 分	
合计	100				

理论提问

1. 阴道灌洗的目的是什么？

答：阴道灌洗可促进阴道血液循环，减少阴道分泌物，缓解局部充血，控制和治疗炎症及术前准备。

2. 阴道灌洗上药的禁忌证有哪些？

答：无性生活史者一般禁止阴道灌洗上药，若治疗需要与医师确认后可用导尿管进行阴道灌洗，不能使用阴道窥器；月经期、产后或人工流产后子宫颈口未闭或有阴道出血患者，不宜行阴道灌洗，以免引起上行性感染；宫颈癌患者有活动性出血者，为防止大出血，禁止灌洗，可行外阴擦洗。

（秦冬岩）

二、膀胱容量与压力测定技术操作考核评分标准

科室＿＿＿＿＿＿＿ 姓名＿＿＿＿＿＿＿ 考核人员＿＿＿＿＿＿＿ 考核日期：　　年　月　日

项目	总分（分）	技术操作要求	标分（分）	评分标准	扣分（分）
仪表	5	仪表、着装符合护士礼仪规范	5	1项不合要求扣2分	
操作前准备	8	1. 洗手，戴口罩 2. 核对医嘱单、执行单 3. 备齐用物，用物放置合理、有序，依次检查所备物品，保证安全有效 （1）治疗车上层：执行单、一次性导尿包、一次性输液器2个、三通2个、2ml空针2个、无菌剪刀、测压标尺1个、标记好刻度500ml灭菌注射用水1瓶（加温35～37℃） （2）治疗车下层：弯盘、一次性尿垫、便盆、速干手消毒剂、医疗垃圾袋、生活垃圾袋、量杯 （3）另备：屏风、可调节输液架1个	2 3 3	未核对扣3分 其余1项不合要求扣1分	
安全评估	12	1. 备齐用物至床旁，核对患者，询问患者姓名，查看床头牌、手腕带与执行单是否一致 2. 了解患者病情，意识状态，自理能力，合作程度及心理反应情况，解释膀胱容量测定的目的、方法及配合指导正确 3. 了解膀胱充盈感知能力，未服口服镇静药和影响膀胱功能的药物；尿常规结果（白细胞++以上并有红细胞时需谨慎使用）；患者无膀胱内感染伴全身症状、无出血倾向、尿管及尿袋在位情况，是否咳嗽、会阴部情况 4. 环境安静、整洁，光线明亮，温度适宜，注意保护隐私，必要时遮挡 5. 与患者沟通时语言规范，态度和蔼	3 3 3 2 1	未核对扣3分 未核对手腕带、患者各扣2分 查对患者姓名不规范扣2分 少评估1项扣1分 其余1项不合要求扣1分	
操作过程	60	1. 将膀胱冲洗器垂直固定于测压标尺旁，将测压标尺挂在输液架的一侧 2. 调节输液架使测压标尺的零点与患者的耻骨联合在同一水平面上 3. 插上一次性输液器进行排气并悬挂在输液架的另一侧，将输注灭菌注射用水的一次性输液器出水管与测压管的进水管使用三通相连，测压管另一端夹闭 4. 协助患者取仰卧位或坐位 5. 再次核对 6. 排空膀胱内的尿液，记录尿量（残余尿量），固定导尿管，排空导尿管气囊，将导尿管的开口与输注灭菌注射用水的一次性输液器的另一端相连，确认各管道连接通畅 7. 打开输液调节器以20～30ml/min向膀胱内灌入灭菌注射用水 8. 观察每进入一定容量的液体，测压管中的水柱波动情况（以cmH₂O代表压力的变化） 9. 操作过程中注意询问患者的感觉：最初排尿感、正常排尿感、强烈排尿感、急迫排尿感、疼痛等，对应容量进行记录 10. 记录容量改变时的压力改变（每进入50ml液体量对应水柱波动的数值） 11. 当测压管中的水柱升至40cmH₂O以上或尿道口有漏尿时停止测定，撤除测定装置，引流排空膀胱，拔出导尿管，记录尿量并进行分析	2 5 5 2 3 5 5 6 8 5 8	输液架测压管的零点与患者的耻骨联合未在同一水平面上扣5分 各管道不通畅扣5分 核对患者姓名不规范扣2分 灌入速度不合要求扣5分 操作过程未询问患者感觉扣5分 未记录容量扣5分 未记录容量改变时的压力改变5分 未观察水柱变化扣5分 操作中未与患者交流扣2分 操作中未观察病情扣5分 停止操作指征不明确扣5分 其余1项不合要求扣1分	

续表

项目	总分 （分）	技术操作要求	标分 （分）	评分标准	扣分 （分）
		12. 手消毒 13. 再次核对，签名 14. 询问患者的感受	1 3 2		
操作后	5	1. 洗手，记录 2. 处理用物方法正确 3. 关注患者有无不适反应	2 1 2	1 项不合要求扣 1 分	
评价	5	1. 操作过程顺利，患者无不适，能正确配合 2. 保护患者隐私，操作过程注意保暖 3. 操作方法正确，熟练记录正确 4. 操作时间 3min	1 1 2 1	操作不熟练扣 3 分 操作时间每延长 30s 扣 　1 分	
理论提问	5	1. 膀胱容量与压力测定的注意事项是什么 2. 膀胱安全压力与安全容量是什么	5	少 1 条扣 1 分	
合计	100				

理论提问

1. 膀胱容量与压力测定的注意事项是什么？

答：①灌注的速度会影响测定的结果，应以均匀的速度滴入膀胱。一般采用 20～30ml/min 作为常规灌注速度，但膀胱过度活跃时点滴的速度小于 10ml/min。如果水柱上升速度很快，此时不一定要停止测定，可以先减慢滴速，再做观察。②操作前、中、后都要测量血压。③在测定前、中、后嘱患者咳嗽，以测试各管道是否通畅，水柱波动是否灵敏。

2. 膀胱安全压力与安全容量是什么？

答：膀胱在充盈期压力应小于 $40cmH_2O$，而在排尿期的压力应小于 $60cmH_2O$，此压力称为安全压力，只有在安全压力下贮尿和排尿上尿路的功能才能得到保护。正常人在充盈期的压力为 $10～15cmH_2O$。在安全压力下的膀胱容量才是安全容量。

（秦冬岩）

第七节　产科护理技术操作考核评分标准

一、听诊胎心音技术操作考核评分标准

科室_____　姓名_____　考核人员_____　考核日期：　　年　月　日

项目	总分 （分）	技术操作要求	标分 （分）	评分标准	扣分 （分）
仪表	5	仪表、着装符合护士礼仪规范	5	1 项不合要求扣 2 分	

续表

项目	总分（分）	技术操作要求	标分（分）	评分标准	扣分（分）
操作前准备	8	1. 洗手，戴口罩 2. 核对医嘱单、执行单 3. 备齐用物，用物放置合理、有序，依次检查所备物品，保证安全有效。多普勒胎心仪、耦合剂、带秒针的钟（表）、卫生纸	2 3 3	未核对扣3分 物品准备每少1件扣2分 其余1项不合要求扣1分	
安全评估	12	1. 备齐用物携至床旁，核对孕妇。询问孕妇姓名，查看床头牌、手腕带与执行单是否一致 2. 了解孕妇孕周大小、胎方位、胎动情况，解释操作目的、方法及如何配合，询问是否大小便 3. 了解孕妇自理能力、合作程度及局部皮肤情况 4. 查看环境是否适合操作（安静、整洁、舒适，光线明亮，用屏风或隔帘遮挡孕妇，保护孕妇隐私） 5. 与孕妇沟通时语言规范，态度和蔼	3 3 3 2 1	未核对扣3分 未核对床头牌、手腕带、孕妇各扣2分 查对孕妇姓名不规范扣2分 未询问孕周及胎动情况扣2分 未评估局部皮肤扣2分 未遮挡孕妇2分 其余1项不合要求扣1分	
操作过程	55	1. 协助孕妇取仰卧位、侧卧位或半卧位，双腿伸直 2. 暴露腹部 3. 判断胎背位置 4. 涂耦合剂于多普勒听诊探头 5. 将探头放在胎背处听诊 6. 听到钟表"嘀嗒"双音后，记数1min 7. 安全评估：注意胎心的频率、节律、强弱；注意与腹主动脉音、子宫杂音、脐带杂音相鉴别 8. 告知孕妇胎心音正常范围及所测结果 9. 卫生纸擦去腹部及探头耦合剂 10. 协助孕妇穿衣，取舒适卧位 11. 告知孕妇自我监测胎动的重要性 12. 教会孕妇自我监测胎动的方法 13. 洗手 14. 再次核对孕妇，记录胎心的数值及听取胎心的时间 15. 签名	3 3 3 3 5 8 3 3 3 3 5 6 2 3 2	未核对1次扣3分 未查对床头牌、手腕带、孕妇各扣2分 查对孕妇姓名不规范扣2分 计数时间不够扣2分 未告知孕妇胎心音的正常范围扣2分 未擦拭腹部及探头耦合剂各扣3分 其余1项不合要求扣1分	
操作后	5	1. 爱护体贴孕妇，整理床单位 2. 物品处理正确 3. 洗手，记录	2 1 2	1项不合要求扣1分	
评价	10	1. 动作轻巧、准确、操作方法规范 2. 孕妇感觉舒适 3. 孕妇知道自我监测胎动方法 4. 操作时间3min	3 3 3 1	操作不熟练扣3分 操作时间每延长30s扣1分	
理论提问	5	1. 听诊胎心音的注意事项有哪些 2. 孕妇自我监测胎动的方法有哪些	5	少1条扣1分	
合计	100				

理论提问

1. 听诊胎心音的注意事项有哪些？

答：①室内环境安静，孕妇积极配合。②听胎心音时，要与子宫杂音、腹主动脉杂音及脐带杂音相鉴别。③若胎心音<110 次/分或者>160 次/分，需立即触诊孕妇脉搏进行对比鉴别，确诊无误后报告医师同时吸氧，左侧卧位，进行胎心监护。

2. 孕妇自我监测胎动的方法有哪些？

答：孕妇每日早、中、晚各数 1h 胎动，3 次相加乘以 4 得 12h 胎动数。若胎动<3 次/小时，12h 胎动<10 次/小时，或较前下降 50%且不能恢复者，提示胎儿缺氧。

（宋秀红）

二、铺产台技术操作考核评分标准

科室＿＿＿＿＿＿　姓名＿＿＿＿＿　考核人员＿＿＿＿＿＿　考核日期：　　年　月　日

项目	总分（分）	技术操作要求	标分（分）	评分标准	扣分（分）
仪表	5	仪表、着装符合助产士礼仪规范	5	1 项不合要求扣 2 分	
操作前准备	10	1. 洗手、戴口罩 2. 核对医嘱单、执行单 3. 备齐用物，用物放置合理、有序，依次检查所备物品，保证安全有效 　器械台上层放置：产包（内有外包皮 1 个、内包皮 1 个、止血钳 4 把，断脐剪 1 把，侧切剪 1 把，持针器 1 把，镊子 1 把，尺子 1 把，线剪 1 把、集血器 1 个、吸球 1 个，换药碗 1 个，药杯 1 个、接生巾 1 个、脐带夹或脐带包 1 个、纱布 14 块、碘伏棉球 6 块）；一次性产包（手术衣 2 件、产单 1 个、接生巾 3 个、长裤 2 只、尾砂 1 块） 4. 环境：将室温调节至 26～28℃，辐射台提前打开预热（足月儿辐射台温度为 28～30℃，早产儿辐射台温度 32～35℃，极低体重儿辐射台温度根据儿科医师医嘱调节）。将新生儿用物及襁褓放至辐射台预热	2 3 3 2	不合要求扣 2 分 未核对扣 3 分 物品准备每少 1 件扣 1 分 其余 1 项不合要求扣 1 分 未提前预热辐射台扣 5 分 未准备好用物扣 2 分	
安全评估	10	1. 备齐用物携至床旁，核对产妇。询问产妇姓名、查看床头牌、手腕带与执行单是否一致 2. 了解产妇、意识状态、自理能力、合作程度及心理反应情况，解释铺产台目的、方法及配合指导，以取得配合 3. 检查产妇会阴清洁及胎儿先露部拨露程度 4. 环境安静、整洁，光线明亮，30min 内无清洁	3 3 3 1	未核对扣 3 分 未核对床头牌、手腕带、产妇各扣 2 分 查对产妇姓名不规范扣 2 分 少评估 1 项扣 3 分 其余 1 项不合要求扣 1 分	
操作过程	50	1. 再次核对产妇手腕带，取膀胱截石位 2. 接生者外科刷手，刷手毕，取屈肘手高姿势，进入分娩间 3. 助手按无菌操作原则将消毒产包外包皮打开 4. 接生者穿手术衣，戴手套，检查产包内消毒指示剂是否达消毒标准，接生者双手拿住产单的上侧两角，用两端的折角将双手包住，嘱产妇在宫缩间歇期抬臀，将产单的近端铺于产妇臀下，将产单整理平整，取裤袜（由助手协助抬起产妇左腿），将长袜套于产妇左腿，尽量拉长袜至产妇大腿根部，裤袜开口端在大腿外侧；同法穿右腿。注意双手保持无菌	3 5 3 25	未核对 1 次扣 3 分 刷手毕未按照屈肘手高姿势扣 2 分 不注意产妇主诉扣 2 分 不注意保暖扣 2 分 污染 1 次扣 5 分 顺序错误扣 2 分 污染 1 次扣 2 分 顺序错误扣 2 分 准备好用物扣 2 分 其余 1 项不合要求扣 1 分	

项目	总分（分）	技术操作要求	标分（分）	评分标准	扣分（分）
		5. 将一接生巾打开，一侧反折盖于产妇腹部	3		
		6. 将另一接生巾打开对折、再对折摆放在产妇臀下方用于会阴保护	3		
		7. 将2把止血钳和1把断脐剪放置器械台近端摆好，方便取用	5		
		8. 随后准备其他接生物品，将其余器械、敷料按接生使用顺序依次摆好	3		
操作后	10	1. 爱护体贴产妇，正确指导产妇屏气用力 2. 与产妇沟通时语言规范，态度和蔼	5 5	1项不合要求扣5分 语言不规范扣3分	
评价	5	1. 操作方法正确、熟练 2. 正确指导产妇配合，铺台过程无污染，产妇无不适感觉 3. 操作时间3min	2 2 1	操作不熟练扣3分 操作时间每延长30s扣1分	
理论提问	10	1. 如何检查产包 2. 铺台过程中应注意哪些	10	少1条扣2分	
合计	100				

理论提问

1. 如何检查产包？

答：检查产包有效期，有无潮湿、松散等被污染情况。

2. 铺台过程中应注意哪些？

答：①向产妇解释铺台的目的和方法，取得产妇的配合。②铺台过程中注意产妇保暖，听取产妇主诉。③嘱产妇及陪产家属勿触摸无菌物品。④随时观察分娩进程，确保接产安全。⑤指导产妇正确屏气用力，适度保护会阴。

（宋秀红　王丽娜）

三、新生儿疾病筛查技术操作考核评分标准

科室＿＿＿＿＿＿＿＿　姓名＿＿＿＿＿＿　考核人员＿＿＿＿＿＿　考核日期：　年　月　日

项目	总分（分）	技术操作要求	标分（分）	评分标准	扣分（分）
仪表	5	仪表、着装符合护士礼仪规范	5	1项不合要求扣2分	
操作前准备	8	1. 洗手、戴口罩 2. 核对医嘱单、执行单（按医嘱核对新生儿姓名、日龄及听力筛查时间） 3. 备齐用物，用物放置合理、有序，依次检查所备物品、药品，保证安全有效 （1）治疗车上层：采血针2个，75%酒精、棉签、采血卡片 （2）治疗车下层：弯盘、速干手消毒剂、医疗垃圾袋、生活垃圾袋	2 3 3	未查对扣3分 物品准备每少1件扣1分 其余1项不合要求扣1分	

项目	总分（分）	技术操作要求	标分（分）	评分标准	扣分（分）
安全评估	12	1. 核对新生儿姓名、采血卡片及采血时间 2. 备齐用物携至床旁，按要求查对床号、新生儿手腕带、采血卡片。内容包括母亲姓名、住院号、居住地址、联系电话、新生儿性别、孕周、出生体重、出生日期及采血日期、采血单位等 3. 评估新生儿的全身情况，评估新生儿采血部位状况 4. 环境安静、整洁、舒适、安全，适合进行新生儿疾病筛查 5. 与产妇沟通时语言规范，态度和蔼	3 3 3 2 1	未查对产妇及新生儿扣3分 未查对床头牌、手腕带、新生儿、采血卡片各扣1分 查对产妇姓名不规范扣2分 未评估采血部位皮肤情况扣2分 其余1项不合要求扣1分	
操作过程	55	1. 正确包裹新生儿，暴露采血部位 2. 按摩或热敷新生儿足部 3. 再次检查采血卡片 4. 再次核对产妇及新生儿（产妇、执行单、采血卡片），向产妇解释采血的目的、意义 5. 再次检查、确认采血部位 6. 以穿刺点为中心，用75%酒精消毒皮肤直径>5cm 7. 使用一次性采血针，刺至跟内或外侧，深度<3mm 8. 用干棉球拭去第1滴血 9. 取第2滴血 10. 将滤纸片接触血滴，切勿触及足跟皮肤，使血自然渗透至滤纸背面，至少采集3个血斑 11. 手持消毒棉签轻压取血部位使其止血 12. 再次核对产妇姓名及采血卡片 13. 将血片置于清洁空气中，避免阳光直射，自然晾干呈深褐色 14. 将检查合格的滤纸干血片，置于封口塑料袋内 15. 将血片保存在2～8℃冰箱中 16. 洗手，签名（执行单、医嘱单及新生儿疾病筛查知情同意书）	2 2 3 4 4 3 5 3 2 8 3 3 6 2 2 3	未核对1次扣3分 核对内容不全，少1项扣1分 查对不规范扣2分 消毒后未待干扣2分 采血片触及足底皮肤扣2分 未再次核对扣2分 违反无菌操作原则1次扣2分 未洗手扣2分 其余1项不合要求扣1分	
操作后	10	1. 爱护体贴产妇及新生儿 2. 告知新生儿家长采血后注意事项 3. 告知新生儿家长采血后查询网址并发放查询码,2个月内保持通信畅通 4. 物品处理正确 5. 洗手，记录	2 2 2 2 2	1项不合要求扣1分	
评价	5	1. 动作轻巧、准确，操作方法规范 2. 产妇及家属能说出新生儿疾病筛查的目的 3. 操作时间3min	1 2 2	操作不熟练扣2分 操作时间每延长30s扣1分	
理论提问	5	1. 新生儿疾病筛查的注意事项有哪些 2. 新生儿疾病筛查的目的是什么	5	少1条扣2分	
合计	100				

理论提问

1. 新生儿疾病筛查的注意事项有哪些?

答：①采血针必须一人一针。②采血时间为出生 3～7d，并充分哺乳，哺乳次数 6 次及以上；对于各种原因（早产儿、低体重儿、提前出院者等）没有采血者，最迟不宜超过出生后20d。③每个血斑直径＞10mm，无污染。④若新生儿使用抗生治疗需停药72h后方能采血。

2. 新生儿疾病筛查的目的是什么？

答：可以早发现苯丙酮尿症、先天性甲状腺功能减退症、先天性肾上腺皮质增生症、葡萄糖-6-磷酸脱氢酶缺乏症，便于及早干预、降低新生儿致残率。

（宋秀红　班荣欣）

四、新生儿听力筛查技术操作考核评分标准

科室＿＿＿＿＿＿＿＿　姓名＿＿＿＿＿＿＿　考核人员＿＿＿＿＿＿＿　考核日期：　　年　月　日

项目	总分（分）	技术操作要求	标分（分）	评分标准	扣分（分）
仪表	5	仪表、着装符合护士礼仪规范	5	1项不合要求扣2分	
操作前准备	10	1. 洗手，戴口罩	2	未查对扣3分 物品准备每少1件扣1分 其余1项不合要求扣1分	
		2. 核对医嘱执行单（按医嘱核对新生儿姓名、日龄及听力筛查时间）	3		
		3. 备齐用物，用物放置合理、有序，依次检查所备物品、药品，保证安全有效	3		
		（1）治疗车上层：听力筛查耳机、耳塞、75%酒精、棉签			
		（2）治疗车下层：弯盘、速干手消毒剂、医疗垃圾袋、生活垃圾袋			
		4. 检查听力筛查仪工作状态，进行听力筛查前的校正	2		
安全评估	10	1. 携用物至产妇床前（或到听力筛查室），查对产妇及新生儿日龄（询问产妇姓名，查看产妇手腕带及新生儿足腕带）	3	未查对产妇及新生儿扣3分 未查对床头牌、产妇手腕带及新生儿足腕带各扣2分 查对产妇及新生儿姓名不规范扣2分 其余1项不合要求扣1分	
		2. 解释操作目的、方法及如何配合	2		
		3. 评估新生儿的全身情况，评估新生儿耳道情况	3		
		4. 环境安静无噪声、清洁、舒适，适合进行新生儿听力筛查	1		
		5. 与产妇沟通时语言规范，态度和蔼	1		
操作过程	60	1. 查对筛查时间	3	查对不规范扣2分 未查对床头牌、手腕带、产妇及新生儿日龄各扣2分 查对产妇姓名及新生儿日龄不规范扣2分 其余1项不合要求扣2分	
		2. 正确包裹新生儿	3		
		3. 清洁双侧耳道	5		
		4. 选择合适的耳塞型号	5		
		5. 调节好筛查机	5		
		6. 将带耳机的耳声发射装置放置于外耳道	5		
		7. 按下开始按钮，进行听力测试	2		
		8. 同法测试另一侧	15		
		9. 记录筛查结果和时间	6		
		10. 告知监护人、发放筛查通过的通知单	4		
		11. 再次核对产妇姓名及新生儿日龄	3		
		12. 洗手	1		
		13. 在执行单、医嘱单及新生儿听力筛查知情同意书上签名	3		
操作后	5	1. 整理新生儿包被爱护体贴新生儿	2	1项不合要求扣1分	
		2. 整理听力筛查仪，清洁耳声发射探头	1		
		3. 洗手，记录	2		

项目	总分 （分）	技术操作要求	标分 （分）	评分标准	扣分 （分）
评价	5	1. 动作轻巧，准确，操作方法规范 2. 新生儿感觉舒适，无哭闹 3. 操作时间 5min	1 2 2	操作不熟练扣2分	
理论提问	5	新生儿听力筛查的注意事项有哪些	5	少1条扣1分	
合计	100				

理论提问

新生儿听力筛查的注意事项有哪些？

答：①保持环境无噪声，保证新生儿安静状态。②对于没有通过听力筛查的新生儿，告知监护人，于产后 42d 复查。③每日对听力筛查机进行保养，注意耳塞的消毒，预防交叉感染。④告知产妇新生儿听力筛查的目的是对儿童先天性听力损失早期发现、早期干预，可以预防听力损失及语言功能障碍。

（宋秀红）

五、新生儿抚触法技术操作考核评分标准

科室_____ 姓名_____ 考核人员_____ 考核日期： 年 月 日

项目	总分 （分）	技术操作要求	标分 （分）	评分标准	扣分 （分）
仪表	5	仪表、着装符合护士礼仪规范	5	1项不合要求扣2分	
操作前准备	10	1. 着装整洁，洗手，剪指甲，戴口罩，摘手表 2. 核对医嘱单、执行单 3. 环境安静、整洁，关闭门窗，室温 26～28℃，湿度 50%～60% 4. 准备用物：水温计、润肤油、尿布、包被、速干手消毒液	2 3 2 3	人员准备不到位扣2分 环境准备不到位扣2分 物品少1件扣1分	
安全评估	10	1. 查对新生儿床号、性别及母亲姓名 2. 评估新生儿体征及全身皮肤情况。抚触按摩时新生儿不宜太饱或太饿，最好在餐后 30min 进行 3. 向新生儿家长做好解释工作，告知其进行新生儿抚触的目的及配合方法 4. 环境安静、整洁，光线明亮，适宜进行新生儿抚触	3 2 3 2	未核对扣3分 核对不规范扣3分 少评估1项扣1分	
操作过程	60	1. 保持室温 26～28℃，湿度 50%～60% 2. 解开包被，检查手腕带，核对姓名、床号、性别 3. 将新生儿放置包被上，解开新生儿衣物，检查全身情况，及时更换尿布 4. 操作前护士双手涂润肤油，抚触顺序为头部、胸部、腹部、上肢、手、下肢、足、背部、臀部，要求动作要到位，开始轻柔，然后逐渐加力。整套动作要连贯、熟练	2 5 3 8	未核对扣3分 核对不规范扣3分 少核对1项扣1分 未避开囟门扣1分 未避开脐部扣1分 未避开乳头扣1分 动作不轻柔扣5分	

项目	总分（分）	技术操作要求	标分（分）	评分标准	扣分（分）
		5. 动作要求：每个部位的动作重复 4~6 次 （1）头面部：两拇指指腹从眉间向两侧推至发际；两拇指从下颌部中央向两侧以上滑行，让上下唇形呈微笑状；一手托头，用另一手的指腹从前额发际线抚向脑后，避开囟门；最后示、中指分别在耳后乳突部轻按 1 下。换手同法抚触另半部 （2）胸部：两手分别从胸部的外下方（两侧肋下缘）向对侧上方交叉推进，至两侧肩部，在胸前画一个大的交叉，避开新生儿的乳头 （3）腹部：示中指依次从新生儿的右下腹至上腹向左下腹移动，呈顺时针方向画半圆，避开新生儿的脐部和膀胱 （4）四肢：两手交替抓住新生儿的一侧上肢，从上臂至手腕轻轻滑行，在滑行的过程中，从近端向远端分段挤捏。对侧及双下肢做法相同。用拇指指腹从新生儿掌面（足跟）向手指（足趾）方向推进，并从手指（足趾）两侧，轻轻提拉每个手指（足趾） （5）背部：协助新生儿翻身取俯卧位，以背脊为中分线，双手分别平行放在脊椎两侧，往相反方向重复移动双手；从背部上端开始逐步向下渐至臀部，最后由头顶沿脊椎抚触至骶部、臀部	30	动作不熟练扣 5 分 协助新生儿取俯卧位未观察口鼻扣 2 分 操作后未再次查对扣 2 分 未垫好尿布扣 2 分	
		6. 抚触完毕，为新生儿垫好尿布，用包被包好 7. 再次查对 8. 整理用物，洗手，记录	5 5 2		
操作后	5	1. 爱护体贴新生儿，协助产妇采取正确喂养方式 2. 告知家属：新生儿抚触的目的及配合方法	2 3	未告知扣 3 分 告知少 1 条扣 1 分	
评价	5	1. 新生儿卧位舒适 2. 与新生儿家长沟通到位 3. 关心体贴新生儿 4. 操作规范、熟练 5. 操作时间 8min	1 1 1 1 1	操作时间每延长 30s 扣 1 分	
理论提问	5	1. 新生儿抚触目的是什么 2. 新生儿抚触的注意事项是什么	5	少 1 条扣 1 分	
合计	100				

理论提问

1. 新生儿抚触目的是什么?

答：①新生儿抚触是肌肤的接触，促进母婴情感交流。②促进新生儿神经系统的发育，增加新生儿应激能力。③促进新生儿免疫系统的发育，提高免疫力。④促进新生儿消化系统发育，帮助食物吸收，使新生儿体重增加。

2. 新生儿抚触的注意事项是什么？

答：①窒息抢救、观察期新生儿、颅内出血、皮下出血新生儿等有特殊情况的新生儿暂停抚触。②根据新生儿状态决定抚触时间，一般时间为 8～15min，注意避免在新生儿饥饿或进食后 1h 内抚触。每日 1～2 次为佳，建议最好在新生儿沐浴后进行。③抚触者应洗净双手再把润肤油倒在手中，揉搓双手温暖后再进行抚触。④在抚触进行中，如出现哭闹、肌张力提高、兴奋性增加、肤色改变等，应暂停抚触，如上述症状持续 1min 以上应完全停止抚触。⑤抚触时应注意与新生儿进行目光与语言的交流。

（宋秀红　班荣欣）

第八节　糖尿病患者的血糖检测与治疗技术操作考核评分标准

一、血糖仪的使用技术操作考核评分标准

科室＿＿＿＿＿＿＿＿　姓名＿＿＿＿＿＿　考核人员＿＿＿＿＿＿　考核日期：　　年　月　日

项目	总分 （分）	技术操作要求	标分 （分）	评分标准	扣分 （分）
仪表	5	仪表、着装符合护士礼仪规范	5	1 项不合要求扣 2 分	
操作前准备	10	1. 洗手、戴口罩 2. 核对医嘱单、执行单 3. 备齐用物，用物放置合理、有序，依次检查所备物品，保证安全有效 （1）治疗车上层：执行单，治疗盘内备血糖仪、血糖试纸、75%酒精、无菌棉签、污物碗、采血针头 （2）治疗车下层：弯盘、速干手消毒剂、锐器盒、医疗垃圾袋、生活垃圾袋 4. 检查血糖仪性能及电量充足，血糖试纸条码与血糖仪一致（安全评估：血糖仪无损坏）	2 3 3 2	未核对扣 3 分 物品缺 1 项扣 1 分 未检查血糖仪及血糖试纸条码扣 2 分 其余 1 项不合要求扣 1 分	
安全评估	10	1. 备齐用物携至床旁，核对患者。询问患者姓名，查看床头牌、手腕带与执行单是否一致 2. 了解患者年龄，病情，意识状态，自理能力，合作程度及心理反应情况，解释监测血糖的目的、方法及配合指导正确 3. 询问患者是否按照要求进行采血前准备，如禁饮食 8h 以上或进餐后 2h。评估患者采血部位皮肤颜色、温度、血液循环情况，有无红肿、破损、瘢痕等 4. 周围环境整洁，光线明亮 5. 与患者沟通时语言规范，态度和蔼	3 2 3 1 1	未核对扣 3 分 未核对床头牌、手腕带、患者、执行单各扣 2 分 核对患者姓名不规范扣 2 分 少评估 1 项扣 1 分 其余 1 项不合要求扣 1 分	
操作过程	60	1. 协助患者取舒适卧位，暴露采血部位 2. 评估：若患者采血部位温度偏低或苍白、血液循环不佳，按摩片刻，使其增温 3. 将弯盘置于治疗车上 4. 选择合适采血部位	3 3 1 5	未核对 1 次扣 3 分 未评估患者采血部位温度及血液循环扣 2 分 查对患者姓名不规范扣 2 分	

项目	总分（分）	技术操作要求	标分（分）	评分标准	扣分（分）
		5. 用酒精消毒皮肤直径>2cm，待干	5	未待干扣3分	
		6. 再次核对患者姓名、执行单和进餐时间	3	采血不成功扣5分	
		7. 打开试纸瓶盖，取出1根试纸条插入血糖仪开机	3	血量不足扣3分	
		8. 取下采血针保护帽	3	工作面不洁扣2分	
		9. 将采血针放在选定的采血部位，紧贴皮肤，略用力按压皮肤	5	消毒不规范扣2分	
		10. 将使用后的采血针置入锐器盒内	3	采血过程中未与患者交流扣3分	
		11. 用干棉签轻轻拭掉第1滴血	3	未手消毒扣2分	
		12. 血糖仪显示滴血状态时，用血糖试纸采血端自动浸取血液	5	未收回棉签扣2分	
		13. 迅速用一干棉签按压采血处1～2min	3	未告知患者血糖值扣2分	
		14. 5s后，显示血糖测试结果。将血糖值告知患者	3	其余1项不合要求扣1分	
		15. 将按压患者采血处的棉签取下放回污物碗	3	操作失败扣10分	
		16. 手消毒	1		
		17. 再次核对并将血糖值记录到执行单上，签名	3		
		18. 询问患者的感受，交代注意事项	2		
		19. 口述：所测血糖值与患者病情不相符者，应仔细询问患者饮食、服药等情况并及时通知医师，必要时复测	3		
操作后	5	1. 帮助患者取舒适卧位，整理床单位 2. 整理用物 3. 洗手，记录	2 1 2	1项不合要求扣1分	
评价	5	1. 操作顺序正确、熟练，操作有效 2. 动作轻巧，患者无特殊不适 3. 操作时间3min	1 2 2	操作时间每延长30s扣1分 其余1项不合要求扣1分	
提问	5	1. 什么是随机血糖 2. 什么是餐后2h血糖 3. 监测血糖的注意事项有哪些 4. 监测血糖的并发症有哪些	5	少1条扣1分	
合计	100				

理论提问

1. 什么是随机血糖？

答：指一日（24h）中的任何时间，与上次进餐时间和食物摄入量无关的任意时间采血所测的血糖值。

2. 什么是餐后2h血糖？

答：指从进食第1口饭算起，到2h的时间采血所测的血糖值。是指开始吃饭的时间而不是吃完饭的时间。例如7：00开始吃饭，则饭后2h就是指9：00。

3. 监测血糖的注意事项有哪些？

答：①测血糖前，必须保证使血糖试纸条码与血糖仪调为一致。②一定要乙醇晾干后才能采血。③血糖试纸取出后必须马上盖好试纸盒的盖，以免潮湿。④要清楚患者的血糖与饮食的关系，如是空腹血糖还是餐后 2h 血糖。

4. 血糖监测的并发症有哪些？

答：①感染。②出血。③疼痛。④操作失败。

（徐毅君　胡新林）

二、胰岛素泵使用技术操作考核评分标准

科室＿＿＿＿＿＿＿＿＿　姓名＿＿＿＿＿＿＿＿　考核人员＿＿＿＿＿＿＿　考核日期：　　年　　月　　日

项目	总分 （分）	技术操作要求	标分 （分）	评分标准	扣分 （分）
仪表	5	仪表、着装符合护士礼仪规范	5	1 项不合要求扣 1 分	
操作前准备	10	1. 洗手，戴口罩 2. 核对医嘱单、执行单 3. 备齐用物，用物放置合理、有序，依次检查所备物品，保证安全有效 （1）治疗车上层：执行单，治疗盘内备：75%酒精、棉签、胰岛素泵（电量充足、功能正常）、胰岛素泵管、胰岛素笔芯、储药器、助针器 （2）治疗车下层：弯盘、速干手消毒剂、锐器盒、医疗垃圾袋、生活垃圾袋 4. 检查胰岛素泵性能及电量充足（安全评估：胰岛素泵无损坏）	2 3 3 2	未核对扣 3 分 物品缺 1 项扣 1 分 未检查胰岛素泵扣 2 分 其余 1 项不合要求扣 1 分	
安全评估	10	1. 备齐用物携至床旁，核对患者。询问患者姓名，查看床头牌、手腕带与执行单是否一致 2. 了解患者年龄、病情、意识状态、自理能力、合作程度及心理反应情况，解释胰岛素泵治疗的目的、方法及配合指导正确 3. 评估患者的体型、皮肤情况以及有无使用胰岛素泵的经历。询问患者是否按照要求进行皮肤清洁等准备 4. 周围环境整洁，光线明亮、温度适宜 5. 与患者沟通时语言规范，态度和蔼	3 3 2 1 1	未核对扣 3 分 未核对床头牌、手腕带、患者各扣 2 分 核对患者姓名不规范扣 2 分 少评估 1 项扣 1 分 其余 1 项不合要求扣 1 分	
操作过程	胰岛素泵应用	45	1. 协助患者取舒适卧位。注意保暖，保护患者隐私 2. 将弯盘置于治疗车上层 3. 润滑储药器 4. 将储药器的活塞朝一个方向一边旋转一边抽拉，再朝同一方向一边旋转一边推进，重复 3 次 5. 抽吸胰岛素，排出气泡后把针头拔掉 6. 打开胰岛素泵管的包装，把泵管与储药器连接到一起，检查确定连接紧密 7. 胰岛素泵开机，马达复位 8. 将储药器安装在胰岛素泵的储药槽中，按 ACT 键进行充盈，直到针头处有药液溢出 9. 检查泵管中有无气泡，有气泡要排出。放到治疗盘 10. 核对医嘱，按医嘱调整好胰岛素的基础量，经双人核对，准确无误 11. 用酒精 2 次消毒注射部位＞5cm	2 2 2 3 2 2 2 3 2 3 3	未核对 1 次扣 3 分 核对内容不全少 1 项扣 1 分 查对患者姓名不规范扣 2 分 消毒不规范扣 2 分 安装失败扣 20 分 安装不紧密扣 2 分 未马达复位扣 2 分 未充盈扣 3 分 浪费药液扣 2 分 未检查气泡扣 2 分 剂量调整不准确扣 3 分 消毒不规范扣 3 分 未评估：部位评估选择不正确扣 2 分 固定不牢扣 2 分	

续表

项目	总分 （分）	技术操作要求	标分 （分）	评分标准	扣分 （分）
		12. 安全评估：多选取腹部，避开腰带位置。孕中期后，须选择其他安全部位泵，如臀部上方、上臂外侧等	2	未记录安装时间扣2分 未手消毒扣2分 未交代注意事项扣2分 其余1项不合要求扣1分	
		13. 把软针装在助针器上，轻按助针器3次，装好	2		
		14. 再次核对患者姓名、剂量等	2		
		15. 取掉白色的衬纸和针帽	2		
		16. 把助针器放在穿刺部位，按下按钮，轻轻拔出引导针，将引导针放入锐器盒内	1		
		17. 固定软针和管道。记录安装时间	2		
		18. 手消毒	1		
		19. 再次核对并在执行单上签名	3		
		20. 询问患者感受并向患者交代注意事项	2		
		21. 口述：胰岛素泵已经顺利安装	2		
餐前大剂量注射	15	1. 协助患者取舒适体位	1	未核对扣2分 未检查注射部位扣2分 剂量不准确扣2分 胰岛素未泵入扣2分 未手消毒扣2分 未交代注意事项扣2分 其余1项不合要求扣1分	
		2. 核对患者，解释并说明目的，取得患者配合	1		
		3. 询问患者有无低血糖等不适	1		
		4. 确定患者已备好进餐食物	1		
		5. 检查注射部位无红肿、无瘙痒、针头无脱出、固定牢固	1		
		6. 按"B"键一下，出现"设置大剂量"字样	2		
		7. 对照执行单，使用胰岛素泵右侧的上下三角键，选择所需要的胰岛素剂量	2		
		8. 再次确认剂量无误后，按"act"键确认	2		
		9. 手消毒，核对并签名	2		
		10. 询问患者感受并嘱患者按规定时间进餐	2		
操作后	5	1. 协助患者取舒适卧位，整理床单位	1	1项不合要求扣1分	
		2. 确保患者注射胰岛素后及时进餐。必要时协助患者进餐	1		
		3. 正确处理物品	1		
		4. 洗手，记录	2		
评价	5	1. 无菌观念强，操作熟练	2	操作时间每延长30s扣1分 其余1项不合要求扣1分	
		2. 熟知胰岛素泵性能，熟练排除胰岛素泵故障	1		
		3. 操作时间5min	2		
理论提问	5	1. 使用胰岛素泵的适应证是什么 2. 使用胰岛素泵患者应注意哪些问题	5	少1条扣1分	
合计	100				

理论提问

1. 使用胰岛素泵的适应证是什么？

答：①1型糖尿病，患者有严格控制血糖的主动性。②需要强化胰岛素治疗的2型糖尿病。③经常有清晨血糖升高（黎明现象）者，空腹血糖＞11.1mmol/L（200mg/dl）；餐前高血糖者，血糖＞7.8mmol/L（140mg/dl）的患者。④生活方式多变（工作、进食、活动量多变），生活不规律，不能按时进餐者。⑤妊娠糖尿病或糖尿病妊娠、手术前后、应激性高血糖的患者。⑥有严重胰岛素抵抗的2型糖尿病患者。⑦有一定的经济条件，要求提高生活质量者。

⑧血糖波动大，经常有高血糖或低血糖发生，难以用胰岛素多次皮下注射方法，使血糖稳定的脆性糖尿病患者。⑨频繁发生低血糖但又无感知者或经常半夜发生低血糖者。

2. 使用胰岛素泵患者应注意哪些问题？

答：①患者、患者家属或监护人应当了解胰岛素泵的结构、工作原理和使用须知。②保证充足的物品和胰岛素储备，防治胰岛素泵治疗突然中断。如胰岛素泵需要的储药器、管路、胰岛素等要有备份并要与胰岛素泵相匹配。③患者及家属要积极接受胰岛素泵使用方面的培训，熟练掌握胰岛素泵的操作方法、报警的原因与处理、电池的更换方法等。④更换管路最好到医院请专业人员进行，以免污染而发生感染。⑤每日检查管路是否通畅，注射部位有无红肿、瘙痒，发现异常，及时到医院检查。⑥按照医师的要求，定时检测血糖，将注射胰岛素的剂量和血糖结果做好记录，定期到医院复查，及时调整胰岛素的剂量和治疗方案。

（徐毅君　郑学风）

三、胰岛素注射笔使用技术操作考核评分标准

科室＿＿＿＿＿＿＿＿＿　姓名＿＿＿＿＿＿＿＿＿　考核人员＿＿＿＿＿＿＿＿　考核日期：　　年　　月　　日

项目	总分（分）	技术操作要求	标分（分）	评分标准	扣分（分）
仪表	5	仪表、着装符合护士礼仪规范	5	1 项不合要求扣 1 分	
操作前准备	10	1. 洗手、戴口罩 2. 核对医嘱单、执行单 3. 备齐用物，用物放置合理、有序，依次检查所备物品，保证安全有效 （1）治疗车上层：胰岛素注射单，治疗盘内放胰岛素注射笔、胰岛素注射针头、75%酒精、无菌棉签、污物碗 （2）治疗车下层：弯盘、速干手消毒剂、锐器盒、医疗垃圾袋、生活垃圾袋 4. 注射后需要按时进食的胰岛素要确认患者已准备好食物 5. 检查胰岛素笔性能良好，胰岛素用量充足（安全评估：胰岛素笔无损坏）	2 3 3 1 1	未核对扣 3 分 物品少 1 件扣 1 分 未检查胰岛素及胰岛素扣 1 分 未确认备餐扣 2 分 其余 1 项不合要求扣 1 分	
安全评估	10	1. 备齐用物携至床旁，核对患者。询问患者姓名，查看床头牌、手腕带与执行单是否一致 2. 了解患者病情、年龄、意识状态、自理能力、合作程度及心理反应情况，指导患者配合 3. 根据胰岛素的种类选择注射部位并评估患者穿刺部位皮肤颜色、温度、有无红肿、破损、硬结、瘢痕等 4. 环境安静、整洁，光线明亮 5. 与患者沟通时语言规范，态度和蔼	3 3 2 1 1	未核对扣 3 分 未核对床头牌、手腕带、患者各扣 2 分 核对患者姓名不规范扣 2 分 未检查注射部位扣 2 分 其余 1 项不合要求扣 1 分	
操作过程	60	1. 协助患者取舒适体位，选择注射部位。注意保暖，保护患者隐私 2. 将弯盘置于治疗车上层 3. 评估：患者已经准备好进餐食物	2 1 2	未核对 1 次扣 3 分 未评估患者进餐食物扣 2 分	

项目	总分 （分）	技术操作要求	标分 （分）	评分标准	扣分 （分）
		4. 评估：检查胰岛素注射笔内胰岛素的种类、性状、与注射单是否一致，胰岛素用量是否充足	3	未评估胰岛素注射笔内胰岛素的种类、性状、用量等扣3分	
		5. 胰岛素注射笔的推杆是否与胰岛素笔紧密接触	3	查对患者姓名不规范扣2分	
		6. 用酒精消毒胰岛素注射笔的橡胶塞	2	工作面不洁扣2分	
		7. 去掉针头的保护膜	2	未检查胰岛素扣3分	
		8. 将针头与胰岛素笔保持在一条直线上，安装针头并完全插入（预混胰岛素要180°旋转、水平滚动使胰岛素混匀呈均匀混悬状）	5	未使用酒精消毒扣3分 消毒液未干扣2分	
		9. 依次取下针头的外帽、内帽	2	消毒不规范扣2分	
		10. 外帽放到治疗盘内备用，内帽置入污物碗	2	违反无菌原则1次扣2分	
		11. 将胰岛素笔竖立，针头朝上，旋转注射按钮至"2"个单位胰岛素的位置，排气	3	未再次评估注射部位的皮下组织无硬结、瘢痕等扣5分	
		12. 推动胰岛素按钮，有胰岛素从针头处溢出，若无胰岛素溢出，则重复排气，直至针尖处看到药液为止	2	未排气扣3分	
		13. 调节出所需的胰岛素正确剂量	3	进针深度、角度不正确扣2分	
		14. 安全评估：再次确认注射部位的皮下组织无硬结、瘢痕等	5	注射后未停留扣2分	
		15. 用75%酒精消毒皮肤，直径>5cm	3	注射过程中未与患者交流扣3分	
		16. 再次核对患者姓名、执行单等	3	捏起皮肤的手法不正确扣2分	
		17. 根据注射部位皮下组织的厚薄、针头的长短不同，决定进针的角度及是否需要捏起皮肤，保证胰岛素准确注入皮下组织	3	未手消毒扣2分	
		18. 推动注射按钮，注射胰岛素至显示窗刻度为"0"时，再停留15s	3	其余1项不合要求扣1分	
		19. 用干棉签轻按针眼处，快速拔出针头	2		
		20. 将针头外帽套在针头上（防止针刺伤），再拧下针头并置入锐器盒	2		
		21. 手消毒	1		
		22. 再次核对，签名	4		
		23. 询问患者感受并告知注意事项	2		
操作后	5	1. 帮助患者取舒适卧位，整理床单位 2. 整理用物。必要时，协助患者进餐 3. 洗手，记录	2 1 2	1项不合要求扣1分	
评价	5	1. 操作顺序正确、熟练，熟悉各种胰岛素的剂型等特点 2. 动作轻巧，患者无特殊不适 3. 操作时间3min	2 2 1	操作不熟练扣2分 操作时间每延长30s扣1分	
理论提问	5	1. 血糖的正常值是多少 2. 注射胰岛素的注意事项有哪些 3. 皮下注射胰岛素的常见并发症有哪些	5	少1条扣1分	
合计	100				

理论提问

1. 血糖的正常值是多少？

答：空腹血糖3.9~6.16mmol/L。

2. 注射胰岛素的注意事项有哪些?

答:①胰岛素要正确保存,未开封的胰岛素要放到冰箱冷藏层 2~8℃保存,已经开封的胰岛素可放在阴凉通风的地方,禁止冷冻和阳光直射。开封后的胰岛素有效期为 4 周。②明确各种胰岛素的作用特点和注射时间的要求。例如,诺和锐注射后可立即进餐。诺和灵 R 必须饭前 30min 内注射。来得时可在每日 24h 中固定任一时间注射且注射后不必进餐。诺和灵 N 应在 22:00 注射等。③注射前要触摸注射部位,避开瘢痕和硬结,并应经常更换,两次注射要间隔 1cm 以上。④注射前严格核对胰岛素的剂型,抽吸的胰岛素剂量保证准确无误。预混胰岛素使用前要混匀。注射后要停留 15s 再拔针。注射部位禁止用力按揉。⑤选用 75% 酒精进行消毒,严格进行无菌操作,预防感染。⑥预防低血糖反应,注射胰岛素后,根据胰岛素的作用特点,按规定时间及时进餐。对于注射后需要进餐的胰岛素必须提前准备好饭,才能注射。如果因各种原因不能进餐或暂时不想进餐,则严禁注射胰岛素。注射胰岛素后,等候进餐期间,避免剧烈活动,以免发生低血糖反应。如果注射前,已经有低血糖的感觉,则及时监测血糖,根据所测血糖值,灵活调节胰岛素的剂量。

3. 皮下注射胰岛素的常见并发症有哪些?

答:①出血。②形成皮下硬结,皮下组织增生。③低血糖反应。④感染。⑤断针。

(徐毅君 金延春)

第九节 经外周行中心静脉置管(PICC)技术操作考核评分标准

一、经外周行中心静脉置管技术操作考核评分标准(前端开口式导管)

科室_____ 姓名_____ 考核人员_____ 考核日期: 年 月 日

项目	总分 (分)	技术操作要求	标分 (分)	评分标准	扣分 (分)
仪表	5	仪表、着装符合护士礼仪规范	5	1 项不合要求扣 2 分	
操作前准备	8	1. 洗手,戴口罩 2. 核对医嘱单,执行单,确认知情同意书已签字 3. 备齐用物,用物放置合理、有序,依次检查所备物品,保证安全有效 (1)治疗车上层:无菌包 1 个(内有无菌治疗巾 4 块、洞巾 1 块、剪刀 1 把、纱布若干)、PICC 穿刺包(内有硅胶导管 1 个、防针刺伤型可撕裂导入鞘 1 个、纸尺 1 个、专科导管切割器、操作手册、患者信息卡、止血带)、75%酒精、2.5%碘伏、长无菌棉签、一次性 20ml 注射器 2 个、10cm×12cm 无菌透明敷贴、肝素帽/正压接头、稀释肝素盐水、无菌生理盐水、无菌手套、胶布、绷带 (2)治疗车下层:弯盘、速干手消剂、锐器盒、医疗垃圾袋、生活垃圾袋	2 3 3	未核对扣 3 分 物品放置不合理扣 0.5 分 其余 1 项不合要求扣 1 分	

项目	总分 （分）	技术操作要求	标分 （分）	评分标准	扣分 （分）
安全评估	12	1. 备齐用物携至床旁，核对患者。询问患者姓名，查看床头牌、手腕带与执行单是否一致 2. 解释操作目的、方法，操作时注意事项及配合要点，操作后拍胸片的目的及注意事项 3. 评估患者病情，了解患者穿刺部位皮肤及血管情况，正确选择穿刺血管，了解患者年龄、意识状态（评估：是否安装起搏器，置管侧上肢有无手术史及外伤史、是否接受过放射治疗、有无动静脉内瘘，血常规及凝血功能结果），自理能力、合作程度及心理反应情况，指导患者配合。协助患者大小便，做好血管准备：喝热水、局部热敷 4. 签知情同意书 5. 处置室：环境安静、整洁，光线明亮，室温适宜 6. 与患者沟通时语言规范，态度和蔼	3 2 3 2 1 1	未核对扣3分 未核对床头牌、手腕带、患者各扣1分 核对患者姓名不规范扣2分 少评估1项扣1分 其余1项不合要求扣1分	
操作过程	60	1. 带患者至处置室并取仰卧位，穿刺侧手臂外展90° 2. 将用物至床旁，在预穿刺点上方10cm处扎止血带，评估患者血管情况，首选贵要静脉、其次肘正中静脉、再次头静脉，松开止血带 3. 测量导管长度：上腔静脉测量法，患者平卧，穿刺侧手臂外展90°，从穿刺点沿静脉走行到右胸锁关节反折再向下至第3肋间隙 4. 测量上臂臂围：距肘横线上10cm处测量，两手臂同时测量并做好记录 5. 打开无菌包第1层，戴无菌手套，取无菌巾垫在患者手臂下 6. 消毒穿刺部位：按无菌操作原则以穿刺点为中心消毒皮肤，范围20cm×20cm，酒精3遍，后碘伏3遍，顺逆时针交替，自然待干 7. 更换手套，穿手术衣 8. 建立无菌区：打开无菌包第2层，取第2块、第3块无菌巾铺与患者手臂内侧，扩大无菌区。在穿刺点上方铺无菌洞巾 9. 助手打开PICC穿刺包、无菌敷贴、肝素帽或正压接头置于患者手臂内侧无菌区内 10. 预充导管：用生理盐水冲洗正压接头、导管，检查导管是否通畅、有无破损，再抽吸生理盐水10ml备用 11. 修剪导管：撤导丝至所测量导管长度减1cm处，切割器剪去多余导管，剥开导管保护套10cm左右 12. 再次核对患者 13. 助手给患者扎止血带，嘱患者握拳 14. 穿刺：取出穿刺针，右手握住回血腔两侧，去除针帽，在肘下2横指处以15°～30°进行穿刺，见回血后，即降低角度再进针5mm固定针芯，送导入鞘，确保导入鞘进入静脉 15. 从导入鞘中退穿刺针：松开止血带，松拳，操作者左示指固定导入鞘避免移位，中指轻压导入鞘尖端所处上方的血管，右手按住白色针尖保护按钮，确认穿刺针回缩至针尖保护套内，将针尖保护套放入锐器盒内 16. 置入PICC导管：操作者左手固定不动，右手拿住导管外套，将导管导入鞘末端，然后轻柔的将导管沿导入鞘送入静脉	1 1 2 2 2 3 2 2 1 2 2 3 1 3 3 3	未核对1次扣3分 核对内容不全少1项扣1分 查对患者姓名不规范扣2分 工作面不洁扣2分 污染1次扣2分 消毒不规范扣2分 无菌概念不清扣5分 消毒范围不正确扣3分 只测量1侧上臂臂围扣2分 测量后未记录扣1分 操作过程中未与患者交流扣5分 未检查导管是否通畅、有无破损扣2分 穿刺角度不正确扣2分 退穿刺针手法不正确扣3分 撤出导入鞘手法不正确扣3分 撤导丝时，将导管脱出致操作失败扣50分 未评估导管有无脱出扣2分 若导管脱出尚能送入静脉扣5分 未将体外导管放置呈"S"状弯曲扣5分 绷带加压包扎穿刺部位过紧扣2分 未及时观察穿刺部位及末梢血液循环情况扣5分 其余1项不合要求扣1分	

项目	总分（分）	技术操作要求	标分（分）	评分标准	扣分（分）
		17. 撤导入鞘：将导管送入静脉 10～15cm 之后，操作者左手中指与示指移至并按压导入鞘上端静脉固定导管，右手从静脉内撤出导入鞘，使其远离穿刺部位，移开左手	3		
		18. 撕裂并移出导入鞘：撕裂导入鞘并从导管上方撤离	2		
		19. 由助手协助患者头转向穿刺侧手臂，下颌贴于肩，将导管送至"0"点位置	2		
		20. 验证：用备好的无菌生理盐水注射器抽吸回血，证实导管通畅后，以脉冲方式注入导管	2		
		21. 撤导丝：操作者左手固定导管圆盘，右手缓慢撤除（安全评估：观察导管有无脱出）	2		
		22. 封管：连接正压接头/肝素帽，稀释肝素盐水正压封管（50～100U/ml）	2		
		23. 固定：用蘸有无菌生理盐水的纱布擦干穿刺部位血迹，将体外导管放置呈"S"状弯曲，穿刺点处盖纱布并用无菌透明敷贴固定	2		
		24. 绷带加压包扎穿刺部位，范围超过透明敷贴，时间为<24h	3		
		25. 脱手套	1		
		26. 消毒手	1		
		27. 再次核对，签名	4		
		28. 询问患者感受，交代注意事项	2		
		29. 嘱患者 X 线拍片确定导管尖端位置	1		
操作后	5	1. 妥善安置患者，整理床单位	1	1 项不合要求扣 1 分	
		2. 正确处理用物	2		
		3. 洗手，记录（导管名称、编号、导管型号、置入长度，所穿刺静脉名称、X 线检查结果、臂围、穿刺者姓名、穿刺日期）	2		
评价	5	1. 操作熟练、无菌、节力	2	操作不熟练扣 3 分	
		2. 冲洗导管手法正确，敷贴固定牢固、美观	1	其余 1 项不合要求扣 1 分	
		3. 测量导管方法正确，穿刺部位正确	2		
理论提问	5	1. PICC 置管的适用证有哪些	5	少 1 条扣 1 分	
		2. PICC 置管的注意事项有哪些			
		3. PICC 置管技术操作常见并发症有哪些			
合计	100				

理论提问

1. PICC 置管的适用证有哪些？

答：①需长期输液、反复输血或血制品的患者。②使用有刺激性或毒性的药物治疗的患者。③家庭病床需持续静脉治疗超过 5d 的患者。④TPN 治疗的患者。

2. PICC 置管的注意事项有哪些？

答：①严格执行无菌技术操作。②为了监测患者情况，应测量臂围，以后每次测量应于同一位置。③消毒穿刺部位皮肤时，第 1 遍顺时针，第 2 遍逆时针，第 3 遍顺时针。④避免在瘢痕处静脉或静脉瓣处穿刺。⑤注意避免穿刺过深而损伤神经。⑥穿刺时避免损伤血管内膜和外膜，以免发生机械性静脉炎或渗漏。⑦遇有出血倾向的患者，注意加压止血时间要长。⑧注意避免刺入动脉，尤其是 18 月龄内的患儿。

3. PICC 置管技术操作常见并发症有哪些？

答：①血肿。②感染。

（张业玲　刘　红）

二、经外周行中心静脉置管技术操作考核评分标准（三向瓣膜式导管）

科室＿＿＿＿＿＿　姓名＿＿＿＿＿＿　考核人员＿＿＿＿＿＿　考核日期：　　年　月　日

项目	总分（分）	技术操作要求	标分（分）	评分标准	扣分（分）
仪表	5	仪表、着装符合护士礼仪规范	5	1 项不合要求扣 2 分	
操作前准备	8	1. 洗手、戴口罩 2. 核对医嘱单、执行单，确认知情同意书已签字 3. 备齐用物，用物放置合理、有序，依次检查所备物品，保证安全有效 （1）治疗车上层：无菌包 1 个（内有无菌治疗巾 4 块、洞巾 1 块、剪刀 1 把、纱布若干）、PICC 穿刺包（内有硅胶导管 1 个、防针刺伤型可撕裂导入鞘 1 个、纸尺 1 个、专利导管切割器、操作手册、患者信息卡、止血带）、75%酒精、2.5%碘伏、长无菌棉签、一次性 20ml 注射器 2 个、10cm×12cm 无菌透明敷贴、肝素帽/正压接头、稀释肝素盐水、无菌生理盐水、无菌手套、胶布、绷带 （2）治疗车下层：弯盘、速干手消毒剂、锐器盒、医疗垃圾袋、生活垃圾袋	2 3 3	未核对扣 3 分 物品放置不合理扣 0.5 分 其余 1 项不合要求扣 1 分	
安全评估	12	1. 备齐用物携至床旁，核对患者。询问患者姓名，查看床头牌、手腕带与执行单是否一致 2. 解释操作目的、方法，操作时注意事项及配合要点，操作后拍胸片的目的及注意事项 3. 评估患者病情，了解患者穿刺部位皮肤及血管情况，正确选择穿刺血管，了解患者年龄、意识状态（评估：是否安装起搏器，置管侧上肢有无手术史及外伤史、是否接受过放射治疗、有无动静脉内瘘，血常规及凝血功能结果），自理能力、合作程度及心理反应情况，指导患者配合。协助患者大小便，做好血管准备：喝热水、局部热敷 4. 签知情同意书 5. 处置室：环境安静、整洁，光线明亮，室温适宜 6. 与患者沟通时语言规范，态度和蔼	3 2 3 2 1 1	未核对扣 3 分 未核对床头牌、手腕带、患者各 1 分 核对患者姓名不规范扣 2 分 少评估 1 项扣 1 分其余 1 项不合要求扣 1 分	
操作过程	60	1. 带患者至处置室并取仰卧位，穿刺侧手臂外展 90° 2. 将用物至床旁，在预穿刺点上方 10cm 处扎止血带，评估患者血管情况，首选贵要静脉，其次肘正中静脉，再次头静脉，松开止血带	1 1	未核对 1 次扣 3 分 核对内容不全少 1 项扣 1 分 查对患者姓名不规范扣 2 分	

项目	总分 （分）	技术操作要求	标分 （分）	评分标准	扣分 （分）
		3. 测量导管长度：上腔静脉测量法，患者平卧，穿刺侧手臂 　外展 90°，从穿刺点沿静脉走向到右胸锁关节反折再向下 　至第 3 肋间隙	2	工作面不洁扣 2 分 污染 1 次扣 2 分 消毒不规范扣 2 分 无菌概念不清扣 5 分 消毒范围不正确扣 3 分 只测量一侧上臂臂围扣 2 分 测量后未记录扣 1 分 操作过程中未与患者交流 　扣 5 分 未检查导管是否通畅、有 　无破损扣 2 分 穿刺角度不正确扣 2 分 退穿刺针手法不正确扣 　3 分 撤出导入鞘手法不正确扣 　3 分 撤导丝时，将导管脱出致 　操作失败扣 50 分 未评估导管有无脱扣 2 分 若导管脱出尚能送入静脉 　扣 5 分 未将体外导管放置呈"S" 　状弯曲扣 5 分 绷带加压包扎穿刺部位过 　紧扣 2 分 未及时观察穿刺部位及末 　梢血液循环情况扣 5 分 其余 1 项不合要求扣 1 分	
		4. 测量上臂臂围：距肘横线上 10cm 处测量，两手臂同时测量 　并做好记录	2		
		5. 打开无菌包第 1 层，戴无菌手套，取无菌巾垫在患者手臂下	2		
		6. 消毒穿刺部位：按无菌操作原则以穿刺点为中心消毒皮肤， 　范围 20cm×20cm，酒精 3 遍，碘伏 3 遍，顺逆时针交替， 　自然待干	3		
		7. 更换手套，穿手术衣	2		
		8. 建立无菌区：打开无菌包第 2 层，取第 2 块、第 3 块无菌 　巾铺与患者手臂内侧，扩大无菌区。在穿刺点上方铺无菌 　洞巾	2		
		9. 助手将打开的 PICC 穿刺包、无菌敷贴、肝素帽或正压接头 　置于患者手臂内侧无菌区内	1		
		10. 预充导管：用无菌生理盐水冲洗正压接头、导管，检查导 　管是否通畅、有无破损后，浸泡于生理盐水中，再抽吸 10ml 　生理盐水备用	2		
		11. 再次核对患者	3		
		12. 助手给患者扎止血带，嘱患者握拳	1		
		13. 穿刺：取出穿刺针，右手握住回血腔两侧，去除针帽，转 　动针芯，在肘下 2 横指处以 15°～30° 进行穿刺，见回血 　后，即降低角度再进针 5mm 固定针芯，送入鞘，确保 　导入鞘进入静脉	4		
		14. 从导入鞘中退穿刺针：松开止血带，松拳，操作者左手示 　指固定导入鞘避免移位，中指轻压导入鞘尖端所处上方的 　血管，右手回撤针芯并放入锐器盒内	4		
		15. 置入 PICC 导管：操作者左手固定不动，右手拿住导管，将 　导管至导入鞘末端，然后轻柔的将导管沿导入鞘送入静脉	3		
		16. 撤导入鞘：将导管送入静脉 10～15cm 之后，操作者左手 　中指与示指移至并按压导入鞘上端静脉固定导管，右手从 　静脉内撤出导入鞘，使其远离穿刺部位，移开左手	3		
		17. 由助手协助患者头转向穿刺侧手臂，下颌贴于肩，操作者 　将导管送到所测量的位置	2		
		18. 验证：用备好的无菌生理盐水注射器抽吸回血，证实导管 　通畅后，以脉冲方式注入导管	2		
		19. 撤导丝：操作者左手中指与示指按压穿刺点上方导管，右 　手缓慢撤除导丝（安全评估：观察导管有无脱出）	2		
		20. 按预计长度修剪导管，保留导管在体外的长度为 5～6cm， 　套上减压套筒，安装连接器于 PICC 导管处，锁上	2		
		21. 封管：连接正压接头/肝素帽，生理盐水正压封管	2		
		22. 固定：用蘸有无菌生理盐水的纱布擦干穿刺部位血迹，将 　体外导管放置呈"S"状弯曲，穿刺点处盖纱布并用无贴 　固定	3		
		23. 绷带加压包扎穿刺部位，范围超过透明菌透明敷敷贴，时 　间为 <24h	2		

续表

项目	总分（分）	技术操作要求	标分（分）	评分标准	扣分（分）
		24. 脱手套	1		
		25. 消毒手	1		
		26. 再次核对，签名	4		
		27. 询问患者感受，交代注意事项	2		
		28. 嘱患者 X 线拍片确定导管尖端位置	1		
操作后	5	1. 妥善安置患者，整理床单位 2. 正确处理用物 3. 洗手，记录（导管名称、编号、导管型号、置入长度，所穿刺静脉名称、X 线检查结果、臂围、穿刺者姓名、穿刺日期）	1 2 2	1 项不合要求扣 1 分	
评价	5	1. 操作熟练、无菌、节力 2. 冲洗导管手法正确，敷贴固定牢固、美观 3. 测量导管方法正确 4. 穿刺部位正确	2 1 1 1	操作不熟练扣 3 分 1 项不合要求扣 1 分	
理论提问	5	1. 经外周行中心静脉置管的禁忌证是什么 2. 留置导管后的患者注意事项是什么 3. PICC 置管技术操作常见并发症有哪些	5	少 1 条扣 1 分	
合计	100				

理论提问

1. 经外周行中心静脉置管的禁忌证是什么？

答：①穿刺点皮肤有感染、损伤。②肘部静脉条件太差。③乳腺癌根治术后的患侧肢体。④上腔静脉综合征。⑤严重出血性疾病。⑥患者顺应性差——相对禁忌证。

2. 留置导管后的患者注意事项是什么？

答：①术后 3d 在穿刺点上方进行湿热敷，每次 30min，4 次/日。②敷料出血、潮湿及时更换。③CT 检查时所用的高压注射泵应避免使用。④淋浴时可用保鲜膜包裹，上下胶布粘贴。⑤输液时液体不要输空。⑥术侧肢体适当活动，做握拳屈腕动作，但勿过分上举，不能提重物，不能游泳。⑦如有不适及时告诉护士。

3. PICC 置管技术操作常见并发症有哪些？

答：①血肿。②感染。

（张业玲　盖玉彪）

三、超声引导下经外周中心静脉置管（PICC）操作考核评分标准（前端开口式导管）

科室_____ 姓名_____ 考核人员_____ 考核日期： 年 月 日

项目	总分（分）	技术操作要求	标分（分）	评分标准	扣分（分）
仪表	5	仪表、着装符合护士礼仪规范	5	1 项不合要求扣 1 分	
操作前准备	8	1. 洗手，戴口罩、帽子 2. 核对医嘱单、执行单，确认知情同意书已签字 3. 备齐用物，用物放置合理、有序，依次检查所备物品，保证安全有效 （1）治疗车上层：PICC 穿刺包 1 个（纸尺 1 条、垫巾 1 块、压脉带 1 根、无菌手术衣 1 件、治疗巾 1 块、孔巾 1 块、大治疗单 1 块、无菌手套 2 副、镊子 2 把、直剪 1 把、纱布 6 块、大棉球 10 个、治疗碗 1 个、弯盘 1 个、10cm×12cm 透明敷料、无菌胶布 2 块）、PICC 套件 1 个、75%酒精和有效碘浓度不低于 0.5%的碘伏或 2%葡萄糖酸氯己定酒精溶液（年龄<2 月龄的婴儿慎用）、20ml 注射器 2 个、1ml 注射器 1 个、正压接头 1 个、生理盐水 100ml 和稀释肝素盐水 100ml（0～10U/ml）、2%利多卡因 1 支、无菌无粉手套、胶布、弹性绷带、砂轮 1 个。Site～Rite® 超声系统 1 台及相关附件 （2）治疗车下层：弯盘、速干手消毒剂、锐器盒、医疗垃圾袋、生活垃圾袋	2 3 3	未核对，未签署分别扣 2 分 物品放置不合理扣 0.5 分 其余 1 项不合要求扣 1 分	
安全评估	12	1. 备齐用物携至床旁，持医嘱执行单及知情同意书核对患者床号、姓名及手腕带信息 2. 向患者解释操作目的、方法，操作时注意事项及配合要点，操作后拍胸片的目的及注意事项 3. 评估患者病情，了解患者年龄、意识状态（评估：是否安装起搏器，置管侧上肢有无手术史及外伤史、是否接受过放射治疗、有无动静脉内瘘，血常规及凝血功能结果），自理合作能力、心理反应及依从性，超声系统查看双侧上臂，了解患者的血管及皮肤情况，合理选择穿刺部位及血管（首选贵要静脉），指导患者配合，协助患者大小便 4. 处置室：环境整洁、安静，光线柔和，室温适宜 5. 与患者沟通时语言规范，态度和蔼	3 2 5 1 1	未核对手腕带、患者信息各扣 2 分 未交代相关注意事项扣 1 分 少评估 1 项扣 1 分 其余 1 项不合要求扣 1 分	
操作过程	60	1. 患者取仰卧位，术侧手臂外展与躯体成 90° 2. 在肘窝上方 10～15cm 处扎止血带，涂抹超声耦合剂，Site～Rite® 超声确定穿刺血管及穿刺点 （1）正确使用探头：将超声探头垂直于血管放置（拇指和示指握紧探头，小鱼际肌和探头均平放轻贴于皮肤，使探头与皮肤垂直） （2）握探头力度：力度保持平稳均匀，使血管的前、后壁都清晰显像，以血管呈圆形为合适，如果变为椭圆形提示用力过大 （3）超声下明确辨别动脉与静脉 （4）选择肘窝上部位穿刺，避免置管后并发症的发生	1 3	体位不当 1 项扣 0.5 分 超声探头操作不当，1 项扣 0.5 分 污染 1 次扣 1 分 消毒不规范扣 2 分 消毒范围不正确扣 1 分 只测量一侧上臂臂围扣 1 分 测量后未记录扣 1 分 操作过程中未与患者交流扣 1 分	

项目	总分（分）	技术操作要求	标分（分）	评分标准	扣分（分）
		（5）使用 marker 笔进行预穿刺点标记 3. 测量导管长度：上腔静脉测量法：患者平卧，术侧手臂外展 90°，从预穿刺点沿静脉走行至右胸锁关节反折再向下至第 3 肋间的距离	2	未检查导管是否通畅、有无破损扣 2 分 耦合剂涂抹不均匀扣 0.2 分	
		4. 测量双侧上臂臂围：肘窝横线上 10cm 处测量，并做好记录	2	导针支架选择不正确扣 0.5 分	
		5. 洗消手，打开 PICC 置管包夹层处取出垫巾置于手臂下方，佩戴第一副无菌手套，完全打开置管包，取出消毒盘	2	手眼配合不熟练扣 1 分 穿刺针未妥善固定扣 0.5 分	
		6. 消毒穿刺部位：助手协助抬高患者置管侧手臂，以穿刺点为中心整臂消毒，先 75% 酒精 3 遍（第 1 遍顺时针，第 2 遍逆时针，第 3 遍顺时针），75% 酒精待干后，再用碘剂消毒 3 遍（消毒方法及范围同酒精），待干	2	微插管鞘送入手法不正确扣 0.5 分	
		7. 脱手套，洗消手。穿无菌手术衣，更换第二副无粉手套，必要时助手协助冲洗无菌手套后用干纱布擦干	2	退穿刺针手法不正确扣 0.2 分	
		8. 建立无菌区：铺治疗巾与患者臂下，放无菌止血带，铺无菌大单及孔巾，保证无菌区足够大	1	未评估血液的颜色和是否有搏动式血流，未判断是否准确刺入静脉而非动脉扣 2 分	
		9. 助手按无菌原则投递 PICC 套件、塞丁格穿刺套件、注射器 2 支、正压接头等到无菌区内。20ml 注射器抽吸满生理盐水，1ml 注射器抽吸 2% 利多卡因	1	未评估体外保留 10～15cm 的安全长度扣 2 分	
		10. 预充导管及各种套件：用 20ml 注射器抽取生理盐水或肝素盐水预充导管、正压接头，注意观察导管的完整性，导管充分浸于生理盐水当中	3	未评估是否切割到导丝扣 2 分	
		11. 修剪导管：撤导丝至所测量导管长度减 1cm 处，切割器裁去多余导管，或用无菌直剪与导管保持直角（90°）剪断导管，注意不要剪出斜面或毛碴，剥开导管保护套 10cm 左右	2	撤出导入鞘手法不正确扣 0.5 分	
		12. 将塞丁格套件按照穿刺顺序摆放整齐。去掉导引导丝前端的浅蓝色外套帽，取出部分导丝，使其外露长度比穿刺针长 2cm（约等于导丝前段柔软部分）	1	撤导丝时，将导管脱出致操作失败扣 50 分 未评估检查导丝的完整性扣 2 分	
		13. 超声准备 （1）将超声探头放在支架上（或助手手持），涂抹 1 层无菌耦合剂 （2）超声探头套上无菌保护罩，确保套袖已经卷起，将套袖套在探头上，注意不要把耦合剂抹去 （3）将探头和电缆套入套袖，将耦合剂与套袖充分贴合，不要有气泡，使用松紧带固定套袖 （4）将导针架安装到探头上（徒手穿刺则不需要）。根据血管中心深度选择最佳导针架倾斜规格(若血管中心不在标准刻度上，则宁浅勿深，安装好导针架后可将探头前后稍倾斜而调节进针深浅度) （5）使用插管套装里的无菌耦合剂涂抹在穿刺皮肤上	2	未将体外导管放置呈"S"状弯曲扣 0.5 分 绷带加压包扎穿刺部位过紧扣 0.2 分 未及时观察穿刺部位及末梢血液循环情况扣 1 分 其余 1 项不合要求扣 1 分	
		14. 再次核对患者	2		
		15. 无菌区内扎止血带，嘱患者握拳	1		
		16. 静脉穿刺 （1）将穿刺针斜面朝上按至导针架上，使其咬合在导针架的沟槽上，放入长度不要超过导针架底部 （2）将探头放在手臂预穿刺点上方，使导针架贴紧皮肤 （3）将探头垂直于目标血管，并使其显像于超声仪屏幕上，将血管移至屏幕中心的圆点标记线上	2 1 5		

项目	总分 （分）	技术操作要求	标分 （分）	评分标准	扣分 （分）
		（4）眼睛看着超声屏幕，一边用手缓慢穿刺，当针触到目标血管时，可以在屏幕上看到针尖挤压血管上壁，一旦针尖刺破血管，血管壁会恢复到原来的状态			
		（5）观察回血，良好的回血为均匀往外一滴滴冒（安全评估：观察回血的性质，血液的颜色和是否有搏动式血流，判断是否准确刺入静脉而非动脉）			
		17. 递送导丝	2		
		（1）固定好穿刺针，将探头往后倾倒，使穿刺针与导针架分离			
		（2）一手固定好穿刺针避免晃动，另一手持导丝圆盘保护套均匀递送导丝，送过穿刺针尖后，即将穿刺针连同导丝降低倾斜度，送入导丝（安全评估：体外保留 10～15cm 的安全长度）			
		（3）将穿刺针缓慢撤出，保留导丝在血管中，松止血带			
		18. 穿刺点处局部麻醉，以 2%利多卡因 0.1～0.2ml 皮内注射	1		
		19. 扩皮刀沿导丝上方顺穿刺角度做皮肤切开以扩大穿刺点（安全评估不能切割到导丝）	1		
		20. 放置微插管鞘	2		
		（1）将导丝末端放于左手示指指腹，沿导丝送入插管鞘			
		（2）将微插管鞘沿着血管走行方向边旋转插管鞘边用力持续向前推进，使插管鞘完全进入血管内			
		21. 撤出导丝：左手中指和环指按压插管鞘末端处上方的静脉止血，拇指和示指固定于插管鞘开口处拧开插管鞘上的锁扣，分离扩张器与插管鞘，同时将扩张器和导丝一起拔出（安全评估：检查导丝的完整性）	2		
		22. 置入导管	3		
		（1）将导管自插管鞘内缓慢、短距离、匀速送入静脉			
		（2）导管进入 15～20cm 时，嘱患者向穿刺侧转头并低头将下颌贴肩			
		（3）送导管至 0 点刻度，头恢复原位			
		23. 退出插管鞘：穿刺点上方覆盖无菌纱布，从血管内撤出插管鞘，远离穿刺口撕裂插管鞘	1		
		24. 使用超声系统查看置管侧颈内静脉以排除导管颈内静脉异位或实施心电导管尖端定位	2		
		25. 撤出支撑导丝：轻压穿刺点以保持导管的位置，缓慢平直撤出支撑导丝（安全评估：注意固定导管，防止将导管脱出）	1		
		26. 抽回血及冲封管：抽回血（在透明延长管处见到回血即可）确认穿刺成功后即用 20ml 无菌生理盐水脉冲方式冲管，导管末端连接正压接头，并稀释肝素盐水正压封管	3		
		27. 撤孔巾，用蘸用无菌生理盐水纱布擦拭清洁穿刺点周围皮肤的血渍	1		
		28. 固定：穿刺点上方放置小方纱，将体外导管放置呈"S"状弯曲，用 10cm×12cm 透明敷贴无张力粘贴，胶带蝶形交叉固定贴膜下缘，再以胶带横向固定贴膜下缘，胶带横向固定延长管	2		
		29. 根据需要弹性绷带加压包扎穿刺部位	1		
		30. 整理用物，脱手套、手术衣。助手在胶布上注明穿刺者姓名、穿刺日期	1		

项目	总分 （分）	技术操作要求	标分 （分）	评分标准	扣分 （分）
		31. 消毒手	1		
		32. 再次核对，签名	2		
		33. 询问患者感受，向患者及家属交代置管后注意事项	1		
		34. 拍胸部 X 线片确定导管尖端位置	1		
操作后	5	1. 妥善安置患者，整理床单位 2. 正确处理用物，洗手 3. 术后记录 （1）置入导管的长度、X 线胸片显示的导管位置 （2）导管的类型、规格 （3）所穿刺的静脉名称、双侧臂围 （4）穿刺过程描述，是否顺利、患者有无不适的主诉等	1 2 2	1 项不合要求扣 1 分 记录内容少 1 项扣 0.2 分	
评价	5	1. 操作熟练、无菌、损伤轻 2. 冲洗导管手法正确、导管固定牢固、美观 3. 预测量导管长度方法正确	3 1 1	操作不熟练扣 2 分 1 项不合要求扣 1 分	
理论提问	5	超声引导下 PICC 置管的优点是什么	5	少 1 条扣 1 分	
合计	100				

理论提问

超声引导下 PICC 置管的优点是什么？

答：①静脉壁薄，内膜光滑。②腔内血流无回声。③探头加压可使管腔消失。

（房　芳）

四、超声引导下经外周中心静脉置管（PICC）操作考核评分标准（三向瓣膜式导管）

科室＿＿＿＿＿＿＿＿＿＿　姓名＿＿＿＿＿＿＿＿　考核人员＿＿＿＿＿＿＿＿　考核日期：　　年　月　日

项目	总分 （分）	技术操作要求	标分 （分）	评分标准	扣分 （分）
仪表	5	仪表、着装符合护士礼仪规范	5	1 项不符合要求扣 1 分	
操作前准备	8	1. 洗手，戴口罩、帽子 2. 核对医嘱单，执行单，确认知情同意书已签字 3. 备齐用物，用物放置合理、有序，依次检查所备物品，保证安全有效 （1）治疗车上层：PICC 穿刺包 1 个（纸尺 1 条、垫巾 1 块、压脉带 1 根、无菌手术衣 1 件、治疗巾 1 块、孔巾 1 块、大单 1 块、无菌手套 2 副、镊子 2 把、直剪 1 把、纱布 6 块、大棉球 10 个、治疗碗 1 个、弯盘 1 个、10cm×12cm 透明敷料、无菌胶布 2 块）、PICC 套件 1 个、75%酒精和有效碘浓度不低于 0.5%的碘伏或 2%葡萄糖氯己定酒	2 3 3	未核对、未签署分别扣 2 分 物品放置不合理扣 0.5 分 其余 1 项不合要求扣 1 分	

项目	总分 （分）	技术操作要求	标分 （分）	评分标准	扣分 （分）
		精溶液（年龄＜2 月龄的婴儿慎用）、20ml 注射器 2 个、1ml 注射器 1 个、正压接头 1 个、生理盐水 100ml 和稀释肝素盐水 100ml（0～10U/ml）、2%利多卡因 1 支、无菌无粉手套、胶布、弹性绷带、砂轮 1 个。Site～Rite® 超声系统 1 台及相关附件 （2）治疗车下层：弯盘、速干手消毒剂、锐器盒、医疗垃圾袋、生活垃圾袋			
安全评估	12	1. 备齐用物携至床旁，持医嘱执行单及知情同意书核对患者床号、姓名及手腕带信息 2. 向患者解释操作目的、方法，操作时注意事项及配合要点，操作后拍胸片的目的及注意事项 3. 评估患者病情，了解患者年龄、意识状态，（评估：是否安装起搏器，置管侧上肢有无手术史及外伤史、是否接受过放射治疗、有无动静脉内瘘，血常规及凝血功能结果），自理合作能力、心理反应及依从性，用超声系统查看双侧上臂，了解患者的血管及皮肤情况，合理选择穿刺部位及血管（首选贵要静脉），指导患者配合，协助患者大小便 4. 处置室：环境整洁、安静，光线柔和，室温适宜 5. 与患者沟通时语言规范，态度和蔼	3 2 5 1 1	未核对手腕带、患者信息各扣 1 分 未交代相关注意事项扣 1 分 少评估 1 项扣 1 分 其余 1 项不合要求扣 1 分	
操作过程	60	1. 患者取仰卧位，术侧手臂外展与躯体成 90° 2. 在肘窝上方 10～15cm 处扎止血带，涂抹超声耦合剂，超声确定穿刺血管及穿刺点 （1）正确使用探头：将超声探头垂直于血管放置（拇指和示指握紧探头，小鱼际肌和探头均平放轻贴于皮肤，使探头与皮肤垂直） （2）握探头力度：力度保持平稳均匀，使血管的前、后壁都清晰显像，以血管呈圆形为合适，如果变为椭圆形提示用力过大 （3）超声下明确辨别动脉与静脉 （4）选择肘窝上部位穿刺，避免置管后并发症的发生 （5）使用 marker 笔进行预穿刺点标记 3. 测量导管长度：上腔静脉测量法，患者平卧，术侧手臂外展 90°，从预穿刺点沿静脉走行至右胸锁关节处折再向下至第 3 肋间的距离 4. 测量双侧上臂臂围：肘窝横线上 10cm 处测量并做好记录 5. 洗消手，打开 PICC 置管包夹层处取出垫巾于手臂下方，佩戴第一副无菌手套，完全打开置管包，取出消毒盘 6. 消毒穿刺部位：助手协助抬高患者置管侧手臂，以穿刺点为中心整臂消毒，先 75%酒精 3 遍（第 1 遍顺时针，第 2 遍逆时针，第 3 遍顺时针），75%酒精待干后，再用碘剂消毒 3 遍（消毒方法及范围同乙醇），待干 7. 脱手套，洗消手。穿无菌手术衣，更换第二副无粉手套，必要时助手协助冲洗无菌手套后用干纱布擦干 8. 建立无菌区：铺治疗巾与患者臂下，放无菌止血带，铺无菌大单及孔巾，保证无菌区足够大	1 3 2 2 2 2 2 1	体位不当 1 项扣 0.5 分 超声探头操作不当 1 项扣 0.5 分 污染 1 次扣 1 分 消毒不规范扣 2 分 消毒范围不正确扣 1 分 只测量一侧上臂臂围扣 1 分 测量后未记录扣 1 分 操作过程中未与患者交流扣 1 分 未检查导管是否通畅、有无破损扣 2 分 耦合剂涂抹不均匀扣 0.2 分 导针支架选择不正确扣 0.5 分 手眼配合不熟练扣 1 分 穿刺针未妥善固定扣 0.5 分 微插管鞘送入手法不正确扣 0.5 分 退穿刺针手法不正确扣 0.2 分 未评估血液的颜色和是否有搏动式血流，未判断是否准确刺入静脉而非动脉扣 2 分	

项目	总分 （分）	技术操作要求	标分 （分）	评分标准	扣分 （分）
		9. 助手按无菌原则投递 PICC 套件、赛丁格穿刺套件、注射器 2 支、正压接头等到无菌区内。20ml 注射器抽吸满生理盐水，1ml 注射器抽吸 2%利多卡因	1	未评估体外保留 10～15cm 的安全长度扣 2 分 未评估是否切割到导丝扣 2 分 撤出导入鞘手法不正确扣 0.5 分 撤导丝时，将导管脱出致操作失败扣 50 分 未评估检查导丝的完整性扣 2 分 未将体外导管放置呈"S"状弯曲扣 0.5 分 未评估在透明延长管见到回血即可，不要将回血抽到正压接头内扣 2 分 绷带加压包扎穿刺部位过紧扣 0.2 分 未及时观察穿刺部位及末梢血液循环情况扣 1 分 其余 1 项不合要求扣 1 分	
		10. 预充导管及各种套件：用 20ml 注射器抽取生理盐水或肝素盐水预充导管、正压接头，注意观察导管的完整性，导管充分浸于生理盐水当中	3		
		11. 将塞丁格套件按照穿刺顺序摆放整齐。去掉导引导丝前端的浅蓝色外套帽，取出部分导丝，使其外露长度比穿刺针长 2cm（约等于导丝前段柔软部分）	1		
		12. 超声准备	2		
		（1）将超声探头放在支架上（或助手手持），涂抹一层无菌耦合剂			
		（2）超声探头套上无菌保护罩，确保套袖已经卷起，将套袖套在探头上，注意不要把耦合剂抹去			
		（3）将探头和电缆套入套袖，将耦合剂与套袖充分贴合，不要有气泡，使用松紧带固定套袖			
		（4）将导针架安装到探头上（徒手穿刺则不需要）。根据血管中心深度选择最佳导针架倾斜规格（若血管中心不在标准刻度上，则宁浅勿深，安装好导针架后将探头前后稍倾斜而调节进针深浅度）			
		（5）使用插管套装里的无菌耦合剂涂抹在穿刺皮肤上			
		13. 再次核对患者	2		
		14. 无菌区内扎止血带，嘱患者握拳	1		
		15. 静脉穿刺	6		
		（1）将穿刺针斜面朝上按至导针架上，使其咬合在导针架的沟槽上，放入长度不要超过导针架底部			
		（2）将探头放在手臂预穿刺点上方，使导针架贴紧皮肤			
		（3）将探头垂直于目标血管，并使其显像于超声仪屏幕上，将血管移至屏幕中心的圆点标记线上			
		（4）眼睛一边看着超声屏幕，一边用手缓慢穿刺，当针触到目标血管时，可以在屏幕上看到针尖挤压血管上壁，一旦针尖刺破血管，血管壁会恢复到原来的状态			
		（5）观察回血，良好的回血为均匀往外一滴滴冒（安全评估：观察回血的性状、血液的颜色和是否有搏动式血流，判断是否准确刺入静脉而非动脉）			
		16. 递送导丝	2		
		（1）固定好穿刺针，将探头往后倾倒，使穿刺针与导针架分离			
		（2）一手固定好穿刺针避免晃动，另一手持导丝圆盘保护套均匀递送导丝，送过穿刺针尖后，即将将穿刺针连同导丝降低倾斜度，送入导丝（安全评估：体外保留 10～15cm 的安全长度）			
		（3）将穿刺针缓慢撤出，保留导丝在血管中，松止血带			
		17. 穿刺点处局部麻醉，以 2%利多卡因 0.1～0.2ml 皮内注射	1		
		18. 扩皮刀沿导丝上方顺穿刺角度做皮肤切开以扩大穿刺点，（安全评估不能切割到导丝）	1		
		19. 放置微插管鞘	2		
		（1）将导丝末端放于左手示指指腹，沿导丝送入插管鞘			

项目	总分（分）	技术操作要求	标分（分）	评分标准	扣分（分）
		（2）将微插管鞘沿着血管走行方向边旋转插管鞘边用力持续向前推进，使插管鞘完全进入血管内			
		20. 撤出导丝：左手中指和环指按压插管鞘末端处上方的静脉止血，拇指和示指固定于插管鞘开口处拧开插管鞘上的锁扣，分离扩张器与插管鞘，同时将扩张器和导丝一起拔出（安全评估：检查导丝的完整性）	1		
		21. 置入导管	3		
		（1）将导管自插管鞘内缓慢、短距离、匀速送入静脉			
		（2）导管进入 15～20cm 时，嘱患者向穿刺侧转头并低（头）将下颌贴肩			
		（3）送导管至 0 点刻度，头恢复原位			
		22. 退出插管鞘：穿刺点上方覆盖无菌纱布，从血管内撤出插管鞘，远离穿刺口撕裂插管鞘	1		
		23. 使用超声系统查看置管侧颈内静脉以排除导管颈内静脉异位或实施心电导管尖端定位	2		
		24. 撤出支撑导丝：轻压穿刺点以保持导管的位置，缓慢平直撤出支撑导丝（安全评估：注意固定导管，防止将导管脱出）	1		
		25. 按预计长度修剪导管，保留导管在体外的长度为 5～6cm，套上减压套筒，安装连接器于 PICC 导管处，锁上，连接正压接头	2		
		26. 抽回血及冲封管：抽回血确认穿刺成功后即用 20ml 无菌生理盐水脉冲方式冲管，正压封管（安全评估：在透明延长管处见到回血即可，不要将回血抽到正压接头内）	3		
		27. 撤孔巾，用蘸用无菌生理盐水纱布擦拭清洁穿刺点周围皮肤的血渍	1		
		28. 固定：穿刺点上方放置小方纱，将体外导管放置呈"S"状弯曲，用 10cm×12cm 透明敷贴无张力粘贴，胶带蝶形交叉固定贴膜下缘，再以胶带横向固定贴膜下缘，胶带横向固定延长管	2		
		29. 根据需要弹性绷带加压包扎穿刺部位	1		
		30. 整理用物，脱手套、手术衣。助手在胶布上注明穿刺者姓名、穿刺日期	1		
		31. 消毒手	1		
		32. 再次核对，签名	2		
		33. 询问患者感受，向患者及家属交代置管后注意事项	1		
		34. 拍胸部 X 线片确定导管尖端位置	1		
操作后	5	1. 妥善安置患者，整理床单位 2. 正确处理用物，洗手 3. 术后记录 （1）置入导管的长度、X 线胸片显示的导管位置 （2）导管的类型、规格 （3）所穿刺的静脉名称、双侧臂围 （4）穿刺过程描述、是否顺利、患者有无不适的主诉等	1 2 2	1 项不合要求扣 1 分 记录内容少 1 项扣 0.2 分	
评价	5	1. 操作熟练、无菌、损伤轻 2. 冲洗导管手法正确，导管固定牢固、美观。 3. 预测量导管长度方法正确	3 1 1	操作不熟练扣 2 分 1 项不合要求扣 1 分	

续表

项目	总分 （分）	技术操作要求	标分 （分）	评分标准	扣分 （分）
理论 提问	5	超声引导下 PICC 置管的优点是什么	5	少 1 条扣 1 分	
合计	100				

理论提问

超声引导下 PICC 置管的优点是什么？

答：①静脉壁薄，内膜光滑。②腔内血流无回声。③探头加压可使管腔消失。

（房 芳 张业玲）

五、塞丁格穿刺技术操作考核评分标准

科室＿＿＿＿＿＿＿ 姓名＿＿＿＿＿＿＿ 考核人员＿＿＿＿＿＿＿ 考核日期： 年 月 日

项目	总分 （分）	技术操作要求	标分 （分）	评分标准	扣分 （分）
仪表	5	仪表、着装符合护士礼仪规范	5	1 项不合要求扣 2 分	
操作前准备	8	1. 洗手，戴口罩 2. 核对医嘱单、执行单，确认知情同意书已签字 3. 备齐用物，用物放置合理、有序，依次检查所备物品，保证安全有效 （1）治疗车上层：无菌包 1 个（内有无菌治疗巾 4 块、洞巾 1 块、剪刀 1 把、纱布若干）、PICC 穿刺包（内有硅胶导管 1 个、防针刺伤型可撕裂导入鞘 1 个、纸尺 1 个、专利导管切割器、操作手册、患者信息卡、止血带）、75%酒精、2.5%碘伏、长无菌棉签、一次性 20ml 注射器 2 个、10cm×12cm 无菌透明敷贴、肝素帽/正压接头、稀释肝素水、无菌生理盐水、无菌手套、胶布、绷带 （2）治疗车下层：弯盘、速干手消毒剂、锐器盒、医疗垃圾袋、生活垃圾袋	2 3 3	未核对扣 3 分 物品放置不合理扣 0.5 分 其余 1 项不合要求扣 1 分	
安全评估	12	1. 备齐用物携至床旁，核对患者。询问患者姓名，查看床头牌、手腕带与执行单是否一致 2. 解释操作目的、方法，操作时注意事项及配合要点，操作后拍胸片的目的及注意事项 3. 评估患者病情，了解患者穿刺部位皮肤及血管情况，正确选择穿刺血管，了解患者年龄、意识状态（评估：是否安装起搏器、置管侧上肢有无手术史及外伤史、是否接受过放射治疗、有无动静脉内瘘、血常规及凝血功能结果），自理能力、合作程度及心理反应情况，指导患者配合。协助患者大小便，做好血管准备：喝热水、局部热敷 4. 签知情同意书 5. 处置室：环境安静、整洁，光线明亮，室温适宜 6. 与患者沟通时语言规范，态度和蔼	3 2 3 2 1 1	未核对扣 3 分 未核对床头牌、手腕带、患者各扣 2 分 核对患者姓名不规范扣 2 分 少评估 1 项扣 1 分 其余 1 项不合要求扣 1 分	

续表

项目	总分（分）	技术操作要求	标分（分）	评分标准	扣分（分）
操作过程	60	1. 带患者至处置室并取仰卧位，穿刺侧手臂外展 90°	1	未核对 1 次扣 3 分	
		2. 将用物至床旁，在预穿刺点上方 10cm 处扎止血带，评估患者血管情况，首选贵要静脉，其次肘正中静脉，再次头静脉，松开止血带	1	核对内容不全少 1 项扣 1 分	
		3. 测量导管长度：上腔静脉测量法，患者平卧，穿刺侧手臂外展 90°，从穿刺点沿静脉走行到右胸锁关节反折再向下至第 3 肋间隙	2	查对患者姓名不规范扣 2 分	
		4. 测量上臂臂围：距肘横线上 10cm 处测量，两手臂同时测量并做好记录	2	工作面不洁扣 2 分 污染 1 次扣 2 分	
		5. 打开无菌包第 1 层，戴无菌手套，取无菌巾垫在患者手臂下	2	消毒不规范扣 2 分 无菌概念不清扣 5 分	
		6. 消毒穿刺部位：按无菌操作原则以穿刺点为中心消毒皮肤，范围 20cm×20cm，酒精 3 遍，碘伏 3 遍，顺逆时针交替，自然待干	3	消毒范围不正确扣 3 分 只测量一侧上臂臂围扣 2 分	
		7. 更换手套，穿手术衣	2	测量后未记录扣 1 分	
		8. 建立无菌区：打开无菌包第 2 层，取第 2 块、第 3 块无菌巾铺于患者手臂内侧，扩大无菌区。在穿刺点上方铺无菌洞巾	2	操作过程中未与患者交流扣 5 分	
		9. 助手打开 PICC 穿刺包、塞丁格穿刺包、无菌敷贴、肝素帽或正压接头置于患者手臂内侧无菌区内	1	未检查导管是否通畅、有无破损扣 2 分	
		10. 预充导管：用生理盐水冲洗正压接头、导管，检查导管是否通畅、有无破损后，浸泡于生理盐水中，再抽吸 10ml 生理盐水备用，去掉塞丁格包内导丝的保护帽	2	局部麻醉时刺伤血管扣 2 分	
		11. 再次核对患者	3	穿刺角度不正确扣 2 分	
		12. 局部麻醉，在靠近预穿刺点侧皮肤皮内注射 2% 的利多卡因 0.1~0.2ml	1	退套管针手法不正确扣 3 分	
		13. 助手给患者扎止血带，嘱患者握拳	1	未评估体外保留 10~15cm 的安全长度扣 2 分	
		14. 穿刺：取出塞丁格内套管针，左手绷紧皮肤，右手持针，在血管上方以 30°~45° 直刺进针，进针速度宜慢，见到回血后降低角度至 5°~10°，再进针 2~5mm	4	未评估注意不能切割到导丝扣 2 分	
		15. 送套管：左手持续绷紧皮肤，右手单手送管（右手拇指、中指持住针座不动，示指抵住推送板送管）。第 2 次观察回血	2	未评估注意固定好导丝，避免导丝滑入静脉扣 2 分	
		16. 松开止血带：“V”形手法撤出针芯（左手中指按压导管尖端，阻断血流，示指与拇指固定套管针末端）	2	扩皮时切割到导丝扣 5 分 扩皮时切口过大扣 5 分	
		17. 将去掉保护套的导丝置入套管针内，缓慢推进导丝（安全评估：体外保留 10~15cm 的安全长度，防止导丝全部滑入静脉。退出套管针，保留导丝）	2	撤出插管鞘手法不正确扣 3 分	
		18. 进一步麻醉导丝周围的皮肤组织	1	未将体外导管放置呈“S”状弯曲扣 5 分	
		19. 扩皮刀沿导丝上方，与导丝成平行角度做皮肤切开以扩大穿刺部位，范围以能送入插管鞘为准（安全评估：注意不能切割到导丝）	2	绷带加压包扎穿刺部位过紧扣 2 分	
		20. 将插管器（扩张器和插管鞘组件）沿导丝末端套入至穿刺部位（安全评估：注意固定好导丝，避免导丝滑入静脉）	2	未及时观察穿刺部位及末梢血液循环情况扣 5 分	
		21. 边旋转插管器边用力持续向前推进，使插管器完全进入血管（注意推进插管器时与血管走向保持一致）	2	其余 1 项不合要求扣 1 分	

项目	总分 （分）	技术操作要求	标分 （分）	评分标准	扣分 （分）
		22. 打开插管器上的锁扣，分离扩张器、插管鞘，左手固定插管鞘不移位，右手小指与环指夹住导丝，拇指与示指捏住扩张器，将扩张器和导丝一起拔出，保留插管鞘	2		
		23. 沿插管鞘置入 PICC 导管至预定测量长度，撤出插管鞘，使其远离穿刺部位	2		
		24. 验证：用备好的无菌生理盐水注射器抽吸回血，证实导管通畅后，以脉冲方式注入导管	2		
		25. 撤导丝	1		
		26. 封管：连接正压接头/肝素帽，正压封管	1		
		27. 固定：用蘸有无菌生理盐水的纱布擦干穿刺部位血迹，将体外导管放置呈"S"状弯曲，穿刺点处盖纱布并用无菌透明敷贴固定	2		
		28. 绷带加压包扎穿刺部位，范围超过透明敷贴，时间为＜24h	1		
		29. 脱手套	1		
		30. 消毒手	1		
		31. 再次核对，签名	4		
		32. 问患者感受，交代注意事项	2		
		33. 协助患者 X 线拍片确定导管尖端位置	1		
操作后	5	1. 妥善安置患者，整理床单位 2. 正确处理用物 3. 洗手，记录（导管名称、编号、导管型号、置入长度，所穿刺静脉名称、X 线检查结果、臂围、穿刺者姓名、穿刺日期）	1 2 2	1 项不合要求扣 1 分	
评价	5	1. 操作熟练、无菌、节力 2. 穿刺手法正确，敷贴固定牢固、美观 3. 置入导丝方法正确 4. 插管器送入方法正确	2 1 1 1	操作不熟练扣 3 分 其余 1 项不合要求扣 1 分	
理论提问	5	塞丁格穿刺技术的注意事项有哪些	5	少 1 条扣 1 分	
合计	100				

理论提问

塞丁格穿刺技术的注意事项有哪些？

答：①严格执行无菌技术操作。②要注意固定导丝，一定要始终在体外看见导丝末端，防止导丝全部滑入静脉。③扩皮时不能切割到导丝，防止把导丝切断。④局部麻醉利多卡因的用量是 0.1～0.2ml，用量过大可导致血管收缩。⑤如果插管鞘推进困难，需要尝试扩皮，必要的话用手术刀扩大穿刺部位。

（张业玲　陈伟芬）

六、PICC 导管维护技术操作考核评分标准（换药包）

科室＿＿＿＿＿＿＿＿＿＿　　姓名＿＿＿＿＿＿＿　　考核人员＿＿＿＿＿＿＿　　考核日期：　　年　月　日

项目	总分（分）	技术操作要求	标分（分）	评分标准	扣分（分）
仪表	5	仪表、着装符合护士礼仪规范	5	1 项不合要求扣 2 分	
操作前准备	8	1. 洗手，戴口罩 2. 核对 PICC 导管维护手册 3. 备齐用物，用物放置合理、有序，依次检查所备物品，保证安全有效 （1）治疗车上层：执行单或 PICC 维护手册，治疗盘内放 PICC 换药包 1 个（内有无菌手套一副、75% 酒精棉签 1 包、2.5% 碘伏棉签 1 包、酒精棉片 1 个、无菌纱布 2 块、无菌胶布 3 条、10cm×12cm 透明贴膜 1 个）、10ml 生理盐水封管液 1 个、正压接头 1 个、一次性治疗巾 （2）治疗车下层：弯盘、速干手消毒剂、锐器盒、医疗垃圾袋、生活垃圾袋	2 3 3	未核对扣 3 分 1 项不合要求扣 1 分	
安全评估	12	1. 备齐用物携至床旁，核对患者。询问患者姓名，查看床头牌、手腕带与执行单是否一致 2. 解释操作目的、方法，评估患者的病情、意识、合作程度 3. 查看局部皮肤状况、穿刺点有无红肿、渗血及渗液。贴膜有无潮湿、脱落、污染、是否到期 4. 评估：导管有无移动、是否进入体内或脱出体外，观察导管外露长度，询问是否大、小便 5. 周围环境整洁，光线明亮，室温适宜 6. 与患者沟通时语言规范，态度和蔼	3 2 3 2 1 1	未核对 1 次扣 3 分 核对不规范扣 2 分 未核对床头牌、手腕带、患者各扣 2 分 核对患者姓名不规范扣 2 分 少评估 1 项扣 1 分 其余 1 项不合要求扣 1 分	
操作过程	60	1. 打开换药包 2. 取出换药包内软尺，测量臂围 3. 使患者卧位舒适，手臂外展 45°，手臂下垫一次性治疗巾 4. 取下固定输液接头的胶布、去除胶痕 5. 手消毒 6. 取出预充注射器，释放阻力，安装输液接头，排气备用 7. 戴手套，摆放物品，揭开酒精棉片备用，用无菌纱布包裹卸下旧接头 8. 酒精棉片包裹消毒导管接头，给予用力多方位擦拭 15s 9. 连接新的输液接头，抽回血，脉冲式冲洗导管，正压封管（安全评估：在透明延长管处见到回血即可，不要将回血抽到正压接头内） 10. 脱手套后去除原有透明敷料 11. 安全评估：观察穿刺点有无异常及导管外露长度 12. 手消毒，戴手套，撕开消毒包 13. 用酒精棉球以顺—逆—顺时针方向 3 遍螺旋状消毒，范围以穿刺点为中心，上下 10cm，左右到臂缘（或超过敷贴覆盖的面积），注意避开穿刺点 0.5cm，消毒过程中可将导管抬起，尽量避免酒精接触导管，注意防止拽拉导管，避免将导管脱出 14. 再用碘伏棉球以穿刺点为中心顺—逆—顺时针方向螺旋状消毒，彻底消毒穿刺点，消毒过程中将导管贴近皮肤，	1 2 2 2 1 5 5 5 5 2 2 3 5 5	未核对 1 次扣 3 分 核对内容不全少 1 项扣 1 分 查对患者姓名不规范扣 2 分 未测量臂围或测量不正确扣 2 分 未放置垫巾扣 2 分 未清除胶痕扣 2 分未手消扣 2 分 未释放阻力扣 2 分卸接头污染扣 2 分未消毒接头外壁扣 2 分 擦拭时间 <15s 扣 2 分 脉冲方法不正确扣 2 分 未正压封管扣 2 分 未评估在透明延长管处见到回血即可，不要将回血抽到正压接头内扣 2 分 未评估穿刺点有无异常及	

续表

项目	总分 （分）	技术操作要求	标分 （分）	评分标准	扣分 （分）
		碘伏棉球碰到导管即进行导管的消毒,第2遍逆时针消毒时要左右翻转导管,消毒手法同第1遍,第3遍顺时针消毒时再次左右翻转导管,消毒手法同第1遍,消毒过程中注意防止拽拉导管,避免将导管脱出,碘伏消毒范围不超出酒精消毒的范围,待干		导管外露长度扣2分 拇指未轻压穿刺点扣2分 污染穿刺点扣2分去除敷料不正确扣2分 消毒1项不合要求扣2分 未评估导管外露长度扣2分	
		15. 安全评估:再次确认导管外露长度	2		
		16. 调整导管位置	2	导管位置不当扣2分	
		17. 透明敷料无张力固定	3	固定不当扣2分	
		18. 标注换药日期,操作者姓名拼音首字母简写及导管外露长度,贴于透明敷料下缘	2	未标注扣2分 标注位置不当扣2分	
		19. 消毒手	1		
		20. 再次核对,签名	3		
		21. 问患者感受,交代注意事项	2		
操作后	5	1. 妥善安置患者,整理床单位 2. 正确处理用物 3. 洗手,填写导管维护记录	2 1 2	1项不合要求扣1分	
评价	5	1. 操作顺序正确,操作熟练、无菌、节力 2. 冲洗导管手法正确,敷贴固定牢固、美观 3. 操作时间15min	2 1 2	操作不熟练扣3分 操作时间每延长30s扣1分	
理论提问	5	导管维护的注意事项有哪些	5	少1条扣1分	
合计	100				

理论提问

导管维护的注意事项有哪些?

答：①导管维护时要严格无菌操作，动作要轻柔。②定期检查导管体外端的长度及固定情况，置管侧手臂提重物<5kg。③冲洗导管用10ml以上注射器抽吸生理盐水10~20ml以脉冲方式进行冲管，并正压封管。严禁使用小于10ml注射器。当导管发生堵塞时，可使用尿激酶边推边拉的方式溶解导管内的血凝块，严禁将血块推入血管。④透明敷料有卷曲、松动、下方有汗液时随时更换，不管何种原因取下正压接头要随时更换。⑤更换透明敷料时要密切观察穿刺点状况，发生感染时应当增加更换次数或者拔管，拆除无菌敷料时拇指轻压穿刺点，以防止导管脱出。⑥尽量避免在置管侧肢体测量血压。

（张业玲　修　浩）

第十节　透析技术操作考核评分标准

一、腹膜透析技术操作考核评分标准

科室＿＿＿＿＿＿＿＿　姓名＿＿＿＿＿＿　考核人员＿＿＿＿＿＿　考核日期：　年　月　日

项目	总分（分）	技术操作要求	标分（分）	评分标准	扣分（分）
仪表	5	仪表、着装符合护士礼仪规范	5	1 项不合要求扣 2 分	
操作前准备	10	1. 洗手，戴口罩	2	未核对扣 3 分 1 项不合要求扣 1 分	
		2. 核对医嘱单、执行单	3		
		3. 备齐用物，用物放置合理、有序，依次检查所备物品，保证安全有效	3		
		（1）治疗车上层：温度适宜的腹透液（35～37℃）、碘伏帽 1 个、蓝夹子 2 个、记录本			
		（2）治疗车下层：弹簧秤、速干手消毒剂、医疗垃圾袋、生活垃圾袋			
		4. 检查腹透液浓度，容量，有效期，接口拉环有无脱落，可折断出口塞有无折断，管路及废液袋中有无液体，渗漏，温度。换液所需物品安全、齐全	1		
		5. 称无菌腹透液并做好记录	1		
安全评估	10	1. 备齐用物携至床旁，核对患者，询问患者姓名，查看床头牌、手腕带与执行单是否一致	3	未核对扣 3 分 未评估床头牌、手腕带、患者各扣 2 分 未评估患者姓名扣 2 分 未评估腹透外管 1 项扣 1 分 其余 1 项不合要求扣 1 分	
		2. 解释操作目的、方法及如何配合。了解患者病情、生命体征及合作程度。询问患者是否大小便	3		
		3. 患者腹透外管是否良好及外口有无感染情况。检查患者腹部短管是否处于关闭状态	2		
		4. 腹透室清洁、消毒合格，环境安静，温度适宜	1		
		5. 患者沟通时语言规范，态度和蔼	1		
操作过程	60	1. 协助患者取舒适体位	2	未核对 1 次扣 3 分 核对内容不全少 1 项扣 1 分 未评估患者姓名扣 2 分 工作面不洁扣 1 分 未评估准备的物品 1 项扣 1 分 检查漏 1 项扣 2 分 出口处未关闭扣 1 分 连接时污染扣 2 分 旋拧不紧密扣 2 分 操作不熟练扣 2 分 不关闭短管扣 2 分 排气不合格扣 1 分 未评估碘伏帽扣 2 分 操作中未与患者交流扣 5 分 其余 1 项不合要求扣 1 分	
		2. 准备			
		（1）清洁工作台，检查准备所需物品完好备	3		
		（2）打开外包装袋，取出腹透液，检查接口拉环、管路、出口塞和腹透液袋是否完好	5		
		3. 再次核对患者	3		
		4. 连接			
		（1）拉开腹透液接口拉环	2		
		（2）取下患者腹部短管上的碘伏帽	2		
		（3）迅速将腹透液与短管相连，连接时将短管朝下，旋拧腹透液管路至与短管完全密合	3		
		5. 引流			
		（1）用蓝夹子夹住腹透液入液管路	2		
		（2）悬挂腹透液袋至合适高度	2		
		（3）将引流袋低位放置于干净盆内	2		
		（4）将短管白色开关旋至一半，当感到阻力时停止，开始引流，同时观察引流液是否浑浊	3		
		（5）引流完毕后关闭短管	2		

续表

项目	总分（分）	技术操作要求	标分（分）	评分标准	扣分（分）
		6. 冲洗			
		（1）用另一个蓝夹子夹住引流管，移开入液管路的蓝夹子	2		
		（2）将腹透液袋口的绿色出口塞折断	2		
		（3）打开引流管处蓝夹子，5s 后，再用夹子夹住引流管路	3		
		7. 灌注			
		（1）打开短管旋钮开关开始灌注	2		
		（2）灌注结束后关闭短管	2		
		（3）再用蓝夹子夹住入液管路	2		
		8. 分离			
		（1）打开无菌碘伏帽的外包装（安全评估：帽盖内是否浸润碘液）	3		
		（2）将短管与腹透液管分离	2		
		（3）将短管朝下、旋拧碘伏帽盖至完全密合	3		
		（4）将短管放入患者腰带内	1		
		9. 手消毒	1		
		10. 核对，签名	4		
		11. 询问患者感受，交代注意事项	2		
操作后	5	1. 协助患者取舒适卧位	1	1 项不合要求扣 1 分	
		2. 用物处理正确	1		
		3. 称腹透液、观察腹透液性状并做好记录	3		
评价	5	1. 严格无菌操作	1	操作不熟练扣 2 分	
		2. 操作前后严格检查，安全评估	1	其余 1 项不合要求扣 1 分	
		3. 步骤正确，动作流畅	1		
		4. 腹透室符合清洁、安全的原则	1		
		5. 操作时间 30min	1		
理论提问	5	1. 应在什么环境下更换腹透液	5	少 1 条扣 1 分	
		2. 腹透相关腹膜炎的主要症状有哪些			
合计	100				

理论提问

1. 应在什么环境下更换腹透液？

答：①清洁干燥。在换液的时候要暂时关上风扇和门窗，防止灰尘飞舞或进入室内。桌面也应该擦拭干净。②光线充足。从窗口射入的自然光最好，否则要用亮一些的灯光照明。③周围不能有宠物。④换液时不要接电话。

2. 腹透相关腹膜炎的主要症状有哪些？

答：①透出液变浑浊。②腹痛。③发热。④恶心、呕吐。⑤畅通的透析管突然梗阻，应注意腹膜炎的可能。

（李海娜 崔 莉）

二、血液透析技术操作考核评分标准（动静脉内瘘患者）

科室_____ 姓名_____ 考核人员_____ 考核日期：___年___月___日

项目		总分（分）	技术操作要求	标分（分）	评分标准	扣分（分）
仪表		5	仪表、着装符合护士礼仪规范	5	1项不合要求扣2分	
操作前准备		8	1. 洗手，戴口罩 2. 核对医嘱单、执行单，确认知情同意书已签字 3. 安全评估：备齐用物，用物放置合理、有序，依次检查所备物品，保证安全有效 （1）治疗车上层：执行单、无菌生理盐水500ml 3袋、透析器、透析管路、穿刺针、配制的抗凝剂、内瘘穿刺包（无菌治疗巾，安尔碘消毒棉签，一次性手套，6～8cm胶布5～6条，止血棉球或纱布），止血带1根 （2）治疗车下层：血压计、听诊器、速干消毒剂、止血钳、锐器盒、医疗垃圾袋、生活垃圾袋	2 3 3	未评估患者知情同意书是否签署扣3分 未评估物品效期及用物准备是否齐全，少1项扣2分	
安全评估		12	1. 备齐用物携至床旁，核对患者，询问患者姓名，查看机器号、手腕带与执行单是否一致 2. 了解患者病情、血压、心率、意识状态、合作程度及出血情况，解释操作目的、方法及配合指导正确 3. 询问患者是否大小便，协助患者称体重并记录 4. 患者动静脉内瘘是否通畅 （1）望诊：首先观察内瘘血管走向，穿刺部位有无血肿、紫斑、炎症、假性动脉瘤等 （2）触诊：用示指、中指、环指触摸患者动静脉内瘘处有震颤感，触摸穿刺血管管壁的厚薄、弹性、深浅，评估瘘管是否通畅 （3）听诊：听到动脉分流产生的粗糙吹风样血管杂音 5. 周围环境整洁、光线明亮 6. 与患者或家属沟通时语言规范，态度和蔼	3 2 2 3 1 1	未评估患者透析相关信息扣3分 未评估内瘘通畅3种评估方法，每1项扣1分 未评估环境扣1分 其余1项不合要求扣1分	
操作过程	上机操作	30	1. 协助患者取安全舒适卧位 2. 打开透析机总开关 3. 选择透析模式 4. 正确连接透析机A、B液接口端 5. 安全评估：透析器型号、有效期、包装是否完整，打开透析器外包装。取出透析器，静脉端向上，固定在透析器夹子上 6. 安全评估：管路有效期、包装是否完整，打开管路外包装，按照体外循环血流方向正确安装管路，先安装动脉管路，再安装静脉管路 7. 正向挂集液袋于输液架上，蓝夹子挂于输液架挂钩上 8. 依次夹闭给液口、肝素口夹、动脉壶给药口夹并将动脉壶倒置、静脉壶给药口夹、连接静脉测压口，将静脉回路安放于空气探测器内 9. 无菌生理盐水连接输液器挂于输液架上，输液器末端与管路动脉引血端连接 10. 启动血泵，设置血泵流速100ml/min 11. 依次将给液口、肝素口夹子打开、松动保护帽，充满液体后，拧紧保护帽，关闭夹子	1 1 1 1 1 1 1 1 1 1 1	未评估无菌物品包装1次扣3分 管路连接错误扣2分 管路衔接不紧密，有漏液、漏血情况1次扣2分 未评估患者透析信息扣2分 未评估血管扣2分 穿刺点消毒不规范扣2分 穿刺失败1次扣2分 操作过程中未与患者交流扣1分 穿刺针固定方法错误扣2分 操作过程中夹子顺序开关错误扣2分	

项目	总分（分）	技术操作要求	标分（分）	评分标准	扣分（分）
		12. 当生理盐水充满动脉壶时，将动脉壶翻转直立，安装于动脉壶夹中	1	工作面不洁扣1分	
		13. 当生理盐水流入静脉壶后，调节静脉壶液面3/4	1	无菌概念不清扣2分	
		14. 轻拍透析器，排净透析膜内气体	1	操作过程中未及时评估观察患者病情变化扣2分	
		15. 排气完毕按机器指令连接透析液膜外红蓝接头，将透析器动脉端朝上，透析液充满透析膜外后，翻转透析器静脉端朝上，调节血泵流速≥200ml/min，快速预充管路，充洗生理盐水至1000ml，停泵	1	操作过程中未与患者沟通扣2分	
		16. 遵医嘱设定透析时间、超滤目标、调整透析液流量、温度、电导度、抗凝药用量等参数	1	未口述扣2分	
		17. 再次核对患者	1		
		18. 暴露患者静脉内瘘穿刺部位，检查并打开穿刺包，戴手套，铺治疗巾	1		
		19. 将穿刺针充满生理盐水，抗凝药备用	1		
		20. 扎止血带评估血管，松止血带，安尔碘棉签以注射部位为中心由内向外均匀涂擦消毒区域共3次，消毒皮肤面积≥6cm，按照顺—逆—顺的顺序消毒，使用棉棒数为2根—1根—1根，待干	1		
		21. 左手拇指向穿刺的反方向拉紧皮肤，右手持穿刺针分别穿刺静脉端、动脉端	2		
		22. 穿刺成功后固定穿刺针，胶布固定，按照针翼—针眼—针管顺序固定。针眼处"U"形上提固定，高举平台法固定针管	1		
		23. 将管路动脉引血端与动脉穿刺针衔接，按Start键，调节血流量至50～100ml/min，开血泵	1		
		24. 消毒动脉管路采血口，准确注入抗凝药	1		
		25. 血流至静脉壶，将静脉管路回血端与静脉穿刺针连接，调至目标血流量，开启治疗模式，将透析器动脉端朝上，妥善固定管路	1		
		26. 检查血路管各连接处是否紧密，核对治疗参数	1		
		27. 脱手套、手消毒、再次核对、记录	1		
		28. 询问患者感受，交代注意事项，观察患者病情变化	1		
		29. 口述：透析过程中，每间隔0.5h测量血压、心率1次并记录。透析过程中需要更改治疗数据应记录更改时间和原因	1		
下机操作	30	1. 安全评估：评估机器显示透析目标与医师制定目标是否一致。戴手套。机器显示超滤目标完成，是否回血？按确认键后，进入回血模式，调整血流量至50～100ml/min	3	未评估超滤目标扣2分	
		2. 关闭动脉血路管大夹子及动脉穿刺针夹子，开血泵，用生理盐水将泵前侧管内血液回到动脉壶	3	未全程用无菌生理盐水回血，扣10分	
		3. 关血泵，利用重力作用将泵前端血液回输至患者体内，关闭动脉血路管大夹子及动脉穿刺针夹子	3	拔针后按压位置不正确扣2分	
		4. 开血泵继续回血，当透析器动脉端无明显血迹时，翻转静脉端向上	3	拔针顺序错误扣2分未评估患者透析后内瘘震颤音扣3分	
		5. 当管路内血液颜色变浅，关闭血泵，夹闭静脉管路大夹子及静脉穿刺针夹子	2	其余1项不合要求扣1分	
		6. 分离穿刺针与血路管，穿刺针裸露端用小帽封闭，血路管裸露端连接管路上	2		

项目	总分（分）	技术操作要求	标分（分）	评分标准	扣分（分）
		7. 拔针：先拔动脉针再拔静脉针，按压位置为穿刺针进针方向的上方 0.5～1cm 处，将穿刺针放入锐器盒内，正确按压止血	3		
		8. 交代患者注意事项	2		
		9. 进入排液程序排空透析液，分离旁路，用盖帽将透析旁路封闭	2		
		10. 卸下透析器及管路放入医疗垃圾袋内扎好	2		
		11. 消毒机器（机器表面消毒+机器内部消毒）	2		
		12. 安全评估：评估患者动静脉内瘘震颤音是否良好	3		
操作后	5	1. 协助患者离开透析间，整理床单位	1	1 项不合要求扣 1 分	
		2. 用消毒毛巾将机器表面擦干净，处理用物方法正确	2		
		3. 脱手套、手消毒、核对医嘱、记录	2		
评价	5	1. 步骤正确，穿刺熟练，无菌观念强	1	操作不熟练扣 4 分 操作时间每延长 30s 扣 1 分	
		2. 抗凝药注入及时准确	1		
		3. 拔针后按压力度适宜，无渗血	1		
		4. 透析器及透析管路无凝血，机器清洁无血渍及透析液残留	1		
		5. 上机操作时间 15min，下机操作时间 5min	1		
理论提问	5	1. 血液透析的适应证是什么 2. 血液透析过程中的常见急性并发症有哪些 3. 什么是失衡综合征	5	选择其中 1 项，少 1 条扣 1 分	
合计	100				

理论提问

1. 血液透析的适应证是什么？

答：急性肾衰竭、慢性肾衰竭、急性中毒、严重的水和电解质代谢紊乱及酸碱失衡、常规疗法难以纠正者，急性重型胰腺炎、肝性脑病、银屑病、高胆红素血症者。

2. 血液透析过程中的常见急性并发症有哪些？

答：低血压、肌肉痛性痉挛、恶心与呕吐、头痛、胸背痛、发热、失衡综合征、透析器反应、心律失常、心脏压塞、颅内出血、溶血、空气栓塞、透析相关低氧血症。

3. 什么是失衡综合征？

答：失衡综合征是指在透析中或透析后 24h 所发生的有脑电图特征性改变的一组神经精神系统症状，早期临床表现有恶心、呕吐、不安及头痛，严重者表现为抽搐、木讷、昏迷，甚至死亡。

（崔　岩　修　红）

三、连续性肾脏替代治疗技术（CRRT）操作考核评分标准（动静脉内瘘患者）

科室＿＿＿＿＿＿＿＿＿＿ 姓名＿＿＿＿＿＿＿＿＿ 考核人员＿＿＿＿＿＿＿＿ 考核日期：　年　月　日

项目		总分（分）	技术操作要求	标分（分）	评分标准	扣分（分）
仪表		5	仪表、着装符合护士礼仪规范	5	1项不合要求扣2分	
操作前准备		8	1. 洗手，戴口罩 2. 核对医嘱单、执行单，确认知情同意书已签字 3. 备齐用物，用物放置合理、有序，依次检查所备物品，保证安全有效 （1）治疗车上层：无菌置换液、无菌生理盐水500ml 3袋、滤器、透析管路、穿刺针、配制的抗凝剂、内瘘穿刺包（无菌治疗巾，安尔碘消毒棉签，一次性手套，6～8cm胶布5～6条，止血棉球或纱布，压滚2个）、止血带1根、5ml注射器、输液器 （2）治疗车下层：血压计、听诊器、速干手消毒剂、止血钳、锐器盒、医疗垃圾袋、生活垃圾袋	2 3 3	未评估患者知情同意书是否签署扣3分 未评估物品效期及用物准备是否齐全，少1项扣2分	
安全评估		12	1. 备齐用物携至床旁，核对患者，询问患者姓名，查看机器号、手腕带与执行单是否一致 2. 了解患者病情，血压、心率、意识状态、合作程度及出血情况，解释操作目的、方法及配合指导正确 3. 询问患者是否大小便，协助患者称体重并记录 4. 正确判断患者动静脉内瘘是否通畅 （1）望诊：首先观察内瘘血管走行，穿刺部位有无血肿、紫斑、炎症、假性动脉瘤等 （2）触诊：用示指、中指、环指触摸患者动静脉内瘘处有震颤感，触摸穿刺血管管壁的厚薄、弹性、深浅，评估瘘管是否通畅 （3）听诊：听到动脉分流产生的粗糙吹风样血管杂音 5. 周围环境整洁，光线明亮 6. 与患者或家属沟通时语言规范，态度和蔼	3 2 2 3 1 1	未评估患者信息各扣1分 未评估准备用物1项扣1分 未评估动静脉内瘘评估法不正确扣2分 未评估环境1项扣1分	
操作过程	上机操作	50	1. 协助患者取舒适正确卧位 2. 接电源，开机，机器自检6min 3. 选择正确的透析模式 4. 安全评估：检查并打开透析管路及透析器的外包装，取出透析器，动脉端向上，固定在透析器夹上 5. 按照机器显示屏图形安装管路 6. 安全评估：管路是否有打折，扭曲，管路夹是否打开 7. 根据医嘱选择正确抗凝方式 8. 选择预充状态，按Start键开始预充。预充顺序：后稀释管路→血液管路→前稀释管路→滤过管路 9. 安全评估：确认管路内无气泡，机器开始自检，再次核对患者 10. 自检成功，遵医嘱设定治疗参数 11. 再次核对患者 12. 协助患者暴露动静脉内瘘穿刺部位，戴手套，铺治疗巾 13. 扎止血带评估血管，松止血带，安尔碘棉签以注射部位为中心由内向外均匀涂擦消毒区域共3次，消毒皮肤面积≥	1 1 2 3 2 2 2 2 2 2 2 3 3	未评估无菌物品包装1次扣3分 管路连接错误扣2分 管路衔接不紧密，有漏液、漏血情况1次扣2分 未评估管路是否有气泡扣2分 未评估患者信息没有再次核对扣2分 未评估穿刺前患者血管通路扣3分 穿刺点消毒不规范扣2分 穿刺针固定方法不正确扣2分 穿刺失败1次扣2分 操作过程中夹子顺序开关错误扣2分	

续表

项目	总分（分）	技术操作要求	标分（分）	评分标准	扣分（分）
		6cm，按照顺—逆—顺的顺序消毒，使用棉棒数为 2 根—1 根—1 根，待干		未评估机器工作状态扣 2 分	
		14. 穿刺成功后固定穿刺针，胶布固定，按照针翼—针眼—针管顺序固定。针眼处"U"形上提固定，高举平台法固定针管	2	未评估操作过程中未及时观察患者病情变化并与患者交流扣 2 分	
		15. 安全评估：再次检查管路无气泡后，选择治疗模式，机器自动调节血流量至 50ml/min	2	工作台不洁扣 1 分 无菌概念不清扣 2 分	
		16. 将管路动脉端与动脉内瘘针衔接，按 Start 键，开泵	2	未口述扣 2 分 其余 1 项不合要求扣 1 分	
		17. 根据医嘱注入抗凝药	2		
		18. 待患者体内血液流至静脉端时机器自动停泵	2		
		19. 将管路静脉端与静脉穿刺针连接，平衡泵按钮指示灯及空气监测指示灯亮	2		
		20. 开血泵，将血流量调至目标流速	1		
		21. 用止血钳妥善固定管路于适宜位置	2		
		22. 测量上机后患者血压、脉搏，完善透析记录单	2		
		23. 安全评估：再次检查机器设置状态及管路的紧密性，核对患者及透析的各项参数	2		
		24. 脱手套，手消毒，核对，签名	1		
		25. 询问患者感受，交代注意事项，密切观察患者病情变化	1		
		26. 口述：透析过程中，每间隔 0.5h 测量血压、心率 1 次并记录。透析过程中需要更改治疗数据应记录更改时间和原因	2		
下机操作	10	1. 安全评估：评估机器显示透析目标与医师制订目标是否一致。戴手套，进入结束治疗模式——选择"YES"，血流速自动降至 50ml/min	1	未评估超滤目标扣 2 分 未全程用无菌生理盐水回血，扣 10 分 拔针后按压位置不正确扣 2 分 拔针顺序不正确扣 2 分 未评估患者感受及生命体征未测量扣 2 分 未评估患者透析后内瘘震颤音扣 2 分 其余 1 项不合要求扣 1 分	
		2. 关闭动脉血路管大夹子及动脉穿刺针夹子，开血泵，用生理盐水将泵前侧管内血液回至动脉壶	1		
		3. 关血泵，利用重力作用将泵前端血液回输至患者体内，关闭动脉血路管大夹子及动脉穿刺针夹子	1		
		4. 开血泵继续回血，当透析器动脉端无明显血迹时，翻转静脉端向上	1		
		5. 当管路内血液颜色变浅，关闭血泵，夹闭静脉管路大夹子及静脉穿刺针夹子	1		
		6. 分离穿刺针与血路管，穿刺针裸露端用小帽封闭，血路管裸露端连接管路上	1		
		7. 拔针：先拔动脉针再拔静脉针，按压位置为穿刺针进针方向的上方 0.5～1cm 处，将穿刺针放入锐器盒内，正确按压止血	1		
		8. 交代患者注意事项，卸下滤器及管路放入医疗垃圾袋内扎好	1		
		9. 安全评估：询问患者感受，检查穿刺处有无渗血，测量血压，核对患者实际超滤量及滤器凝血等级，关闭电源	1		
		10. 安全评估：评估患者动静脉内瘘震颤音是否良好	1		
操作后	5	1. 协助患者离开透析间，整理床单位	1	1 项不合要求扣 1 分	
		2. 用消毒毛巾将机器表面擦干净，处理用物方法正确	2		
		3. 脱手套、手消毒、核对医嘱，记录	2		

续表

项目	总分 （分）	技术操作要求	标分 （分）	评分标准	扣分 （分）
评价	5	1. 步骤正确，穿刺熟练，无菌观念强 2. 抗凝药注入及时准确 3. 拔针后按压力度适宜，无渗血 4. 透析器及透析管路无凝血，机器清洁无血渍及透析液残留 5. 上机操作时间 20min，下机操作时间 10min	1 1 1 1 1	操作不熟练扣4分 操作时间每延长 30s 扣 　1分	
理论提问	5	1. CRRT 的定义是什么 2. CRRT 的适应证有哪些 3. CRRT 的优点有哪些	5	少1条扣1分	
合计	100				

理论提问

1. CRRT 的定义是什么？

答：采用每日连续 24h 或接近交 24h 的一种连续性的血液净化疗法以替代受损的肾脏功能。

2. CRRT 的适应证有哪些？

答：多器官功能障碍综合征、全身炎性反应综合征、ARDS、挤压综合征、乳酸酸中毒、急性坏死性胰腺炎、心肺旁路、慢性心力衰竭、肝性脑病、药物和毒物中毒、严重液体潴留、严重创伤、感染和烧伤等疾病。

3. CRRT 的优点有哪些？

答：①血流动力学稳定，几乎不改变血浆渗透压。②能很好地控制氮质血症和酸碱电解质平衡。③快速清除过多液体。④容易实行深静脉营养和静脉给药，通过连续超滤可调节的余地很大。

（崔　莉　李梦瑾）

第十一节　心包及纵隔引流管的护理技术操作考核评分标准

科室＿＿＿＿＿＿＿＿＿　姓名＿＿＿＿＿＿　考核人员＿＿＿＿＿＿　考核日期：　年　月　日

项目	总分 （分）	技术操作要求	标分 （分）	评分标准	扣分 （分）
仪表	5	仪表、着装符合护士礼仪规范	5	1项不合要求扣2分	
操作前准备	8	1. 洗手，戴口罩 2. 核对医嘱单、执行单 3. 备齐用物，用物放置合理、有序，依次检查所备物品，保证安全有效	2 3 3	未核对扣3分 1项不合要求扣1分	

项目	总分（分）	技术操作要求	标分（分）	评分标准	扣分（分）
		（1）治疗车上层：双腔水封瓶、500ml 无菌生理盐水 2 瓶（塑料瓶）、日期标识贴、安尔碘、棉签、无菌治疗巾、止血钳 2 把（安全评估：无菌物品效期管理） （2）治疗车下层：弯盘、速干手消毒剂、医疗垃圾袋、生活垃圾袋			
安全评估	12	1. 备齐用物携至床旁，核对患者。询问患者姓名，查看床头牌、手腕带与执行单是否一致 2. 解释操作目的、方法，评估患者的病情、意识、合作程度 3. 观察心包及纵隔引流液情况 4. 环境安静、整洁，温度适宜 5. 与患者沟通时语言规范，态度和蔼	3 3 3 2 1	未核对扣 3 分 未核对床头牌、手腕带、患者各扣 2 分 核对患者姓名不规范扣 2 分 其余 1 项不合要求扣 1 分	
操作过程	60	1. 患者体位舒适、摆放正确 2. 准备双腔水封瓶，打开水封瓶，根据标识连接"连通管"和漏斗 3. 开启生理盐水，根据标识向右侧两个瓶内注入无菌生理盐水，达到水柱标识最高刻度 4. 在引流瓶表面粘贴日期标识贴，注明更换日期 5. 将引流瓶妥善放置床边 6. 再次核对患者 7. 安全评估：用 2 把止血钳双重夹闭引流管近端 8. 铺治疗巾，消毒连接口，将引流管分离 9. 根据引流瓶标识即"引流管接柱"处连接引流管。安全评估："吸引器连接柱"处连接负压，保持引流通畅 10. 保持引流瓶低于胸腔平面 11. 松开止血钳，调整负压 12. 密切观察患者反应及引流管是否通畅 13. 将引流瓶妥善固定 14. 手消毒 15. 核对并签名 16. 询问患者感受，观察引流液颜色、性状、量	3 5 5 2 2 3 5 4 10 5 2 5 2 1 4 2	未核对 1 次扣 3 分 核对内容不全少 1 项扣 1 分 核对患者姓名不规范扣 2 分 操作方法不规范扣 5 分 无菌概念不清扣 2 分 污染 1 次扣 2 分 沾湿床单扣 2 分 操作过程中未询问患者感受扣 5 分 引流管不通畅而不查找原因扣 10 分 引流管接错扣 50 分 其余 1 项不合要求扣 1 分	
操作后	5	1. 协助患者取舒适卧位，整理床单位 2. 整理用物，洗手 3. 记录引流液的性状、量及患者的反应	2 2 1	1 项不合要求扣 1 分	
评价	5	1. 操作顺序正确、熟练，无菌观念强。患者无不适反应 2. 引流瓶各管道衔接紧密，无脱开 3. 操作时间 10min	2 1 2	操作不熟练扣 4 分 操作时间每延长 30s 扣 1 分	
理论提问	5	1. 心包纵隔引流管的目的有哪些 2. 心包纵隔引流管护理的注意事项有哪些	5	少 1 条扣 1 分	
合计	100				

理论提问

1. 心包纵隔引流管的目的有哪些？

答：①保持引流通畅，预防心脏压塞。②便于观察引流液的性状、颜色、量。

2. 心包纵隔引流管护理的注意事项有哪些？

答：①妥善固定引流管，避免受压、打折、扭曲或脱出。②保持管道内有足够的负压以利于引流，防止心脏压塞或胸腔积液。注意预防负压过大引起出血或肺泡破裂。③观察引流液的性状、颜色及量。寻找及分析引流液多的原因。引流液量连续 3h 每小时超过 5ml/kg，应及时报告医师，并做好二次开胸探查止血的准备。如大量的引流液突然减少或停止，要考虑发生心脏压塞的可能性。④引流管如有气体溢出，需检查引流管侧孔是否脱出体外或引流管过细与皮肤切口四周密封不严。⑤保持引流管口的敷料干燥，每日更换 1 次。⑥医师拔除引流管后，注意观察患者呼吸状态及听诊双肺呼吸音。有可疑征象及时报告医师准备拍 X 线胸片。

（程华伟）

第十二节　创面封闭负压引流管的护理技术操作考核评分标准

科室＿＿＿＿＿＿＿＿　姓名＿＿＿＿＿＿＿＿　考核人员＿＿＿＿＿＿＿＿　考核日期：　　年　月　日

项目	总分（分）	技术操作要求	标分（分）	评分标准	扣分（分）
仪表	5	仪表、着装符合护士礼仪规范	5	1 项不合要求扣 2 分	
操作前准备	8	1. 洗手，戴口罩 2. 核对医嘱单、执行单 3. 备齐用物，用物放置合理、有序，依次检查所备物品，保证安全有效 （1）治疗车上层：治疗盘内备无菌手套 2 副、负压引流球 2 只、止血钳 2 把、剪刀 1 把、2.5%碘伏、棉签、无菌治疗巾、引流管标识贴 （2）治疗车下层：弯盘、速干手消毒剂、医疗垃圾袋、生活垃圾袋	2 3 3	未核对扣 3 分 物品缺 1 件扣 1 分 其余 1 项不合要求扣 1 分	
安全评估	12	1. 备齐用物携至床旁，核对患者。询问患者姓名，查看床头牌、手腕带与执行单是否一致 2. 检查引流装置更换日期，是否需要更换 3. 解释操作目的、方法，评估患者的病情、意识、合作程度 4. 环境安静、整洁，调节室温至适宜温度 5. 与患者沟通时语言规范，态度和蔼	3 3 3 2 1	未核对扣 3 分 未核对床头卡、手腕带、患者各扣 2 分 未检查引流装置扣 2 分 解释不到位扣 2 分 其余 1 项不合要求扣 1 分	
操作过程	60	1. 协助患者取舒适卧位 2. 打开负压引流球，将引流袋上端排气口和下端出口关闭，检查完好备用 3. 再次核对患者 4. 暴露引流管接口处，铺一次性治疗巾 5. 戴无菌手套 6. 将引流管上端夹闭，分离引流管。将污染引流袋置于医疗垃圾袋中	2 2 3 5 5 10	未核对 1 次扣 3 分 核对内容不全少 1 项扣 1 分 核对患者姓名不规范扣 2 分 操作方法不规范扣 5 分 无菌概念不清扣 2 分 污染 1 次扣 2 分 沾湿床单扣 2 分 引流管不通畅而不查找原	

项目	总分 （分）	技术操作要求	标分 （分）	评分标准	扣分 （分）
		7. 旋转式消毒连接口周围	8	因扣 30 分	
		8. 轻轻压扁负压球后与引流管连接	3	固定不规范扣 3 分	
		9. 松开止血钳，保持引流袋低于创腔平面 60cm，妥善固定	5	未按要求进行手消毒扣 3 分	
		10. 密切观察患者反应及引流管是否通畅	2	其余 1 项不合要求扣 1 分	
		11. 观察引流液性状、量、颜色	2		
		12. 撤治疗巾，脱手套，置于医疗垃圾袋中	3		
		13. 标签上注明更换日期及时间，贴于引流袋上	3		
		14. 手消毒	1		
		15. 核对并签名	4		
		16. 询问患者感受，交代注意事项	2		
操作后	5	1. 协助患者取舒适卧位，整理床单位	1	1 项不合要求扣 1 分	
		2. 指导患者下床活动妥善固定引流管并保持有效负压	1		
		3. 整理用物，洗手	1		
		4. 记录引流液的性状、量	1		
		5. 安全评估：患者的反应	1		
评价	5	1. 操作顺序正确、熟练	2	操作时间每延长 30s 扣 1 分	
		2. 动作轻柔，患者无不适感觉	1		
		3. 操作时间 10min	2		
理论提问	5	1. 创面封闭负压引流法的目的是什么 2. 创面封闭负压引流管护理的注意事项有哪些	5	少 1 条扣 1 分	
合计	100				

理论提问

1. 创面封闭负压引流法的目的是什么？

答：①及时引流创腔内的血液、渗液及冲洗液，促进切口愈合，避免切口感染。②观察引流液的量、颜色及性状，及早发现切口相关并发症。

2. 创面封闭负压引流管护理的注意事项有哪些？

答：①术后患者若血压平稳，应取半卧位以利引流。②引流袋应位于切口以下，维持引流系统密闭。③妥善固定引流袋，保持引流管长度适宜，翻身活动时防止受压、打折、扭曲、脱出。④保持引流管通畅，注意观察引流液的量、颜色、性状并做好记录。如引流液量增多，及时通知医师。⑤更换引流袋注意严格无菌操作。⑥保持引流管口敷料清洁干燥，观察局部有无渗血、渗液，如有变化，要及时报告医师处理。

（曲慧利　宋砚坤）

第十三节 中心静脉测压导管的维护技术

科室＿＿＿＿＿＿＿＿ 姓名＿＿＿＿＿＿＿ 考核人员＿＿＿＿＿＿＿ 考核日期： 年 月 日

项目	总分（分）	技术操作要求	标分（分）	评分标准	扣分（分）
仪表	5	仪表、着装符合护士礼仪规范	5	1项不合要求扣1分	
操作前准备	8	1. 洗手，戴口罩 2. 核对医嘱单、执行单 3. 备齐用物，用物放置合理、有序，依次检查所备物品，保证安全有效 （1）治疗车上层：护理执行单。无菌治疗巾内备一次性治疗碗2个，各放2.5%碘伏棉球5～10个、75%酒精棉球5～10个、一次性镊子1副、10cm×12cm透明敷贴1个、6cm×7cm透明敷贴1个、无菌手套1副（或中心静脉置管护理套件1套）、压力换能器1套（每4日更换） （2）治疗车下层：弯盘、速干手消毒剂、医疗垃圾袋、生活垃圾袋	2 3 3	未核对扣3分 1项不合要求扣1分	
安全评估	12	1. 携用物至床边，核对患者 2. 解释操作目的、方法及注意事项 3. 了解患者病情、意识、心理状态及合作情况 4. 判断患者深静脉置导管位置、导管深度及通畅度 5. 评估穿刺点及周围有无红肿、渗血渗液，敷贴有无潮湿、脱开、卷边等 6. 周围环境安全，光线明亮 7. 与患者或家属沟通语言规范，态度和蔼	3 2 1 2 2 1 1	未核对扣3分 其余1项不合要求扣1分	
操作过程	60	1. 调节室温，遮挡患者 2. 协助患者取平卧位，并询问患者感受 3. 嘱患者头偏向一侧 4. 消毒双手，有远心端至近心端方向除去原有敷贴，再次观察和评估穿刺部位及周围皮肤组织有无异常 5. 消毒双手，打开治疗巾，戴无菌手套 6. 先用75%酒精棉球消毒3遍，距穿刺点周围1cm，消毒范围直径大于15cm，方向由内向外 7. 再用2.5%碘伏棉球消毒3遍，直径大于15cm，自导管穿刺处，方向由内向外（包括导管要消毒） 8. 待干，再次检查导管深度有无移位。用10cm×12cm透明敷贴无张力固定妥当，粘贴时注意避免深静脉导管拉伸（导管过长，可适当弯曲，严禁打折），保证美观 9. 用6cm×7cm透明敷贴粘贴在导管蓝色分叉处，与皮肤或衣领粘贴评估导管长度，敷贴之间避免过度牵拉 10. 脱掉无菌手套，标注换药日期及置管刻度、换药者名字首字母 11. 将已排气的换能器与深静脉导管主孔腔相连，平腋中线或心脏水平，校对零点，开始测压（每4日更换压力换能器） 12. 再次核对，签名 13. 安全评估：拔除深静脉导管时，充分按压穿刺点至不出血为止（以穿刺点为中心直径大于2～3cm的面积，压迫10～15min）。注意观察穿刺部位有无肿胀、出血	1 1 1 3 3 10 10 10 5 2 5 4 5	未核对1次扣3分 操作过程每污染1次扣2分 消毒不规范扣5分 其余1项不合要求扣1分	

项目	总分（分）	技术操作要求	标分（分）	评分标准	扣分（分）
操作后	5	1. 协助患者取舒适卧位，整理床单位 2. 正确处理物品 3. 洗手，记录	5	1 项不合要求扣 1 分	
评价	5	1. 操作规范，熟练 2. 无菌观念强 3. 爱护体贴患者	5	1 项不合要求扣 2 分	
理论提问	5	中心静脉测压导管维护的注意事项是什么	5	少 1 条扣 1 分	
合计	100				

理论提问

中心静脉测压导管维护的注意事项是什么?

答：①严格无菌技术操作及手卫生。②导管妥善固定，去除敷料时切忌将导管带出。③观察穿刺处有无渗血渗液，周围皮肤组织有无肿胀。④无菌透明敷料 72h 更换 1 次；高热、出汗较多者，可选纱布敷料；无菌纱布敷料至少 48h 更换；导管穿刺处血液渗出较多者，敷料潮湿或污染时随时更换。⑤保持三通清洁，如有血液污染立即更换；压力换能器每 4 日更换 1 次。

（姜文彬　程华伟）

第4章 使用掌上电脑（PDA）静脉输液操作流程图

一、使用 PDA 静脉输液操作流程图

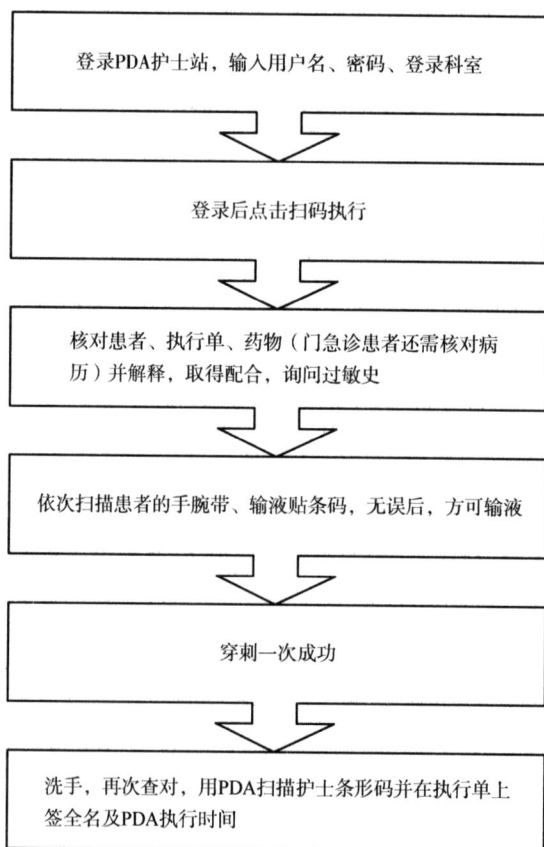

登录PDA护士站，输入用户名、密码、登录科室

↓

登录后点击扫码执行

↓

核对患者、执行单、药物（门急诊患者还需核对病历）并解释，取得配合，询问过敏史

↓

依次扫描患者的手腕带、输液贴条码，无误后，方可输液

↓

穿刺一次成功

↓

洗手，再次查对，用PDA扫描护士条形码并在执行单上签全名及PDA执行时间

（庞旭峰 高 站 张文燕）

二、使用 PDA 更换输液操作流程图

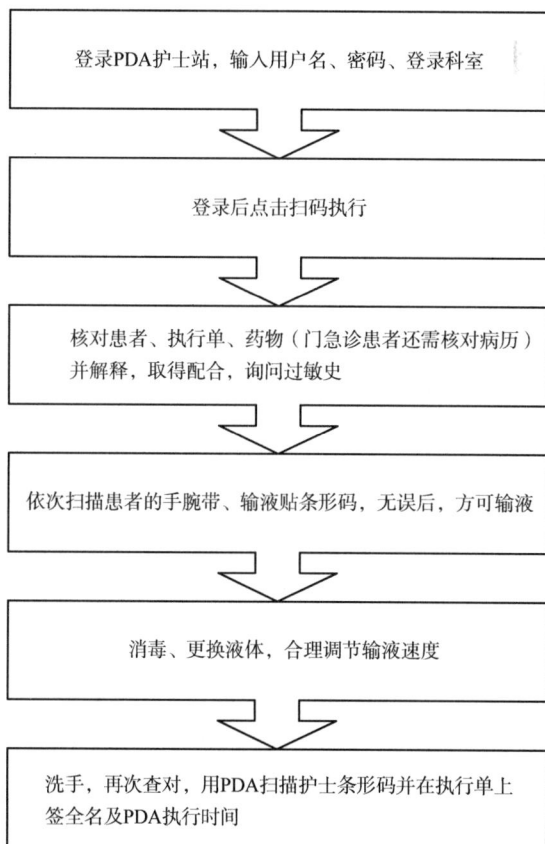

```
┌────────────────────────────────────────┐
│   登录PDA护士站，输入用户名、密码、登录科室      │
└────────────────────────────────────────┘
                    ↓
┌────────────────────────────────────────┐
│           登录后点击扫码执行                  │
└────────────────────────────────────────┘
                    ↓
┌────────────────────────────────────────┐
│ 核对患者、执行单、药物（门急诊患者还需核对病历） │
│ 并解释，取得配合，询问过敏史                  │
└────────────────────────────────────────┘
                    ↓
┌────────────────────────────────────────┐
│ 依次扫描患者的手腕带、输液贴条形码，无误后，方可输液 │
└────────────────────────────────────────┘
                    ↓
┌────────────────────────────────────────┐
│      消毒、更换液体，合理调节输液速度            │
└────────────────────────────────────────┘
                    ↓
┌────────────────────────────────────────┐
│ 洗手，再次查对，用PDA扫描护士条形码并在执行单上   │
│ 签全名及PDA执行时间                        │
└────────────────────────────────────────┘
```

（庞旭峰　张文燕）

三、使用 PDA 静脉采血操作流程图

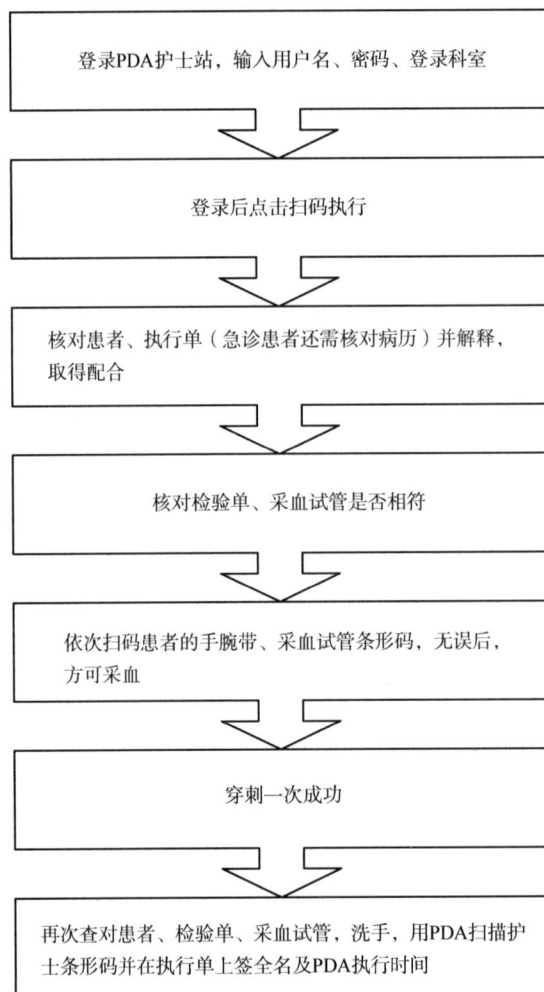

```
┌──────────────────────────────────────────┐
│      登录PDA护士站，输入用户名、密码、登录科室      │
└──────────────────────────────────────────┘
                    ↓
┌──────────────────────────────────────────┐
│              登录后点击扫码执行                │
└──────────────────────────────────────────┘
                    ↓
┌──────────────────────────────────────────┐
│  核对患者、执行单（急诊患者还需核对病历）并解释，    │
│  取得配合                                   │
└──────────────────────────────────────────┘
                    ↓
┌──────────────────────────────────────────┐
│           核对检验单、采血试管是否相符           │
└──────────────────────────────────────────┘
                    ↓
┌──────────────────────────────────────────┐
│  依次扫码患者的手腕带、采血试管条形码，无误后，     │
│  方可采血                                   │
└──────────────────────────────────────────┘
                    ↓
┌──────────────────────────────────────────┐
│              穿刺一次成功                     │
└──────────────────────────────────────────┘
                    ↓
┌──────────────────────────────────────────┐
│  再次查对患者、检验单、采血试管，洗手，用PDA扫描护  │
│  士条形码并在执行单上签全名及PDA执行时间          │
└──────────────────────────────────────────┘
```

（庞旭峰　高　站　张文燕）

第5章　护理技术操作常见并发症

第一节　口腔护理技术操作常见并发症

常见并发症包括口腔黏膜损伤、吸入性肺炎和窒息。

一、口腔黏膜损伤

【发生原因】

1. 在口腔擦洗过程中，由于护理人员动作粗暴、裸露的止血钳尖端碰伤口腔黏膜及牙龈，特别是肿瘤患者放疗期、口腔有感染及凝血功能差的患者，容易引起口腔黏膜及牙龈的损伤。

2. 为昏迷患者进行口腔护理时，使用开口器协助张口方法不正确或力量不当，造成患者口唇、牙龈或口腔黏膜损伤。

3. 漱口液温度或浓度不当，造成口腔黏膜灼伤。

【临床表现】　口腔黏膜充血、出血、水肿、炎性反应、溃疡形成，患者主诉口腔疼痛，颌下可触及淋巴结肿大。

【预防及处理】

1. 为患者进行口腔护理时，动作要轻柔，避免止血钳的尖端直接触及患者口腔黏膜。

2. 对凝血功能差、有出血倾向的患者，擦洗过程中特别要注意防止碰伤黏膜及牙龈。

3. 对需要使用开口器协助张口的患者，应将开口器包上纱布后从臼齿处放入，以防损伤患者口腔黏膜或牙齿；牙关紧闭不可使用暴力使其张口。

4. 根据口腔具体情况选择温度、浓度适宜的漱口液。

5. 在口腔护理过程中，要注意观察口腔黏膜情况。如发生口腔黏膜损伤，应用多贝尔液、呋喃西林液或0.1%~0.2%过氧化氢（双氧水）含漱；如有口腔溃疡疼痛时，溃疡面用西瓜霜或锡类散吹敷，必要时可用利多卡因喷雾镇痛或洗必泰漱口液直接喷于溃疡面，每日 3~4 次抗感染。

二、吸入性肺炎

【发生原因】 多发生于意识障碍的患者，口腔护理的清洗液、口腔内分泌物及呕吐物误入气道，是吸入性肺炎的主要原因。

【临床表现】

1. 发热、咳嗽、咳痰气促及胸痛等，叩诊呈浊音，听诊肺部有湿啰音。

2. 胸部 X 线片可见斑片状阴影。

3. 实验室检查有白细胞计数增多。

【预防及处理】

1. 为患者进行口腔护理时，辅助患者采取仰卧位，将头偏向一侧，防止漱口液流入呼吸道。

2. 口腔护理所用棉球要拧干水分，不可过湿；神志不清的患者不可漱口，以防误吸。

3. 已出现肺炎的患者，根据病情选择合适的抗生素积极进行抗感染治疗并结合相应的临床表现采取对症处理。

三、窒息

【发生原因】

1. 医护人员为神志不清或吞咽功能障碍的患者进行口腔护理时，由于粗心大意，将棉球遗留在口腔，导致窒息。

2. 有活动性义齿的患者，操作前未将活动性义齿取出，操作时活动性义齿脱落，造成窒息。

3. 为兴奋、躁动、行为紊乱的患者进行口腔护理时，因患者不配合造成擦洗棉球松脱，掉入气管或支气管，导致窒息。

【临床表现】 口腔护理过程中患者突发吸气性呼吸困难，面色发绀，端坐呼吸，三凹征阳性，严重者出现面色苍白，四肢厥冷、尿便失禁、抽搐、昏迷甚至呼吸停止。

【预防及处理】

1. 严格按照口腔护理的操作规范进行操作，每次擦洗只能夹取 1 个棉球，防止棉球遗漏在口腔。

2. 认真检查牙齿情况。操作前看牙齿有无松动、活动性义齿有无松脱，如为活动性义齿，应在操作前取下。

3. 对于兴奋、躁动、行为紊乱的患者尽量在其较安静的情况下进行口腔护理。

4. 患者出现窒息后应立即进行处理，迅速清除吸入异物，恢复有效通气；如异物已进入气管或支气管，患者出现严重的呼吸困难，立即用大号穿刺针行环甲膜穿刺，以改善通气，争取时间做气管插管或气管切开。

（魏丽丽　高玉芳）

第二节　鼻饲技术操作并发症

常见并发症包括鼻、咽、食管黏膜损伤和出血、误吸、腹泻、胃出血和胃潴留。

一、鼻、咽、食管黏膜损伤和出血

【发生原因】

1. 反复插管或因患者烦躁不安自行拔除胃管损伤鼻、咽、食管黏膜。

2. 长期留置胃管对黏膜的刺激引起口、鼻黏膜糜烂及食管炎。

【临床表现】　咽部不适、疼痛、吞咽困难，鼻腔流出血性液体，部分患者出现感染症状。

【预防及处理】

1. 对需要长期留置胃管者选用聚氯酯或硅胶胃管，该种胃管质地软、管径小，可减少插管对黏膜的损伤。对需要手术的患者，可采取手术麻醉后插管，以减少对患者的刺激。

2. 向患者做好解释说明，取得患者的合作，操作时动作要轻稳、快捷。

3. 长期留置胃管者，应每日用液状石蜡或香油滴鼻，防止鼻黏膜干燥、糜烂。

4. 按时更换胃管，每日 2 次做口腔护理，保持口腔湿润、清洁。

5. 鼻腔黏膜损伤引起的出血量较多时，可根据医嘱用冰生理盐水冷敷鼻部或用去甲肾上腺素浸湿的纱条填塞止血；咽部黏膜损伤可雾化吸入地塞米松、庆大霉素等，每日 2 次，每次 20min，以减轻黏膜充血水肿；食管黏膜损伤出血可给予抑酸、保护胃黏膜药物。

二、误吸

【发生原因】

1. 年老、体弱或有意识障碍的患者反应差，贲门括约肌松弛造成食物反流引起误吸。

2. 患者胃肠功能减弱，鼻饲速度过快，胃内容物潴留过多，腹压增高，引起食物反流导致误吸。

3. 吞咽功能障碍导致分泌物或食物误吸。

【临床表现】　鼻饲过程中，患者突然出现呛咳、气喘、呼吸困难、心动过速、咳出或经气管吸出鼻饲液。吸入性肺炎患者还可以出现体温升高、咳嗽等症状。

【预防及处理】

1. 选用管径适宜的胃管，将鼻饲液匀速限速滴入。

2. 昏迷患者翻身应在鼻饲前进行，以免胃受到机械性刺激导致食物反流引起误吸。

3. 对于危重患者，进行鼻饲前应先吸净气道内痰液，鼻饲前和鼻饲后取半卧位，防止食物反流导致误吸。

4. 误吸发生后，应立即停止鼻饲，取头低右侧卧位，吸出气道内误吸物，气管切开者可经气管套管内吸引；有肺部感染迹象者及时使用抗生素。

三、腹泻

【发生原因】

1. 鼻饲液量过多引起消化不良性腹泻。

2. 鼻饲液内含脂肪过多引起脂性腹泻。

3. 鼻饲液配制过程中未严格遵守无菌原则，食物被细菌污染，导致肠道感染。

4. 对牛奶、豆浆不耐受者，使用部分营养液，如能全力（肠内营养混悬液）易引起腹泻。

【临床表现】　患者排便次数增多，部分排水样便，伴或不伴有腹痛，肠鸣音亢进。

【预防及处理】

1. 鼻饲液配制过程中防止污染，每日配制当日量，妥善保存，食物及容器每日煮沸灭菌后使用。

2. 鼻饲液温度以 37～40℃最适宜，同时，注意鼻饲液的浓度、进食量及进食速度，一般浓度由低到高，进食量由少到多，进食速度由慢到快；尽量食用接近正常体温的溶液。

3. 认真询问饮食史，对于饮用牛奶、豆浆等易致腹泻、胃肠功能差或从未饮用过牛奶患者要慎用含牛奶、豆浆的鼻饲液。

4. 对于肠道菌群失调者，可口服乳酸菌制剂；肠道真菌感染者，给予抗真菌药物对症治疗；严重腹泻无法控制时可暂停喂食。频繁腹泻者，保持肛周皮肤清洁干燥，防止皮肤溃烂。

四、胃出血

【发生原因】

1. 鼻饲注入食物前抽吸胃液用力过大，损伤胃黏膜，导致微血管破裂。

2. 患者躁动不安，体位不断变化，胃管反复刺激引起胃黏膜损伤出血。

3. 鼻饲的重型颅脑损伤患者因脑干、自主神经功能障碍、胃肠血管痉挛、黏膜坏死发生神经源性溃疡而致消化道出血。

【临床表现】　轻者可从胃管内抽出少量鲜血，出血量多时呈陈旧性咖啡样血液，严重者可有血压下降、脉搏细速等出血性休克的表现。

【预防及处理】

1. 重型颅脑损伤患者可预防性使用抑酸药物，鼻饲时间不宜过长。

2. 鼻饲前抽吸胃液力度要适当。

3. 牢固固定胃管，对于躁动不安的患者可遵医嘱适当使用镇静药。

五、胃潴留

【发生原因】　一次鼻饲量过多或两次鼻饲间隔时间太短，胃内容物多，加之胃肠消化功能差，胃蠕动减慢，排空障碍导致食物潴留在胃内。

【临床表现】　胃胀可抽吸出潴留液，严重者可引起胃食管反流。

【预防及处理】

1. 定时定量鼻饲，每次鼻饲量不超过 200ml，间隔时间不少于 2h。

2. 每次鼻饲完协助患者取高枕卧位或半坐卧位，防止食物反流。

3. 病情许可的条件下鼓励患者多活动，卧床者可增加翻身次数，以促进胃肠功能恢复，并能依靠重力作用加快胃排空，预防和减轻胃潴留。

（魏丽丽　张文燕）

第三节　胃造瘘管饲技术操作并发症

常见并发症包括造瘘管堵塞、食物反流和感染。

一、造瘘管堵塞

【发生原因】

1. 经造瘘管输入的药物或食物未充分研碎或食物纤维缠绕成团，堵塞管腔。

2. 输入的药物或食物黏稠度太大，沉淀附着在管壁上，造成管腔堵塞。

3. 输注完食物或药物后未及时用温水冲洗管道，日久造成管腔堵塞。

【临床表现】　食物或药物流入不畅，用注射器推注有阻力，回抽无胃内容物或肠液流出。

【预防及处理】

1. 所有输注药物和食物均应充分研碎，用纱网过滤后输注更佳，避免团块堵塞管腔。

2. 所输注药液和食物不能太黏稠，输注过程中经常摇晃输注容器，输注完毕后及时用温水冲洗管腔。

3. 如果发生造瘘管堵塞，可用干净的导尿管插到造瘘管内进行反复冲洗，避免用尖端锐利的金属丝捅插，防止将造瘘管穿破。

二、食物反流

【发生原因】

1. 营养液输注速度过快、量过多，导致胃、肠内容物潴留，随着胃蠕动容易出现食物反流。

2. 营养液还未排空时，遇有腹压增高的情况，可引起食物反流。

3. 胃肠功能障碍者因其蠕动减慢、消化液分泌减少，此时如营养液输注过快，可出现食物反流。

【临床表现】 输注的营养液从口、鼻或造瘘管内流出，有人工气道者，可从人工气道内吸出反流的营养液。

【预防及处理】

1. 根据患者的具体情况给予适量的营养液；输注时循序渐进，速度不要过快，对年老体弱、婴幼儿和胃肠功能不良者，可少量多次输注，昏迷患者应从少量给起，以防食物反流。

2. 有人工气道者输注营养液之前，将气管插管的气囊适度充气，同时吸净气道内分泌物，防止输注营养液过程中吸痰，引起腹压增高，导致食物反流。其他诸如搬动患者、翻身等易引起腹压增高的动作尽量在输注营养液之前进行。

3. 输注营养液时和输注后，尽量取半卧位，以利食物排空；每次输注前均应观察胃排空情况，如有胃潴留，应减少输注量或延长间隔时间。

4. 出现反流时，应暂停输注营养液，同时尽快吸干净气道及口腔内反流物，保持有效通气，记录反流量并给予口腔护理。

三、感染

【发生原因】

1. 患者营养状况差，机体抵抗力低，易发生细菌感染。

2. 营养液配制、保存或应用过程中被细菌污染。

3. 操作过程中未严格执行无菌原则，造瘘口部位换药不及时导致局部感染。

【临床表现】 感染分局部感染和全身感染两种。局部感染表现为造瘘口部位红、肿、热、痛、造瘘口长期不愈合。全身感染有明显的全身中毒症状，表现为寒战、高热、腹泻等，血液中白细胞计数升高。

【预防及处理】

1. 加强营养液配制、保存及应用过程中的管理，保持营养液新鲜、干净卫生。

2. 严格遵守操作规程，加强无菌操作观念，所用物品应每日彻底清洗，保持清洁卫生，每次输注完营养液后用无菌纱布将造瘘口开口端反折包裹。

3. 保持造瘘口局部清洁、定时换药，如有污染应随时更换敷料，每日用碘伏消毒造瘘口周围皮肤，防止感染发生。

4. 每日观察造瘘口周围皮肤及体温的变化，以便早期发现感染迹象；一旦发生感染，应迅速查明感染的原因，给予局部或全身抗感染治疗。

（陆连芳 修 红）

第四节 导尿及留置导尿技术操作并发症

常见并发症包括尿道黏膜损伤、尿路感染、虚脱、尿潴留、拔管困难和引流不畅。

一、尿道黏膜损伤

【发生原因】

1. 操作者不熟悉尿道的解剖结构，插管或拔管时操作动作粗暴，易造成男性尿道的狭窄和弯曲部位损伤。

2. 患者精神紧张，在插管时发生尿道括约肌痉挛；下尿道病变，尿道扭曲变形，插管易造成尿道黏膜损伤。

3. 所选用导尿管粗细不合适、质地硬、反复插管等均易造成尿道黏膜损伤。

4. 使用气囊导尿管导尿时，插管深度不够即向气囊内注水造成气囊压迫后尿道，导致黏膜水肿出血。

【临床表现】 尿道内疼痛，局部压痛明显，排尿时加重；尿道外口溢血，有时伴血块；部分患者可出现排尿困难甚至发生尿潴留；尿道黏膜损伤严重者可伴有会阴血肿、尿液外渗，甚至直肠瘘，损伤并发感染者出现体温升高、尿道流脓或尿道周围脓肿。

【预防及处理】

1. 操作者置尿管前认真评估患者，了解患者有无尿道狭窄、前列腺增生或其他尿道病变并向患者做耐心解释，消除患者的紧张情绪，取得患者的配合。

2. 选用粗细合适、质地柔软的导尿管，插管前润滑导尿管，尤其是尿管的气囊部位，以减少插管时的摩擦力。

3. 操作时严格执行操作规范，手法轻柔，插管速度要缓慢，切忌强行插管，亦不要来回抽插和反复插管。

4. 对于患者尿道不全梗阻、前列腺增生等的患者，可在医师的指导下小心插管，操作前用利多卡因胶浆润滑导尿管及尿道外口，操作过程中认真观察患者的反应，如有不适，立即停止操作。

5. 导尿所致尿道黏膜损伤，轻者无须处理或经止血、镇痛等对症处理即可痊愈，严重损伤者可行手术修补治疗。

二、尿路感染

【发生原因】

1. 操作者无菌观念不强，未能严格执行无菌技术操作或使用的导尿管受到细菌污染、使细菌逆行侵入尿道和膀胱，造成尿路感染。

2. 操作者技术不熟练、选用导尿管粗细不合适或质地太硬、尿管插入不顺利而反复多次插管造成尿道黏膜损伤，增加了尿路感染的概率。

3. 导尿术作为一种侵入性操作，常可导致尿道黏膜损伤，破坏了尿道黏膜的屏障作用。

4. 留置尿管期间，尿道外口清洁、消毒不彻底，造成上行感染。引流装置的密封性欠佳、留置尿管时间长、尿袋内尿液反流、机体免疫功能低下都可造成尿路感染。

5. 尿道不全梗阻、前列腺增生等的患者置管后易发生尿潴留，增加了感染的概率。

【临床表现】 主要表现为尿频、尿痛、尿急等尿路刺激症状，感染严重时有寒战、发热、尿道口有脓性分泌物。尿液检查可有红细胞、白细胞，细菌培养呈阳性结果。

【预防及处理】

1. 操作者应严格执行无菌技术操作，所用物品严格灭菌；操作时动作轻柔，防止黏膜损伤。

2. 选用质地柔软的导尿管，引流装置应低于膀胱的位置，防止尿液反流，减少尿路感染的概率。

3. 尽量避免长期留置尿管，对需要长期留置导尿管的患者，应定时夹闭、开放导尿管，以训练膀胱的功能。

4. 使用抗反流引流袋。

5. 一旦发生尿路感染，必须尽可能拔除导尿管，根据病情采用合适的抗生素进行治疗。

三、虚脱

【发生原因】 尿潴留患者短时间内大量放尿，腹腔内压力突然降低，血液大量滞留在腹腔血管内，导致循环血量减少，血压降低而发生虚脱。

【临床表现】 患者突然出现头晕、恶心、呼吸表浅、面色苍白、全身出冷汗，有的伴有肌肉松弛、全身无力，严重者伴有意识不清。

【预防及处理】

1. 对膀胱高度膨胀且又极度虚弱的患者，放尿速度要缓慢，一次放尿不能超过 1000ml。

2. 发现患者虚脱，立即取平卧位或头低足高位，以保护重要脏器的血液供应，同时用手指掐压人中、内关、合谷、足三里等穴位，使患者尽快苏醒。

3. 经上述抢救处理无效者，应迅速建立静脉通道并立即通知医师进行抢救。

四、尿潴留

【发生原因】

1. 长期留置导尿，一直开放引流，未训练膀胱的充盈与排空，导致膀胱功能障碍。

2. 泌尿系感染时，尿路刺激症状严重者影响排尿致尿潴留。

3. 导尿管滑脱而致无效引流或由于导尿管对尿道黏膜的压迫，导致局部充血、水肿、排尿疼痛影响排尿而致尿潴留。

【临床表现】　患者有尿意但无法排出，尿潴留严重时，膀胱明显充盈胀大，下腹胀痛难忍。

【预防及处理】

1. 尽量避免长期留置导尿，对确需长期留置导尿者应定时夹闭、开放导尿管，以训练膀胱的功能，认真观察尿量，定时检查膀胱区有无肿胀，及早发现尿潴留。

2. 及时治疗泌尿系感染，对尿路刺激症状明显者，可给予碳酸氢钠口服碱化尿液。

3. 经上述措施后尿潴留无法解除者，须导尿或重新留置导尿。

五、拔管困难

【发生原因】

1. 导尿管原因　导尿管老化变性、气囊腔堵塞致气囊内气体或液体排出困难。

2. 患者的原因　患者精神紧张，尿道平滑肌痉挛；长期置管，尿垢形成，使导尿管与尿道紧密粘贴。

【临床表现】　常规方法不能顺利拔管；拔导尿管前，气囊内气体或液体不易抽出，拔管时，患者感觉尿道疼痛。

【预防及处理】

1. 选用优质导尿管，置管前认真检查气囊的注、排气情况。带管者在病情许可的情况下鼓励患者多饮水，每日 1500～2500ml，增加排尿量，减少尿垢形成。

2. 气囊腔堵塞者可在膀胱充盈的情况下用导尿管内置导丝刺破气囊拔除导尿管。

3. 对于精神极度紧张的患者，可遵医嘱给予镇静药，使患者尽量放松。

六、引流不畅

【发生原因】

1. 导尿管原因：引流腔堵塞、导尿管在膀胱内反折打结、导尿管折断。

2. 气囊充盈过度，压迫刺激膀胱三角区，引起膀胱痉挛，造成尿液外渗。

3. 导尿管受外力牵拉变形，影响尿液引流。

【临床表现】 留置尿管后无尿液流出或引流量减少，与患者病情不相符。

【预防及处理】

1. 留置尿管期间在患者病情许可的情况下，鼓励患者多饮水（每日 500～2500ml）、多活动。

2. 长期留置导尿管者，遵医嘱做膀胱冲洗更换导尿管。

3. 防止导尿管反折、折断，不要过度牵拉导尿管，防止导尿管变形。

4. 膀胱痉挛者，遵医嘱给予解痉药物。

5. 导尿管堵塞者可用导尿管附带的导丝疏通引流腔，如仍不通畅，则需更换导尿管。

（陈秀娟　刘玉涛）

第五节　灌肠技术操作并发症

常见并发症包括肠黏膜损伤、肠穿孔、虚脱、大便失禁和肛周皮肤损伤。

一、肠黏膜损伤

【发生原因】

1. 选用的肛管型号不合适或质地较硬，反复插管导致肠黏膜损伤。

2. 操作者插管时动作粗暴、肛管润滑不够即强行插管。

3. 插管时患者紧张，配合不好，肛门括约肌痉挛，插入困难而致损伤。

【临床表现】 肛门部位疼痛，排便时加剧，局部有压痛；损伤严重时可见肛门溢血或便带血，局部水肿厉害可致排便困难。

【预防及处理】

1. 操作前耐心向患者做好解释，取得患者的配合；选择型号合适、质地优良的肛管，插管前充分润滑肛管前端。

2. 操作时动作要轻，顺应肠道的解剖结构，缓慢插入，尽量避免反复插管。

3. 插入深度要合适，成人插入深度 7～10cm，小儿插入深度 4～7cm。

4. 肛门疼痛和已发生肠出血者遵医嘱给予镇痛、止血等对症治疗。

二、肠穿孔

【发生原因】

1. 灌肠时所选肛管质地粗硬，型号不合适，反复多次插管。

2. 插管时动作粗暴，用力过猛，穿破肠壁。

3. 一次灌入液量过多，肠道内压力过大。

【临床表现】 灌肠过程中患者突发腹痛、腹胀，查体腹部有压痛和反跳痛。

【预防及处理】

1. 选用型号适宜、质地优良的肛管。

2. 插管时动作应轻缓，遇有阻力时应调整肛管位置或变换患者的体位，避免强行插管。

3. 严格控制灌肠液流入速度，灌肠袋内液面距患者肛门高度 45～60cm。

4. 一旦发生肠穿孔，应立即转外科行手术治疗。

三、虚脱

【发生原因】

1. 患者年老体弱、全身营养状况差或患有严重心肺疾病。

2. 灌肠液流入过快，液量过多。

3. 灌肠液温度过低引发肠道痉挛。

【临床表现】 灌肠过程中患者突然头晕、恶心、面色苍白、全身冷汗甚至晕厥。

【预防及处理】

1. 灌肠液的温度要适宜，一般为 39～41℃，不可过高或过低（高热患者灌肠降温者除外）。

2. 灌肠时应根据患者的身体状况及耐受力调整合适的流速。

3. 一旦发生虚脱应立即让患者平卧休息并对症处理。

四、大便失禁

【发生原因】

1. 灌肠时插入肛管动作粗暴，损伤了肛门括约肌或其周围的血管或神经。

2. 灌肠时患者心情紧张造成排便反射控制障碍。

3. 长期留置肛管，肛门括约肌反应性降低甚至永久性松弛。

【临床表现】 粪便不受控制地由肛门排出。

【预防及处理】

1. 插管时动作应轻缓，避免损伤肛门括约肌及其周围组织。

2. 操作前向患者做好解释工作，消除患者的紧张情绪，鼓励患者加强意识以控制排便。

3. 需肛管排气时，一般置管不超过 20min，如需要可间隔 2～3h 后重复插管排气。

4. 帮助患者重建控制排便的能力，逐步恢复肛门括约肌的控制能力，鼓励患者尽量自主排便。

5. 已发生大便失禁者应保持肛周皮肤清洁、干燥，避免破溃感染。

五、肛周皮肤损伤

【发生原因】　长期卧床或年老体弱患者灌肠后排便次数增多，肛周皮肤长期受潮湿刺激，抵抗力降低。

【临床表现】　肛周皮肤红肿破溃。

【预防及处理】

1. 患者排便后及时清洗肛周皮肤，保持局部清洁干燥。

2. 正确应用便器，防止擦伤肛周皮肤。

3. 发生肛周皮肤破溃后遵医嘱对症处理。

（陆连芳　修　浩）

第六节　各种注射技术操作并发症

常见并发症包括出血、硬结形成、神经损伤、针头堵塞、针头弯曲或针体折断。

一、出血

【发生原因】　患者有凝血功能障碍；拔针后局部按压时间太短，按压部位欠准确。

【临床表现】　注射部位拔针后针眼处有少量血液渗出，迟发性出血者可形成皮下血肿，表现为注射部位肿胀、疼痛。

【预防及处理】

1. 执行操作前仔细询问患者有无凝血功能障碍，注射完毕后准确按压注射部位，时间要充分，有凝血功能障碍者更要适当延长按压时间。

2. 有血肿形成者，遵医嘱对症处理。

二、硬结形成

【发生原因】

1. 注射药物中所含不溶性微粒在注射部位蓄积，刺激机体的防御系统，引起巨噬细胞增殖，导致硬结形成。

2. 同一注射部位反复、多次、大量注射药物或药物浓度过高、注射部位过浅，局部组织受物理、化学刺激，产生炎性反应；局部血循环不良，药物吸收缓慢。

3. 注射部位感染后纤维组织增生形成硬结。

【临床表现】　表现为局部肿胀，可扪及明显的硬结，严重者出现脂肪萎缩甚至坏死。

【预防及处理】

1. 预防　①熟练掌握各种注射技术，准确掌握注射深度；注射药量不宜过多，一般不超过 2ml，注射速度要缓慢。对于一些难吸收的药液，注射后及时给予局部热敷或按摩，以促进血液循环，加快药物吸收。②避免长期在同一个部位注射，注射时避开瘢痕、炎症、皮肤破损处。③注射时严格执行无菌技术操作，防止微粒污染；做好皮肤消毒，防止注射部位感染。④已形成的硬结，可对症处理。

2. 处理　①用伤湿止痛膏贴硬结处。②用 50%硫酸镁湿敷。③将云南白药用醋调成糊状涂于硬结处。④取新鲜马铃薯切片用盐酸消旋山莨菪碱（654-2）注射液浸泡后外敷硬结处。

三、神经损伤

【发生原因】　注射时针头刺中神经或靠近神经，药物直接刺激神经或局部高浓度药物毒性引起神经粘连和变性坏死。

【临床表现】　注射当时即可出现神经支配区麻木、放射痛、肢体无力和运动范围缩小。后期根据受累神经的损伤程度不同而出现不同的临床表现，表现为神经支配区运动、感觉功能障碍。

【预防及处理】

1. 操作者应熟练掌握各种注射技术,准确选择注射部位,避开神经和血管走行部位进针。

2. 正确掌握给药途径，慎重选择注射药物，注射给药应选择刺激性小、等渗、pH 值接近中性的药物。

3. 注射过程中认真听取患者的主诉，如发现神经支配区麻木或放射痛，应立即拔针，停止注射。

4. 发生神经损伤后，视损伤程度不同给予不同的处理：对于中度以下的损伤，给予理疗、热敷，以促进炎症的消退和药物的吸收，同时给予营养神经药物治疗，有助于神经功能的恢复。中度以上神经损伤，应尽早行手术治疗。

四、针头堵塞

【发生原因】　抽吸瓶装药品时瓶塞橡胶造成针头堵塞；注射药物过于黏稠、药液未充分溶解、悬浊药液、针头过细等均可造成针头堵塞。

【临床表现】　注射推药时阻力大，无法将注射器内的药物注入体内。

【预防及处理】

1. 抽吸瓶装药物时，应以 45° 穿刺进入橡胶塞，可减少橡胶塞堵塞针头的概率。

2. 根据药液的性质选择合适的针头，黏稠药液、悬浊液应选择稍粗的针头。

3. 注射过程中如发现针头堵塞，应拔针更换针头和注射部位后另行注射。

五、针头弯曲或针体折断

【发生原因】

1. 针头本身有质量问题，如针体过细、过软、针头钝、针尖有钩等。

2. 穿刺部位有硬结、瘢痕；注射时体位不当，局部肌张力高；操作者用力不当均可造成针头弯曲或针头折断。

【临床表现】　针头部位弯曲变形或针体折断在患者体内，注射无法继续进行。

【预防及处理】

1. 选择质量合格的针头。

2. 选择合适的注射部位，避开硬结和瘢痕；注射时取舒适的体位，使局部肌肉放松。

3. 严格按操作规程进行操作，操作者注意进针手法、力度和方向，勿将针体全部刺入皮肤内。

4. 如出现针头弯曲，应查明弯曲的原因，更换针头后重新注射。如发生针体折断，医务人员应保持镇静，同时稳定患者情绪，让患者保持原体位，勿移动肢体或做肢体收缩动作，防止断在体内的针体移位，迅速用止血钳将折断的针体拔出，如针体已完全没入皮肤，则需在 X 线下通过手术将针体取出。

（黄　霞　李梦瑾）

第七节　静脉输液技术操作并发症

常见并发症包括静脉穿刺失败、药液外渗、静脉炎、发热反应、急性肺水肿和空气栓塞。

一、静脉穿刺失败

【发生原因】

1. **操作者原因**　操作者情绪紧张、技术不熟练。表现为进针角度不准确——将血管壁刺破；针头刺入深度不合适——过浅，针头斜面未全部进入血管——过深；针头穿透对侧血管壁；穿刺后固定不当——针头从血管内脱出。

2. **患者本身原因**　患者不配合，操作时躁动不安；血管条件差，常见血管细、弹性差、血管充盈度欠佳等。

【临床表现】　穿刺后针头无回血，药液流入不畅，穿刺部位隆起，患者感觉疼痛。

【预防及处理】

1. 穿刺者要有良好的心理素质和娴熟的穿刺技术，穿刺前认真评估患者的血管情况，选择易暴露、弹性好、走行直、清晰易固定的血管进行穿刺。

2. 根据患者血管情况和药液性质、输液速度的要求选择合适型号的针头进行穿刺，有计划的保护血管，尽量延长血管的使用寿命。

3. 血管一旦被刺破后，应立即将针头拔出，切勿反复回针，同时按压止血。

4. 对于血管条件差的患者应先对症处理，改善血管条件后再行穿刺，避免盲目进针，减少失败概率。

二、药物外渗

【发生原因】

1. 操作者技术不熟练，穿刺失败；患者躁动、针头从血管内脱出。

2. 输液工具选择不当。

3. 患者原发病原因导致毛细血管通透性增强。

4. 药物的酸碱度、渗透压、药物浓度、药物本身的毒性以及药物引起的变态反应均可导致血管的通透性增高而致药液外渗。

5. 反复穿刺对血管造成的物理性损伤、药液中不溶性微粒对血管的刺激、输液量、输液速度、液体温度以及液体所产生的压力也是影响药液外渗的因素。

【临床表现】　一般表现为穿刺部位肿胀疼痛，皮肤温度降低。化疗药、高渗药以及强缩血管药物外渗后可引起局部组织坏死。

【预防及处理】

1. 选择合适的输液工具。不得使用钢针输注刺激性药物，最好选用 PICC 或 CVC，如使用留置针输注，用后当日拔除。慎重选择穿刺部位，除上腔静脉综合征，其他患者不得在下肢输注刺激性药物。

2. 熟练掌握穿刺技术，穿刺成功后妥善固定，加强看护；悬挂重点药物警示标识。

3. 输液过程中加强巡视，尽早发现药液外渗情况，以免引起严重后果。

4. 两种化疗药物之间及输注结束应用生理盐水冲管。

5. 一旦发现药物外渗，应立即停止给药，拔针后局部按压。

根据渗出药液理化性质不同，采取不同的处理方法，如局部封闭、如意金黄散和多磺酸粘多糖乳膏（喜辽妥）外用等。如上述处理无效，组织已发生坏死，应手术将坏死组织清除，以免增加感染概率。

三、静脉炎

【发生原因】 操作过程中无菌技术操作不严格引起局部静脉感染；长期输入高浓度、刺激性强的药物对血管造成刺激。

【临床表现】 局部表现为沿静脉走行的条索状红线，伴肿、热、痛、功能障碍，全身可表现有畏寒、发热、乏力等。

【预防及处理】 选择合适的输液工具；严格执行无菌技术操作；对血管刺激性强的药物应充分稀释后再应用，以减少药物对血管的刺激；长期输液者制订保护血管的计划，合理更换注射部位，延长血管使用时间。一旦发生静脉炎，即应停止在此处静脉给药，将患肢抬高、制动、局部对症治疗。伴有全身感染者，遵医嘱给予抗生素治疗。

四、发热反应

【发生原因】

1. 液体和药物清洁灭菌不完善或在输液前已被污染，致热源、死菌、游离菌体蛋白等致热物质进入体内引起发热反应。液体或药物成分不纯、多种药物联合应用、所含致热源累加到一定量后输入体内即会引起发热反应。

2. 输液器具灭菌不彻底、超出有效期或包装破损、原材料不合格等原因都会造成输液反应的发生。

3. 输液操作过程未能严格遵守无菌操作原则。

【临床表现】 输液过程中出现与原发病不相关的发冷、寒战、发热，轻者体温在 38℃左右，重者初起寒战，继之高热达 40～41℃并伴有头痛、恶心、呕吐、周身不适等症状。

【预防及处理】

1. 严格执行"三查七对"制度，用药前仔细核对药品的有效期以及瓶盖有无松动及缺损；瓶身、瓶底及瓶签处有无裂纹；药液是否变质；输液器具是否在安全使用条件内。

2. 输液过程中严格执行无菌操作原则；合理应用药物，注意药物的配伍禁忌，液体要现用现配。

3. 立即减慢或停止输液，汇报医师，高热者给予物理降温并遵医嘱给予抗过敏及激素治疗。

4. 发生发热反应后，应保留输液器具和溶液进行必要检查。

五、急性肺水肿

【发生原因】 输液速度过快，短时间内输入大量液体，使循环血容量急剧增加，心脏负荷过重而引起心力衰竭、肺水肿。

【临床表现】 患者突然感到胸闷、呼吸急促、咳嗽、面色苍白、出冷汗、心前区有压迫感或疼痛，咳泡沫样血性痰，严重者可由口鼻涌出大量泡沫样血性液体，肺部遍布湿啰音，脉搏细速、节律失常。

【预防及处理】

1. 严格控制输液速度，对老年人、儿童、心脏功能不全者输液速度不宜过快，液量不宜过多，输液过程中加强巡视，注意输液速度的变化。

2. 发生肺水肿时立即停止输液，迅速通知医师进行处理。在病情许可的情况下，让患者取端坐位，两腿下垂，高流量氧气吸入，并在湿化瓶中加入 30%～50%的酒精，以减低肺泡内泡沫的表面张力，改善肺泡的气体交换，纠正缺氧。

3. 根据病情给予强心、利尿、平喘治疗，必要时四肢轮流扎止血带或血压计袖带，以减少静脉回心血量。

六、空气栓塞

【发生原因】 输液器内气体未排尽；输液器墨菲滴管以上部分有破损；加压输液、输血时无人看守。进入静脉的气体，随血流到右心房、再到右心室，堵塞肺动脉的入口，引起肺栓塞。

【临床表现】 患者突发胸闷、胸骨后疼痛、眩晕、濒死感，随即出现呼吸困难和严重发绀，听诊心前区可听到挤压海绵似的声音，如空气量少，到达毛细血管时发生堵塞，则损害较小，如空气栓子大，患者可因严重缺氧而立即死亡。

【预防及处理】

1. 输液时必须排尽输液器内的空气，检查输液器是否严密不漏气。

2. 输液过程中加强巡视，液体输完后及时更换，加压输液时一定有他人在旁守候。

3. 发生空气栓塞后立即让患者取左侧卧位和头低足高位，使气体浮向右心室尖部，避免阻塞肺动脉口，使气体随着心脏搏动，将空气混为泡沫，分次小量进入肺动脉。

4. 高浓度氧气吸入，提高患者的血氧浓度，纠正缺氧状态。

（脱 淼 黄 霞）

第八节 静脉输血技术操作并发症

常见并发症包括非溶血性发热反应和溶血反应。

一、非溶血性发热反应

【发生原因】

1. 保存液或输血用具被致热源污染，输血后即可引起发热反应。

2. 多次输血的患者，血液中可产生白细胞凝集素和血小板凝集素，再次输血时，对所输入的白细胞和血小板发生作用，产生凝集，发生免疫反应，引起发热。

【临床表现】 多发生在输血后 1～2h，往往先有发冷或寒战，继之体温上升，可达 39～40℃，伴有皮肤潮红、头痛、恶心、呕吐等症状，少数反应严重者可出现抽搐、呼吸困难、血压下降甚至昏迷死亡。

【预防及处理】

1. 一旦发生发热反应，立即停止输血，保留血液进行细菌学检验。

2. 遵医嘱给予解热镇痛药和抗过敏药物，体温过高者给予物理降温。

二、溶血反应

【发生原因】

1. 输入异型血，供血者和受血者血型不符。

2. 输血前红细胞已被破坏发生溶血，多见于血液保存过久、储存环境温度过高或过低、血液振荡过剧、血液内加入高渗或低渗溶液、血液染菌等，均可导致红细胞大量破坏。

3. Rh 因子所致溶血，Rh 阴性者输入 Rh 阳性血液后，在其血清中出现 Rh 抗体，若再次输入 Rh 阳性血液，即可发生凝集而造成溶血性输血反应。

【临床表现】 溶血反应时输血中最严重的并发症，典型的症状是在输血 10～20ml 后，患者出现头部胀痛、面色潮红、恶心、呕吐、心前区压迫感，四肢麻木、腰背剧痛，严重者出现急性肾衰竭而死亡。迟发型溶血反应可发生在输血后 7～14d，表现为不明原因的发热、贫血、黄疸和血红蛋白尿。

【预防及处理】

1. 输血前认真做好血型鉴定及交叉配血试验，严格执行核对制度，经两人以上共同核对患者及供血者姓名、血袋号、血型、有无凝集，再到患者床前询问患者血型，无误后方可输注。

2. 血液在运送过程中避免剧烈振荡，应轻拿轻放，储存时温度要适宜，严格执行血液保存制度。

3. 发生溶血反应后应立即停止输血，迅速通知医师进行处理，血瓶中剩血应做细菌涂片和培养，以排除细菌污染。

4. 双侧腰部用热水袋热敷，以解除肾血管痉挛，保护肾脏。

5. 严密观察血压和尿量的变化，及早预防休克和急性肾衰竭的发生。

（修 红）

第九节 氧气吸入技术操作并发症

常见并发症包括无效吸氧、气道黏膜干燥、氧中毒、腹胀和肺组织损伤。

一、无效吸氧

【发生原因】

1. 吸氧装置因素 氧源压力低，吸氧管道连接不紧密，吸氧管不通，吸氧浓度不能满足病情需要。

2. 患者因素 气道内分泌过多，堵塞气道；患者躁动，导致吸氧管道脱出。

【临床表现】 吸氧后患者仍不能缓解临床缺氧的症状，表现为呼吸困难、胸闷气短、烦躁不安等。呼吸频率、节律及深浅度与吸氧前无变化。

【预防及处理】

1. 用氧前仔细检查吸氧装置是否完好，保证氧源压力正常、吸氧管道连接严密不漏气。连接患者的吸氧管妥善固定，避免脱落和移位并保持通畅。

2. 遵医嘱或根据患者病情调节氧流量，吸氧过程中加强巡视，观察用氧效果。

3. 及时清除呼吸道分泌物，保持气道通畅，避免分泌物结痂堵塞吸氧管。

4. 一旦发现无效吸氧，立即查明原因，采取相应处理措施，尽快恢复有效氧气供给。

二、气道黏膜干燥

【发生原因】

1. 病室内干燥，氧气湿化瓶内湿化液不足，吸入的氧气不能充分湿化。

2. 过度通气或吸氧流量过大，氧浓度大于60%。

【临床表现】 出现呼吸道刺激症状：刺激性干咳，痰液黏稠，不易咳出，口咽干燥不适，部分患者有鼻出血或痰中带血。

【预防及处理】

1. 保持室内适宜的温度、湿度，及时补充湿化瓶内的蒸馏水，保证吸入的氧气受到充分湿化。

2. 根据病情调节氧流量，吸氧浓度一般控制在45%以下。

3. 过度通气的患者要多补充水分，张口呼吸的患者可用湿纱布覆盖口唇并定时更换。

4. 对于气道黏膜干燥者，可给予超声雾化吸入。

三、氧中毒

【发生原因】 长时间吸入高浓度或高气压氧可造成氧中毒。健康人持续吸入 60%～80% 的氧 24h 以上或吸入 100%的纯氧 6h 即可出现氧中毒症状。

【临床表现】 氧中毒时主要表现在肺部的变化，中毒的程度取决于吸入气的氧分压及吸入时间，一般情况下连续吸纯氧 6h 后，患者即可出现胸骨后烧灼感、咳嗽、恶心、呕吐、烦躁不安、面色苍白等；吸氧超过 24h 后，肺活量可减少；吸纯氧 1～4d 后可出现进行性呼吸困难，个别患者可出现视力或精神障碍。胸部 X 线片可见两侧呈对称性弥漫分布散在的小斑片、浸润阴影。

【预防及处理】

1. 严格掌握给氧的指征，选择恰当的给氧方式。

2. 严格控制吸氧浓度和时间，根据病情变化及时调整氧流量，尽量避免长时间、高流量给氧。

3. 给氧过程中加强巡视，认真观察氧疗效果；向患者宣传用氧安全，告诫患者切勿自行调节氧流量。

四、腹胀

【发生原因】 通过鼻导管给氧时，插管过深，氧气误进入食管。

【临床表现】 吸氧后患者缺氧症状未得到改善，却迅速出现上腹部不适、腹胀、胸式呼吸渐弱、呼吸表浅急促、口唇发绀、脉搏细速等临床表现，严重者可危及生命。

【预防及处理】

1. 选择合适的给氧途径，正确掌握鼻导管给氧的方式方法，插管前应仔细测量插入深度，以防插入过深，鼻导管误入食管。

2. 吸氧过程中加强巡视，仔细观察用氧效果，如缺氧症状不缓解却发生急性腹胀，应考虑到发生上述并发症的可能，及时进行胃肠减压和肛管排气。

五、肺组织损伤

【发生原因】 瞬间大流量、高气压氧冲入肺内，造成肺组织损伤。多见于未调节好给氧流量即连接鼻导管进行吸氧或吸氧过程中未取出鼻导管即调节氧流量。

【临床表现】 患者突发呛咳、咳嗽、严重者可造成气胸。

【预防及处理】　吸氧时，先调节好氧流量再给患者插入吸氧管。吸氧过程中如需改变氧流量务必先取出吸氧管再进行调节。

（单信芝）

第十节　吸痰技术操作并发症

常见并发症包括低氧血症、呼吸道黏膜损伤和气道痉挛。

一、低氧血症

【发生原因】

1. 吸痰操作用时过长，长时间中断氧气供应，操作前未将吸氧浓度提高，均可引起缺氧或低氧血症。

2. 吸痰时刺激咽喉部引起患者剧烈咳嗽，使呼吸频率下降，引起缺氧。

3. 吸痰时负压过高，肺内富氧气体被吸出，取而代之的是氧浓度较低的空气，导致吸入氧浓度降低，引起低氧血症。

【临床表现】　根据缺氧程度不同，其临床表现也有差别。轻者表现为呼吸、脉搏加快，血压升高，严重者出现发绀，意识障碍，血压下降，心搏减弱，甚至呼吸心搏停止。

【预防及处理】

1. 每次吸痰时间不可过长，一般不超过 15s；两次吸痰应间隔 1～2min，吸痰前、后应吸入纯氧或高流量氧 1～2min。

2. 吸痰时如患者有剧烈咳嗽，应暂停吸痰，避免再次刺激，待咳嗽结束后再继续吸痰。

3. 选择合适粗细的吸痰管，根据患者情况调整好负压，吸痰过程中密切观察患者心率、心律、动脉血压和血氧饱和度的变化。

4. 发生低氧血症者，立即加大氧流量或给予面罩加压吸氧，迅速纠正缺氧状态，必要时进行机械通气治疗。

二、呼吸道黏膜损伤

【发生原因】

1. 吸痰时操作不当，如动作粗暴、反复插管、吸引时间过长、负压过大等均可导致黏膜损伤。

2. 吸痰管质量差、质地硬、粗糙也易导致呼吸道黏膜损伤。

3. 患者烦躁不安,插管吸痰时不配合;呼吸道黏膜有炎性水肿或炎性渗出,黏膜相对脆弱,吸痰时均易引起黏膜损伤。

【临床表现】 呼吸道黏膜损伤后患者感觉胸骨后疼痛,痰中带血,出血量根据损伤程度不同而不同,纤维支气管镜下可见受损处黏膜糜烂、充血水肿、渗血和出血。

【预防及处理】

1. 进行吸痰操作时动作要轻柔,不要用力过猛,禁止反复提插吸痰管,每次吸痰时间不超过 15s;负压要适宜,禁止带负压插管。

2. 选择型号适宜,质地优良的吸痰管。

3. 对于烦躁不安、不合作的患者,吸痰前给予镇静药,可防止误伤呼吸道黏膜。

三、气道痉挛

【发生原因】 多见于有支气管哮喘史的患者,吸痰时插管刺激引起气道痉挛。

【临床表现】 吸痰过程中或吸痰操作后患者突发呼吸困难,伴喘鸣、咳嗽。

【预防及处理】 对于气道高敏感的患者,吸痰前气道内滴入少量 1% 利多卡因,可防止气道发生痉挛,也可给予组胺拮抗药预防。气道痉挛发作时,应暂停气道吸引,给予 β_2 受体兴奋药吸入。

(高玉芳)

第十一节　动静脉置管技术操作并发症

常见并发症包括血肿、感染、空气栓塞和导管堵塞。

一、血肿

【发生原因】

1. 操作者技术不熟练,定位或穿刺方法不正确,短时间内在一个穿刺点重复多次穿刺造成血管壁破裂,形成血肿。

2. 穿刺时用力过大,针头穿破血管壁,导致血液外漏,形成血肿。

3. 血管弹性差、脆性大,凝血功能障碍者,在穿刺和拔管过程中易形成血肿。

4. 误穿动脉而又未恰当止血。

【临床表现】 穿刺部位隆起,如血肿位置表浅则皮肤可呈青紫色,一般不会引起大出血。

【预防及处理】

1. 操作者要有娴熟的穿刺技术，熟悉穿刺部位的解剖特点，确定定位，防止盲目乱穿出现血肿；禁止在一个穿刺点反复穿刺。

2. 严格掌握置管适应证，对于凝血功能障碍、血管条件不好的患者慎重穿刺并延长止血按压时间。

3. 穿刺针进入血管后，根据回血情况确认所进入血管是静脉血管后，方可置入扩张器，防止扩张器置入动脉引发血肿形成。置管过程中如导引钢丝放置不顺利，应慢慢旋转穿刺针，调整体位和进针方向后再轻轻插入，切勿硬性插入，防止血管损伤，形成血肿。

4. 对于形成的血肿，视其大小选择处理方法，小的血肿无须处理，大的血肿早期可用冷敷促进止血，48h 后再热敷以促进淤血吸收。

二、感染

【发生原因】

1. 置管过程中未严格执行无菌技术操作或所用物品未能保持严格无菌。

2. 穿刺部位被汗液、尿液、粪便污染，换药不及时；所连接的输液器具更换不及时。

3. 年老体弱、婴幼儿、放化疗患者、器官移植、应用免疫抑制药等身体抵抗力低下的患者，置管后易发生感染。

4. 长期置管。

【临床表现】　感染轻者只表现为局部的红、肿、热、痛等炎性反应；重者可有全身表现：头痛、寒战、高热、白细胞计数升高、核左移等；血细菌培养可呈阳性反应。

【预防及处理】

1. 严格执行无菌技术操作原则，穿刺时认真消毒穿刺部位皮肤，所用物品一定保持无菌并在使用期限之内。

2. 保持穿刺部位清洁、干燥，按时换药，定时更换输液器具。

3. 对于抵抗力低的患者，可给予丙种球蛋白、氨基酸等营养液，以提高机体抵抗力。

4. 尽量避免长期置管，一般情况下一个部位置管最长不超过 10d。

5. 置管患者出现体温升高，如找不到解释发热的其他原因，应首先考虑置管感染，此时应拔出导管并剪下导管尖端进行细菌培养和药物敏感试验，同时给予抗感染治疗。

三、空气栓塞

【发生原因】

1. 所连接的输液器内未排尽气体或输液器密闭不全；输液过程中输液器脱落或加压输液

时无人看守导致气体进入；输液结束后未用肝素帽封管，致使气体进入体内。

2. 当患者处于低血容量状态时，穿刺前又未取头低位，穿刺进入静脉后一旦注射器脱落与空气相通时，随着心脏的舒张而将空气吸入心脏。

【临床表现】　临床表现的轻重程度与进入空气的量和进入速度有关，轻者可无临床症状；进入空气量大者可感到胸部异常不适，随即发生呼吸困难和严重发绀，心前区听诊可闻及响亮持续的水泡声；进入空气量特别大者，可由于大量空气栓子阻塞肺动脉入口，使血液不能进入肺内，气体交换发生障碍，引起机体严重缺氧而立即死亡。

【预防及处理】

1. 医务人员加强工作责任心，输液前或输液过程中加强巡视，防止空气进入，加压输液应有人看守，管道连接处要紧密连接。

2. 置管前要摆好体位，颈静脉穿刺时头部低 20°，并在呼气状态时插管。

3. 进入少量空气不致引起严重后果，空气在右心房随血液压入肺内并分散到肺小动脉内，最后经毛细血管吸收，损害较小。大量气体进入后立即让患者取左侧头低足高位，使空气栓子浮向右心室的尖部，避开肺动脉入口，随着心脏收缩，将空气混合成泡沫，分次少量进入肺动脉，逐渐被吸收。

4. 患者如有缺氧症状可给予高流量氧气吸入，严重者应用表面张力活化药。

四、导管堵塞

【发生原因】

1. 输注脂肪乳等大分子溶液后未用生理盐水冲管，药液沉积于管壁造成管腔堵塞。

2. 输液结束后未按规定用肝素封管或封管方法错误，导致回血在管腔内形成血凝块而堵塞管腔。

3. 利用留置针抽血，抽血后未注入肝素盐水（未正确封管），致使留置针被血凝块堵塞。

【临床表现】　管腔不同，液体输注不畅，用注射器抽吸有明显负压，部分可见外露导管上附有凝固血迹。

【预防及处理】

1. 输注脂肪乳等大分子溶液后及时用生理盐水冲管。

2. 掌握正确的封管方法并按时封管。

3. 尽量不用深静脉导管抽血，如确实需要，抽后需用生理盐水冲洗导管，并以肝素盐水封管。

4. 遇见导管堵塞，可接注射器抽吸，将堵塞物抽出，切不可加压推注，以免形成血栓。如抽吸无效，则应拔管更换位置后重新穿刺置管。

（王　慧）

第十二节　胸外心脏按压技术操作并发症

常见并发症包括肋骨骨折、损伤性血气胸、心脏创伤和肝脾破裂。

一、肋骨骨折

【发生原因】

1. 按压姿势不正确，用力不当。

2. 患者本身骨质疏松，胸廓畸形。

【临床表现】　局部疼痛；呼吸运动受限；局部间接压痛或形状异常；有骨擦音或骨摩擦感；X线胸片显示肋骨骨折。

【预防及处理】

1. 保持按压姿势正确，用力适当。

2. 根据患者的年龄和胸部弹性实施按压。

3. 抢救时发生肋骨骨折应当权衡利弊，以复苏为主，继续按压。

4. 肋骨骨折的治疗原则是镇痛、固定和预防肺部感染。

5. 遵医嘱进行其他相应处理。

二、损伤性血气胸

【发生原因】　肋骨骨折后，骨折端刺破胸膜腔，形成气胸；刺破胸部血管，引起血胸。

【临床表现】　复苏成功后患者出现胸闷、气急、干咳、呼吸困难。听诊呼吸音减弱或消失；血胸中等量以上（出血量超过 500ml）可表现为失血性休克及呼吸循环功能紊乱的症状，X 线检查可见伤侧胸膜腔积液阴影及液平面。

【预防及处理】

1. 同肋骨骨折预防及处理 1～2。

2. 闭合性气胸：必要时行胸腔穿刺排气。

3. 张力性气胸：行胸腔闭式引流。

4. 给患者吸氧，必要时行机械辅助通气。机械通气必须常规进行胸腔闭式引流。

5. 血气胸出血不止，应考虑开胸结扎出血的血管。

6. 遵医嘱进行其他相应处理。

三、心脏创伤

【发生原因】　胸外心脏按压时，下胸壁直接受压力撞击，可在心脏接受压力的部位或其对侧产生创伤，一般伤情较轻，多为心脏挫伤。

【临床表现】 心脏创伤的临床表现取决于创伤的部位和严重程度。心脏轻度挫伤可不呈现临床症状，少数患者诉心前区痛。心电图检查可有心律失常，偶见 ST-T 段异常和心肌梗死的征象。实验室检查可有心肌酶增高，一般升高超过正常上限 2 倍有临床意义。

【预防及处理】

1. 同肋骨骨折预防及处理 1～2。

2. 患者需卧床休息，做心电监护。

3. 遵医嘱给予药物治疗心律失常、心力衰竭等。

四、肝脾破裂

【发生原因】 通常由于胸外心脏按压时，按压位置过低，用力过重所致。

【临床表现】 肝脾破裂少见。其临床表现以腹腔内出血症状为主。

【预防与处理】

1. 同肋骨骨折预防及处理 1～2。

2. 严密观察病情，定时监测体温、脉搏、呼吸、血压，注意有无休克症状，并了解腹痛、腹胀、呕吐以及腹部体征的变化。

3. 对疑有内脏破裂者，应禁食、禁用吗啡类药物；禁食期间需输液维持水、电解质平衡及供应热量，记录出入液体量。

4. 肝脾破裂遵医嘱进行相应外科处理。

（柳国芳）

第十三节 血标本采集技术操作并发症

常见并发症包括晕针及晕血、皮下出血及血肿。

一、晕针及晕血

【发生原因】

1. 心理因素 个别患者在接受抽血或见到血液时，由于情绪过度紧张、恐惧，反射性的引起迷走神经兴奋，血压下降，脑供血不足而发生晕厥。

2. 体质因素 在空腹或饥饿时抽血，由于患者机体正处于应激阶段，亦可通过兴奋迷走神经引起血压下降而导致脑供血不足的发生。

3. 疼痛刺激 患者对疼痛特别敏感，对疼痛的恐惧导致神经高度兴奋，反射性的引起小血管扩张，血压下降，脑供血不足，发生晕针。

【临床表现】　抽血过程中，患者往往先自述头晕眼花、心慌、恶心、四肢无力、出冷汗，随后出现面色苍白、四肢冰凉、血压下降、脉搏细速、瞬间昏倒、不省人事，一般持续2～4min 后上述症状逐渐消失，患者神志恢复正常。

【预防及处理】

1. 抽血操作前向患者做好解释工作，消除患者的紧张情绪，教会患者放松技巧，特别紧张者，可让其家人在旁陪伴，给患者以心理安慰；抽血过程中设法分散患者的注意力，消除其紧张情绪。对有晕针史或已晕针的患者，抽血时可采取平卧位，以防止患者发生晕针后摔伤。

2. 熟练掌握操作技术，动作稳、准，以减少疼痛的刺激。

3. 发生晕针后让患者平卧，以增加脑部供血，指压或针灸人中、合谷穴，口服热水或热糖水，适当保暖，数分钟后即可自行缓解。

二、皮下出血及血肿

【发生原因】

1. 抽完血后按压时间过短，不足 5min；按压部位不准确，仅仅按住了皮肤上的针眼，而未按住血管上的针眼，从而造成皮下出血或血肿；患者凝血功能障碍。

2. 抽血完毕后，未及时放下衣袖，影响了静脉回流，易引起皮下出血。

3. 操作者穿刺技术不熟练，穿刺时多次回针，造成局部血管破裂，引起皮下出血或血肿。

【临床表现】　穿刺部位皮下淤血，局部肿胀，患者感觉穿刺部位疼痛。

【预防及处理】

1. 抽血完毕后在穿刺部位以指腹按压棉签不少于 5min，凝血功能障碍者应再适当延长按压时间。

2. 如选择在贵要静脉、肘正中静脉抽血，建议让患者脱下衣袖进行操作，防止衣袖过紧引起静脉回流障碍导致皮下出血。

3. 提高操作者穿刺技术，禁忌反复回针。

4. 如果出现皮下出血，早期应冷敷，用冷使毛细血管收缩，减轻局部充血和出血，3d后再热敷，改善血液循环，加快皮下出血的吸收。

（张　璐）

第十四节　冷、热敷技术操作并发症

常见并发症包括局部冻伤和烫伤。

一、局部冻伤

【发生原因】

1. 冰袋温度过低，持续用冷时间过长，血管长时间收缩，导致局部营养、生理功能及细胞代谢均发生障碍，严重者可发生组织坏死。

2. 末梢循环不良者，低温时加重血液循环障碍，导致局部组织缺血缺氧而发生变性坏死。多见于偏瘫患者、老年人、婴幼儿、昏迷等感觉迟钝的患者。

【临床表现】 冻伤的局部组织皮肤颜色发生改变，表现为苍白、发绀，伴水肿，感觉麻木。严重者局部皮肤颜色变黑、僵硬，甚至发生组织坏死。

【预防及处理】

1. 冰袋温度不能过低，压力不宜太大，以免阻碍血液循环。

2. 冷敷时间不能过长，冷敷过程中加强巡视，注意观察冰袋有无漏水，皮肤颜色有无改变，如有皮肤苍白、感觉麻木等改变，需停止冷敷，以防发生局部冻伤。

3. 末梢血管功能不良患者禁止使用冷敷。

4. 冷敷一般选择血供丰富的部位，尽量不要选择无脂肪组织保护的部位，如枕后、耳郭、阴囊等处。

5. 一旦发生局部冻伤，即应停止冷敷，轻者给予局部保暖复温，重者遵医嘱对症处理。

二、烫伤

【发生原因】

1. 局部温度过高可引起烫伤，如高温度的热水袋直接接触皮肤、热敷灯具近距离长时间照射等。

2. 末梢循环不良、感觉迟钝、老年人、婴幼儿、麻醉未清醒和昏迷患者用热易发生烫伤。

【临床表现】 热疗局部皮肤发红，严重者出现大小不等的水疱。

【预防及处理】

1. 热疗时热水袋温度不能过高，一般在 60～70℃，老年人、儿童、昏迷患者、末梢循环不良者水温为 50℃，热水袋外面包裹毛巾，避免直接接触皮肤；应用电烤灯时要和照射部位保持一定距离。

2. 用热过程中加强巡视，防止热水袋渗水和照射距离发生改变，仔细观察用热部位皮肤情况，如有皮肤发红，应及时处理，避免烫伤的发生。

3. 发生烫伤后，注意保护皮肤，防止皮肤脱落，局部冰敷止血，遵医嘱对症处理。

（姜文彬）

参 考 文 献

[1] 高玉芳，魏丽丽，修红. 临床实用护理技术及常见并发症处理[M]. 第 2 版. 北京：科学出版社，2017.

[2] 陈建军. 婴幼儿护理操作指南[M]. 北京：人民卫生出版社，2017.

[3] 崔炎，仰曙芬. 儿科护理学[M]. 第 6 版. 北京：人民卫生出版社，2017.

[4] 徐虹，丁洁，易著文. 儿童肾脏病学[M]. 北京：人民卫生出版社，2017.

[5] 王卫平，孙锟，常立文. 儿科学[M]. 第 9 版. 北京：人民卫生出版社，2018.

[6] 陈香美. 腹膜透析标准操作规程[M]. 北京：人民军医出版社，2011.

[7] 冯杰雄，魏明发. 小儿外科疾病诊疗指南[M]. 第 3 版. 北京：科学出版社，2017.

[8] 郑修霞. 妇产科护理学[M]. 第 5 版. 北京：人民卫生出版社，2013.

[9] 祝益民. 儿科危重症监护与护理[M]. 第 2 版. 北京：人民卫生出版社，2017.

[10] 王卫平，孙锟，常立文. 儿科学[M]. 第 9 版. 北京：人民卫生出版社，2018.

[11] 张玉侠. 实用新生儿护理学[M]. 北京：人民卫生出版社，2015.

[12] 张波，桂莉. 急危重症护理学[M]. 第 4 版. 北京：人民卫生出版社，2017.

[13] 葛均波，徐永健. 内科学[M]. 第 8 版. 北京：人民卫生出版社，2013.

[14] 李小寒，尚少梅. 基础护理学[M]. 第 6 版. 北京：人民卫生出版社，2017.

[15] 曹钰，李东泽，余海放，等. 2018 年美国心脏协会心肺复苏与心血管急救指南更新解读——抗心律失常药物在成人心脏骤停高级生命支持及自主循环恢复后的应用[J]. 华西医学，2018，33（11）：1352-1355.

[16] 中华医学会呼吸病学分会呼吸治疗学组. 人工气道气囊的管理专家共识（草案）[J]. 中华结核和呼吸杂志，2014，37（11）：816-819.

[17] 王海东. 医务人员手卫生规范[J]. 中华医院感染学杂志，2009，19（12）：1-2.

[18] 国家卫生和计划生育委员会. 静脉治疗护理技术操作规范[J]. 中国护理管理，2014，14（1）：1-4.